Carl-Auer

Für Aeneas

Agnes Kaiser Rekkas

Der Bär fängt wieder Lachse

Ideomotorische Arbeit in klinischer Hypnose und Hypnotherapie

Zweite, korrigierte Auflage, 2016

Themenreihe »Hypnose und Hypnotherapie«
hrsg. von Bernhard Trenkle
Umschlaggestaltung: Uwe Göbel
Umschlagfoto: © Karin Jähne – Fotolia.com
Satz: Drißner-Design u. DTP, Meßstetten
Printed in Germany
Druck und Bindung: CPI books GmbH, Leck

MIX
Papier aus verantwortungsvollen Quellen
FSC® C083411
www.fsc.org

Mehr Bäume. Weniger CO_2.
www.cpibooks.de/klimaneutral

Zweite, korrigierte Auflage, 2016
ISBN 978-3-8497-0139-0

Bibliografische Information der Deutschen Nationalbibliothek:
Die Deutsche Nationalbibliothek verzeichnet diese Publikation
in der Deutschen Nationalbibliografie; detaillierte bibliografische
Daten sind im Internet über http://dnb.d-nb.de abrufbar.

Informationen zu unserem gesamten Programm, unseren Autoren
und zum Verlag finden Sie unter: **www.carl-auer.de.**

Wenn Sie Interesse an unseren monatlichen Nachrichten aus der Vangerowstraße haben,
können Sie unter http://www.carl-auer.de/newsletter den Newsletter abonnieren.

Carl-Auer Verlag GmbH
Vangerowstraße 14
69115 Heidelberg
Tel. +49 6221 6438-0
Fax +49 6221 6438-22
info@carl-auer.de

Inhalt

Dank

Mein Dank gilt Cordula Leddin, die das Manuskript gegengelesen und mit Seerosen bestückt hat.

Sehr verbunden bin ich Christoph Kornacker, der aus der Sicht des Neurologen eine Erklärung der neurophysiologischen Vorgänge beim Ablauf der komplex-komplizierten ideomotorischen Reaktionen gibt (siehe Kap. 1.21).

Ich bedanke mich herzlich bei Regina Birlinger, Beate Hey und Sigrun Kurz, die den Schatz an Metaphern erweitert haben, ebenso bei Uta Kraul, die das Thema des Buches vergnüglich mit der bisher völlig unbekannten Ideokrokorik abrundet.

Ohne die Hinterfragung meiner sehr geschätzten Kollegen in den von mir geleiteten Ausbildungen wären natürlich all die Anleitungen und Interventionsschritte nie so klar und verständlich geworden. Erst in der Lehre lernt man ja wirklich richtig, etwas auszudrücken, was einem im eigenen Kopf zwar klar ist, aber für den anderen nicht so einfach nachvollziehbar. Erst LEGO, dann LEGO-Technik, aber mach das mal in psychodynamischen Dimensionen! Da braucht es immer wieder Korrektur: »Agnes, wie meinst du das? Soll der Patient da jetzt auch reden oder allein mit den Fingern antworten?«

Vor allem aber, was wäre so ein Buch ohne die Menschen, um die es geht! Ohne Violettas Alfredo und ebenso Alfred, den magenverstimmten Bären aus den Südtiroler Bergen? Nofretete und die Pianisten? Nataschas Tanz mit dem Engel? Und ohne Julia, die ihr geraubtes Land zurückerobert, Corinnas Ausrufezeichen südlicher Landschaft, die Zypresse, Franca, die Monster überwältigt, den träumenden Sklaven und – verliebt in den Venushafen – die Prinzessin im Eispalast? Es wäre ein leeres, schales Buch geblieben. Aber sie singen, tanzen, lieben, kämpfen, kotzen, strecken und überwinden sich und malen Worte mit Farbe aus. Ich bin beeindruckt von den Menschen selbst wie auch von ihren Entwicklungen. Und bedanke mich aus tiefstem Herzen für die Erfahrungen, die ich mit ihnen machen darf.

Agnes Kaiser Rekkas
München, Januar 2013

Einleitung: ... scheinbar wie von selbst

Wie alle bewährten Psychotherapiemethoden entwickelt sich die Hypnotherapie ständig weiter. Ihre Publizität wird größer, ihr Anwendungsgebiet breiter, so deckt sie – früher ein Tabu – längst auch die Behandlung von Depressionen ab. Eine Unzahl von Fallberichten wie eine Fülle von wissenschaftlichen Belegen zeichnet ihre hohe Wirksamkeit in verschiedenen Feldern der Medizin und Psychotherapie aus, womit sie auch die wissenschaftliche Anerkennung als Therapieverfahren erhielt. Sie wird zunehmend vielfältiger, aber auch geschliffener praktiziert, wobei der richtige Könner bei gleicher oder sogar größerer Effektivität in der Intervention immer sparsamer vorgeht.

Warum? M. H. Erickson umschreibt Hypnose als einen veränderten Bewusstseinszustand tiefer innerer Aufmerksamkeit (»an altered state of deep inward awareness«) mit einer spezifischen Form der Beziehung, in der Ideen entworfen und ausgetauscht werden (»a special interpersonal relationship, in which ideas are communicated«) (Dan Short in einer Mail über Erickson, 2011). Dabei wird dem Therapeuten ein hohes Maß an klarer Selbstbewusstheit, Offenheit und Kreativität abverlangt, damit er Menschen in ihrem Kontext immer wieder wertfrei annehmen und ressourcenorientiert erfassen kann. Der einfühlsame Gebrauch der Hypnosesprache in ihrer malerischen Art und metaphorisch verdichteten Form vermag tiefe Seelenschichten anzusprechen und neue, potenziell heilsame Entwicklungen auszulösen. Innere Dialoge, Sichtweisen und Perspektiven verändern sich, neue Ideen oder Lösungswege tauchen auf ... *scheinbar wie von selbst.*

Nach Jeff Zeig, einem der bekanntesten Schüler M. H. Ericksons, basiert die Praxis der modernen Hypnotherapie auf einem Zusammenspiel von Wissenschaft und Kunst. Ich füge hinzu: und Leidenschaft! Grund hierfür ist die Ideomotorik, die ideomotorische Kommunikation in der Hypnose, die von besonderer Bedeutung, Tiefe und Tragweite ist. Nutzen wir sie! So wenden wir Hypnose klug und produktiv an! Und legen wir die Betonung auf »Spiel«! Hypnose ist spielerisch, man sollte, nein, darf mitspielen. Nur so gelingt es. Das heißt nicht, dass wir den Ernst der Lage nicht begreifen. Die Hypnose bekommt etwas Schwereloses. Dem Arm ist erlaubt zu schweben, den Fingern gestattet zu winken. Die schwersten Symptome werden ihrer

Heftigkeit beraubt, schlüsselt man sie in Hypnosephänomene auf und regt per Ideomotorik förderliche mentale oder physiologische Prozesse an. Auf der inneren Bühne Rollenspielen. Spielen beim Aussteigen aus der Symptomtrance.

Mit der ideomotorischen Technik, der Kommunikation mit dem Unbewussten anhand von Körpersignalen, wird die Hypnose leicht, dynamisch und wirkungsvoller als mit der klassischen Suggestion allein. Einer der Urheber dieser Technik, David Cheek, von dem ich noch vielfach lernen durfte, wendete die Fingersignale mit einer Selbstverständlichkeit an, dass die dadurch erzielten Effekte wie Zauberei wirkten. Diese verblüffende Leichtigkeit hat mich seit Beginn meiner Arbeit mit Hypnose Mitte der 1980er-Jahre fasziniert und tut es, inzwischen auf langer Erfahrung basierend, mehr denn je. Denn auch wenn nur standardisiert angewendet, löst die Bereicherung der Hypnose um die Ideomotorik wegen ihrer indirekten, aber stark suggestiven Rückkoppelung sowohl auf der körperlichen Ebene als auch in der Seele tiefe Resonanz therapeutischen Charakters aus.

In Abrundung meiner bereits veröffentlichten Bücher zur Praxis der Hypnose möchte ich hier mein spezialisiertes Wissen über die Ideomotorik in der Hypnose in Medizin und Psychotherapie weitergeben. Mal als direktive Anleitung, mal als verspielte Metapher oder in hypnotherapeutischer Kommunikation mit dem Unbewussten wird, wie ich hoffe, in frischer, fantasievoller Weise – auch anhand von Fallbeispielen mit übertragbaren Interventionsmustern und Hypnoseanleitungen – praxisnah dargestellt, wie diese spezielle Technik der Hypnose genutzt werden und uns als Wegweiser dienen kann.

In »Ideomotorik-Basics« *(Kap. 1)* finden sich alle Argumente für die Ideomotorik, die Zielsetzungen und das grundlegende Gesetz der Fragemethode in ihrer logisch-psychologischen Abfolge. Hier haben aber auch der Hinweis auf die Grenzen dieser Technik seinen Platz, ebenso wie die neurophysiologische Erklärung.

Suggestion ist Agens der Hypnose, und Ideomotorik ist Suggestion. So ist dem Thema in seinem raffinierten Zusammenwirken ein eigenes Kapitel *(Kap. 2)* gewidmet.

»Ideomotorik-Standards« *(Kap. 3)* bietet eine volle Ladung an ideomotorischen Interventionsmustern, fertig zum Gebrauch. Meiner Erfahrung nach stellt diese Sammlung ein ergiebiges Grundgerüst dar, sind doch wichtige therapeutische Einsatzbereiche abgedeckt wie Ressourcenfindung, Kompetenzentfaltung, Zukunftsgestaltung, Entscheidungsfindung, Veränderung und Wachstum, heilende Reisen in die Vergangenheit und erkenntnisreiche in die Zukunft, Auflösung von Albträumen, Arbeit mit Ich-Teilen, Diagnostik und Behandlung psychosomatischer Erkrankungen, Schmerzintervention und eine der schönsten Katharsiserfahrungen, die zudem auch immer funktioniert: das Sammeln und Ausleeren, sei es von Schmerz, sei es von Altlast. Das gesamte Repertoire kann als Basis für beliebige Erweiterungen genutzt und individuell zugeschnitten werden, wobei sich eine große Zahl an weiteren ideomotorischen Interventionen wie »Die chinesische Muschel« auch in meinen schon publizierten Büchern finden.

In »Ideomotorik-Praxis« *(Kap. 4)* sind beispielgebend die in Kapitel 3 beschriebenen Interventionsmöglichkeiten in Kombination mit Fallberichten ausführlich dargestellt. Die Texte von Hypnosesitzungen im natürlichen Wortverlauf sind nicht geschönt, mäandern mit meinen zeitweise intuitiven Gedankengängen während der Hypnose und folgen den hypnotischen Reaktionen meines Gegenübers, wie z. B. bei den Erzählungen von den geretteten Göttern von Tell Halaf, von den akrobatisch lachsfangenden Bären und von der quirligen Erotik einer langbeinigen Aphrodite. Trotzdem lassen sie sich insgesamt oder zumindest als hypnotisch aufgeladene Bausteine suggestiven Inhaltes, die ideomotorisch immer wieder rückbestätigt werden sollten, weiterverwenden. Aus diesem Grunde sind – wenn auch vielleicht redundant wirkend – Hypnoseeinleitung, Installation der Fingersignale und Hypnoseausleitung in den Transkripten nicht entfernt. Das Wesentliche ist dabei immer die akribische Vermittlung des exakt psychologisch orientierten Gebrauches der Fingersignale, live aufgezeichnet bei Sitzungen zu Kompetenzgewinnung, Angstbewältigung, Traumabearbeitung, Krisenmeisterung, Erwecken von Tiefschlaf, schönheißem Sex bis zur frohen Geburt, zu Heilung an Körper und Seele und auch Begleitung während der Tumorbehandlung. Dabei soll auch unbewusstes Lernen im Lesefluss erfolgen, weshalb nicht alles immer didaktisch aufgeschlüsselt wird.

Die Indikationen in diesem Kapitel ergeben sich aus meiner aktuell stattfindenden therapeutischen Tätigkeit. Es handelt sich um Menschen mit Therapieverläufen und Entwicklungen, die mich inspiriert haben, die dargestellten Interventionstechniken beispielhaft zu erläutern.

Während ich andernorts auch Worte über »erfolglose« Therapien verloren habe, beschreibe hier ausschließlich erfolgreiche. Sie sind Resultat großer Hoffnung und Investition, was Anreise, Zeit und Engagement vonseiten des Klienten anbelangt, aber auch der Art der Therapie.

Das Kapitel »Selbsttherapie per Ideomotorik« *(Kap. 5)* enthält zwei beeindruckende Berichte von »Betroffenen«, was ja vieles viel schöner verdeutlicht. So gipfelt die Beschreibung der Methode in der Axthieb-Akutschmerz-Eindämmung durch hervorragende therapeutische Dissoziation und anschließende perfekte Heilung mit Hypnosebegleitung. Die aufrechte Zypresse dagegen ist Zeugnis für eine gelungene Selbsthypnoseserie, in der folgerichtig zuerst die Schmerzsymptomatik und anschließend die psychischen Faktoren berücksichtigt und therapiert werden.

Heitere Seerosen, Feuer speiende Jungdrachen, liebevolle Spiegelbilder und zielgerichtete Pfeile treffen in »Metaphern, Allegorien, Fantasiereisen, Wortspiele« *(Kap. 6)* ins Schwarze, damit über Fingersignale der Fundus an Ressourcen gehoben werden kann.

Und, erst zum Schluss, aber immerhin, geht es um uns Therapeuten: »(Hypno-)Therapeut in Balance« *(Kap. 7)*. Wie schaut es mit unserer Selbstfürsorge aus? Wie bleiben wir in Balance? Ganz einfach: Hypnose – auch für uns! Nie ohne Fingersignale, versteht sich!

Ich wünsche, mit einem *hypnotic smile*, beschwingten Lesegenuss!

1 Ideomotorik-Basics

Fangen Sie mit dem Vor-Spiel an! Vor allem für kritische und junge Menschen ist es wichtig, in der Hypnose das Gefühl von Selbstkontrolle und Autonomie zu behalten. Dazu eine kleine Übung, bei der man zuerst mitmacht, dann aber wieder nicht und so feststellt: Man kann selber bestimmen, wie weit man geht.

1.1 Autonomie

Nur, wenn du es erlaubst ...
Ziel: aufzeigen, dass eine erfolgreiche Hypnose ein Mitgehen, Erlauben, Hingeben, Mitspielen verlangt. Gleichzeitig wird das Gefühl von Autonomie gestärkt. Besonders gut für Jugendliche und Menschen mit Angst vor Hypnose oder hinderlicher Skepsis.
Technik: Wahrnehmen und Einüben von selbst gesteuertem Verhalten mit einfachen Suggestionsübungen, ideomotorisch bestätigt.

Fordere auf, die Augen zu schließen, sich zu konzentrieren und eine oder zwei der im Folgenden skizzierten kleinen Suggestionen wirken zu lassen. Male die Vorgaben etwas aus!

- *Aktentasche und Regenschirm:* Beide Arme nach vorne strecken, per Suggestion wird eine Hand, die die schwere Aktentasche trägt, schwer und sinkt, während die andere durch den Schirm, den sie hält und der im Sturm nach oben fliegt, leicht wird und in die Höhe schwebt.
- *Magnethände:* Beide Arme nach vorne strecken, Handflächen befinden sich im Abstand von etwa 20 cm einander gegenüber. Die Hände ziehen sich nun per Suggestion – wie von magnetischer Kraft gezogen – automatisch an.
- *Augenschluss:* Augenfixation auf einen Punkt, Augen schließen sich per Suggestion durch Gefühl der Schwere und Müdigkeit.
- *Eishand:* Per Suggestion von Eis, Winter, Schneeball etc. wird die Hand kalt und eventuell taub, der Kopf nickt von alleine, wenn die Vorstellung eintritt.
- *Heiße Münze:* Per Suggestion erhitzt, soll sich eine Münze auf dem Handrücken so heiß anfühlen, dass das Bedürfnis entsteht, sie abzuschütteln. Die Hand bewegt sich.

- *Luftballon:* Durch die Vorstellung vom heliumgefüllten Luftballon, dessen Band gehalten wird, hebt sich die Hand und schwebt in die Höhe.
- *Fühlen:* Wiegen in der Hängematte, Schaukeln auf einem Schiff, der Körper wiegt sich leicht.
- *Fühlen:* Baden in der Badewanne oder im warmen Meer; der Kopf nickt von alleine, wenn die Vorstellung eintritt.
- *Schmecken:* Genüsslich Himbeereiscreme schlecken; der Kopf nickt von alleine, wenn die Vorstellung eintritt.
- *Riechen:* Rosen, Veilchen, Harz, Waldboden, Schnee, Luft nach einem Gewitter, Holzfeuer; der Kopf nickt von alleine, wenn die Vorstellung eintritt.
- *Hören:* Nationalhymne, gesungen von der Fußballmannschaft, es darf aber auch eine Nachtigall in einer romantischen Mainacht sein, der Kopf nickt von alleine, wenn die Vorstellung eintritt.
- *Hören:* Kirchenglocken zu Weihnachten; der Kopf nickt von alleine, wenn die Vorstellung eintritt.

Nachdem die Suggestionen erfolgreich gewirkt haben und der Effekt verspürt worden ist, werden die gleichen Suggestionen gegeben, aber nun soll das Gegenteil geschehen:

Bei den gleichen (!) Suggestionen soll der andere sich jetzt insgeheim genau das Gegenteil vorstellen: Die Aktentasche ist also nicht schwer, die Magneten ziehen sich nicht an, die Augen werden auch nicht müde, die Hand wird natürlich nicht kalt, die Münze nicht heiß, der Luftballon platzt und schlafft ab, Himbeereis wird Leberknödel. Was passiert?

Fazit: Nur, wenn du es erlaubst, wirken Suggestionen.

Starten wir nun durch mit den sieben Klassikern der Induktion. Und, wie gesagt, nur mitmachen, was man möchte!

1.2 Sieben Klassiker, ideomotorisch angehaucht

Ideale Induktionstechniken, auch für Selbsthypnose.

1) *Entspannen und fallen lassen:* Hand ruht entspannt leicht über Stuhllehne, Daumen und Zeigefinger halten ganz leicht einen kleinen Gegenstand (Kuli, Radiergummi) am oberen Ende, Augen sind geschlossen. Selbstsuggestion:

> Mit jedem Ausatmen werden die Muskeln in meinem Arm entspannter und weicher ... im Oberarm ... im Unterarm ... in der Hand ... in den Fingern, ... in den Fingerspitzen ... früher oder später werden sich die Finger ganz von alleine voneinander entfernen, und es wird sich der kleine Gegenstand bewegen, wird aus den Fingern gleiten ... fällt mit einem deutlichen Geräusch zu Boden ... dieses Geräusch wird zum Signal, für 3 Minuten in eine erholsame, entspannende Trance zu gehen. Der Kopf sinkt entspannt nach vorne.

2) *Münze:* Münze auf die nach oben gerichtete Handinnenfläche legen, Augen schließen. Selbstsuggestion:

> Je mehr ich mich entspanne, umso mehr wird sich meine Hand ganz allmählich und ganz von alleine nach innen drehen. Früher oder später wird die Hand sich so weit entspannt und gedreht haben, dass die Münze auf den Boden fällt ... Dieses Geräusch wird zum Signal, für 3 Minuten in eine erholsame, entspannende Trance zu sinken.

3) *Augenentspannung:* Augen zunächst schließen. Dann sehr, sehr langsam wieder öffnen ... danach wieder schließen ... wieder sehr, sehr langsam öffnen ... und doppelt so langsam als beim letzten Mal schließen ... wieder sehr, sehr langsam öffnen ... und doppelt so langsam als beim letzten Mal schließen ... (Mehrfach wiederholen.) Suggestion:

> Nach und nach werde ich immer entspannter, bis diese winzige Anstrengung des Augenöffnens weniger und weniger gelingt, weil tiefe Entspannung durch meinen ganzen Körper fließt.

4) *Zeigefinger-Fußballtor:* Hände falten und die Zeigefinger abspreizen. Auf den Zwischenraum, das Fußballtor, fokussieren und weiterhin versuchen, die Finger auseinanderzuhalten. Suggestion: Erst wenn das Unbewusste zur Mitarbeit bereit ist, werden die Finger sich entspannen und sich an den Spitzen begegnen. Die Augen dürfen sich dann schließen.

5) *Augenfixation auf Ruhepunkt:* Festen Punkt, kleinen, angenehmen, beruhigenden Gegenstand oder seine Kontur (wenn bewegt, dann langsam, pendel- oder kreisartig) fixieren. Beobachten, wie sich die optische Wahrnehmung mit der Zeit verändert. Dabei registrieren, wie sich ganz von alleine Ruhe einstellt, auch tiefe, regelmäßige Atmung, Entspannung und ein angenehmes Gefühl des schwebenden Sinkens und sinkenden Schwebens. Den Augen überlassen, wann sie sich

schließen wollen. Als unbewusste Zustimmung für eine erholsame Trance sinkt der Kopf leicht nach vorne.
6) *Fingerlevitation:* Hand auf Unterlage (Lehne, Knie, Oberschenkel) so legen, dass der Zeigefinger diese am wenigsten berührt. Konzentration bei geschlossenen Augen auf den Zeigefinger richten. Beobachten, wie mit jedem Einatmen mehr Leichtigkeit und Beweglichkeit in die Fingerspitze fließt. Eventuell Vorstellung von Sauerstoffperlchen im Finger oder einen kleinen Luftballon entwickeln. Spüren, wie der Finger sich langsam, langsam in die Luft hebt ...
7) *Die Siebengeißleininduktion alias Pendelinduktion:* Einfacher, tiefer, leichter geht es allerdings vor der Siebengeißleinuhr ... In meinem Seminarhaus in Hessisch Lichtenau steht im Flur eine herrlich altertümliche Standuhr, worin sich »dunnemal« (hessisch für »dazumal«) das siebte Geißlein so erfolgreich vor dem Wolf versteckte. Die Brüder Grimm, die ja auch genau dort am Hohen Meißner (beachtliche 800 m über dem Meeresspiegel) ihre Märchen sammelten, wissen das sehr schön zu erzählen.

Also, das war ein hübscher Anblick, als während des Grundkursseminares letzten Sommer ein junger Kollege ganz versunken in den Anblick des pendelnden Pendels von seinem Übungspartner die märchenhafte, aber äußerst sparsame Induktion bekam:

> Und du sinkst tiefer und tiefer ... mit jedem Tick und Tack ... und du sinkst tiefer und tiefer ... der Kopf schwingt leise im Takt ...

1.3 Klient spielt und gestaltet mit

Obwohl ich es für legitim halte, Hypnoseanleitungen auch einfach mal abzulesen und vielleicht mit ein paar persönlichen Details zu verzieren, ist die maßgeschneiderte Hypnose natürlich die beste. Wenn sie dann auch noch aufgenommen und auf Tonträger mitgegeben wird, ist dies für die Therapie von großem Gewinn.

Erfinden wir möglichst die passende individuelle Hypnose!

Der ausführliche verbale Austausch vor der eigentlichen Hypnoseintervention dient der Informationsgewinnung, Ressourcensammlung und Zielformulierung. Entscheidend sind immer mehr der Auftrag, der Wunsch, die Hoffnung des Klienten als unser eigenes Gutdünken. Wir gestalten gemeinsam die Therapie, sprechen Inhalte, Abläufe und Organisation gemeinsam ab. Ich erkläre immer alles und mache das Therapiegeschehen transparent. Ich bin Dienstleisterin: »Was kann ich für Sie tun? Was erwarten Sie von mir? Wie wollen Sie anders zur Türe rausgehen, als Sie reingekommen sind?«

In jeder Therapiesitzung stellen wir gemeinsam eine Wunschliste für die Hypnose zusammen (siehe Kap. 4.8.6), was sehr belebend wirkt und auf jeden Fall die positive Formulierung für ein zu konkretisierendes Ziel erfordert. Zudem erhalte ich in Ausdruck und Wortwahl des anderen Hinweise, die ich in der Hypnose aufgreifen und nutzen kann.

Dieser Vorspann dient aber vor allem der intuitiven Feinabstimmung zwischen Therapeut und Klient und der Stimulierung der im Folgenden gewünschten unbewussten Prozesse. Somit ist dieser Teil der Sitzung – obwohl wie ein Gespräch wirkend – schon wirksame Hypnotherapie. Malerisches Feedback einer Klientin zu ihrem Befinden nach dem ersten Teil der Sitzung: »Ich fühle mich danach immer angenehm klar, wie auskristallisiert.«

1.4 Voraussetzung für eine produktive Hypnose

A) *Das ausführliche Vorgespräch* mit konkreter Darstellung von Klagen, Wünschen, Hoffnungen und bereits erzielten Erfolgen dient der Rapportbildung und Instruktion des Therapeuten, aber auch der Anerkennung der meist stattgefunden habenden Erfolge des Klienten oder zumindest seiner Ressourcen sowie dem Zusammenstellen der Wunschliste. In der ersten Sitzung kommt die Aufklärung bezüglich Hypnose und Ideomotorik dazu. Meiner Erfahrung nach geht das nicht – wenn man sich nicht stressen möchte – unter einer Stunde, weshalb ich für einen Therapietermin grundsätzlich immer eine Doppelstunde ansetze. Auch dieses Vorgespräch ist ja schon Therapie und Hypnose, weil es dem Paradigma des Prinzips der Kooperation unter Würdigung der Talente und Fähigkeiten des Klienten gehorcht.

B) *Die eigentliche Hypnose* beinhaltet dann:

1) Induktion und Beruhigung
2) Fixierung der Aufmerksamkeit (optisch, gedanklich, kinästhetisch, akustisch)
3) Dissoziation, d. h. gleichzeitig in der Praxis und an einem schönen Ort sein

4) Wunsch des Klienten an die heutige Hypnose (und an mich) wiederholen
5) wörtliche Details aus Vorgespräch (möglichst positiv umformuliert) einflechten
6) Installation bzw. Abruf der ideomotorischen Signale
7) inhaltliche Details aus Vorgespräch aufnehmen
8) Fokus auf Therapieziel
9) Beginn ausgiebiger Nutzung der Fingersignale
10) Außerkraftsetzen von dysfunktionalen Einstellungen und Ansichten
11) Vertrauen in eigene Fähigkeiten schüren
12) Öffnung der Bezugsrahmen, z. B. in Richtung Kompetenzen, Zukunft, Körper-Seele-Einheit
13) Förderung unbewusster Prozesse für Veränderung und Entwicklung
14) Anregen unbewusster Suche nach Antworten, Lösungen, Visionen durch ideomotorische Fragen, Mehrdeutigkeiten, Wortspiele, indirekte Suggestionen
15) außengerichtete Trance des Therapeuten für mehr Intuition, d. h. zurücklehnen, Sendepause, entspannen, auf das eigene Unbewusste vertrauen, um dann intuitiv und zugleich geistig klar weiterzuarbeiten
16) nach Erreichen guter Trancetiefe bis zu fünf präzise und eindeutige Suggestionen
17) permissive und doch klare, eindringliche posthypnotische Suggestionen gegen Ende der Trance
18) Suggestion, dass vieles sich ereignen wird, ohne dass es bewusst würde oder in Worte gekleidet würde
19) exakte Ausleitung.

Die gewisse Suggestibilität auch nach der Hypnose berücksichtigen und den Klienten mit guten, positiven Suggestionen verabschieden.

Wichtig für gutes Zusammenspiel sind immer spontanes Wohlgefühl in der Hypnose, Vertrauen und Zuversicht. In der ersten Sitzung installieren wir auch den sicheren Ort. Oder einen Tresor, falls traumatisches Material zwischen den Sitzungen auftauchen sollte, bei Krankheit den Heiltempel, bei Bedarf nach Abgrenzung die Jalousie oder den Parabolspiegel.

1.5 Ideomotorik: weshalb?

Im Zentrum unserer Aufmerksamkeit stehen der oft nicht direkt zugängliche, unbewusste schöpferische Reichtum und vor allem das Archiv der Lebensgeschichte mit all seinen nützlichen Informationen. Damit wird das hypnotherapeutische *Prinzip der Kooperation* mit der Prämisse, dass der andere – außer eventuell bei sehr frühen und tiefen Störungen – die Fundgrube für die Weiterentwicklung und Heilung in sich trägt, auf höchster Ebene verwirklicht. Das (psycho)logisch aufgebaute und gut ausformulierte Fragenkonzept ermöglicht es durch die in den Fragen implizit enthaltenen Optionen (»Weiß Ihr Unbewusstes schon eine Lösung für das Problem?«), innere Suchprozesse in Gang zu bringen und diese Fundgrube zu aktivieren. Die psychodynamisch orientierte Abfolge der Fragen berücksichtigt dabei alle unbewussten Schwellen (wie Wissen, Bereitschaft, Fähigkeit, Erlaubnis, Entscheidung), die zu überschreiten sind. Behutsam, aber stringent wird in die therapeutische Zielrichtung geleitet, wobei psychische Entwicklung ohne Belastung im Stillen vor sich gehen kann.

Wesentlich ist aber die enorme Stärkung des Selbstwertes durch die Erfahrung einer Instanz in sich, die Wissen und Erfahrung hat, die ein Archiv von vergessenen potenten Erfahrungen besitzt, Ideen und Lösungen entwickeln und Ressourcen aktivieren kann.

Auch in meinen vorliegenden Publikationen ist die ideomotorische Arbeit in der Hypnose immer wieder betont und beschrieben, weil sie für mich die klügste und ebenso eleganteste Art dafür ist, leichtfüßig in Diagnostik und Therapie voranzuschreiten. Dieser Technik ein ganzes Buch zu widmen ist mir Ehre und Verpflichtung zugleich, um das von David B. Cheek, Leslie LeCron (vgl. Cheek a. LeCron 1968; Cheek 1994) und Milton H. Erickson entworfene pfiffige System der Kommunikation mit dem Unbewussten weiterzuentwickeln und im Kollegenkreis stärker zu etablieren.

Und – wer möchte nicht so arbeiten? Intelligent und zugleich einfach, effektiv und obendrein schonend?

In der ideomotorischen Arbeit wird die Körpersprache als Kommunikationsmittel benutzt, wobei ein ausgeklügeltes Frage- und Antwortspiel Schritte in Richtung Therapieziel wie auf dem Schachbrett vollziehen lässt.

Antwort »Ja«: Rücke einen Schritt vor.

Antwort »Nein«: Wertschätze die Antwort, reflektiere, gehe einen Schritt zurück, überlege taktisch und ziehe auf einem anderen Weg in Richtung Ziel.

So lässt sich ohne Holzwege, Umwege und Zeitverlust diagnostisch und therapeutisch wertvolle Arbeit leisten. Es wird nicht befragt, um verbale Antworten, sondern um Auskunft unter Umgehung kognitiver Leistungen über unwillkürliche, spontan erfolgende Körperbewegungen zu erhalten. Diese »Körperantworten« unterteilen sich in:

- *einfache Ideomotorik,* d. h. Bestätigung bzw. Ablehnung durch das unbewusste Zustimmen mittels Kopfnicken, Kopfdrehen oder -abwenden sowie das Bewegen von Körperteilen, bevorzugt von den Armen, oder das Bewegen irgendeines Fingers und
- *differenzierte Ideomotorik,* das ist das Antwortsystem der sogenannten Fingersignale (FS)/Fingerzeichen (FZ), »Ja«, »Nein«, »Ich will nicht antworten«, »Es ist etwas Neues geschehen«, und der Warn- oder Signalfinger.

So kann man sowohl mit Interventionen mittels einfacher Ideomotorik als auch mit Interventionen mittels differenzierter Ideomotorik arbeiten.

Die ideomotorische Bewegung an sich wird suggestiv induziert, und die Antwort sollte unwillentlich, man kann auch sagen: »autonom« erfolgen. Wie diese ideomotorische Antwort dann übersetzt und eventuell umgedeutet wird, gibt die therapeutische Zielsetzung vor. Dazu gibt es in Kap. IV ausführlich beschriebene Beispiele.

Für die Einführung der ideomotorischen Arbeit in der Hypnose sprechen wir die allgemeingültige Erfahrung von der Beziehung zwischen Körper und Seele an:

> Wie wir alle wissen, drückt die Seele oft etwas über den Körper aus, wovon der Verstand keine Ahnung hat. So ist es auch hier – und diesmal sogar erwünscht: Der Körper spricht für die Seele bzw. für das Unbewusste. Natürlich nicht mit Worten, aber in seiner Sprache, in vegetativen Reaktionen oder unwillkürlicher motorischer Bewegung. Und wir nutzen diese motorische Bewegung und bahnen sie in die Finger, weil diese leicht reagieren und von außen gut zu beobachten sind: So erfahren wir schnell und einfach, was Sie eigentlich brauchen und wo es wirklich langgeht.

1.6 Intelligent und zugleich einfach: Vorzüge der ideomotorischen Arbeit

- Die ideomotorische Fragemethode ist einfach und leicht zu erlernen.
- Das Abrufen der Fingerzeichen setzt ein gewisses »Abschalten« voraus, aber keinen hypnotischen Zustand.
- Die Hypnose entwickelt sich im Laufe der Befragung von alleine.
- Der ideomotorische Zugang erzeugt immer eine entspannte Atmosphäre des Lernens, und veränderte Bewusstseinszustände entwickeln sich in aller Gelassenheit.
- Der Gebrauch ideomotorischer Signale ruft eine automatische Absorption in den therapeutischen Prozess hervor.
- Die Aufmerksamkeit wird fokussiert und die Erfahrung von sorgfältig kontrollierter therapeutischer Dissoziation gefördert.
- Es kann geantwortet werden, ohne dass man Worte formulieren muss, was zwar in der Hypnose möglich ist, aber oft als störend und die Hypnose abflachend erlebt wird.
- Die Fingerzeichen fördern Informationen zutage, die der bewussten und verbalen Ebene oft nicht verfügbar sind. Bei der Bearbeitung von Erfahrungen aus der präverbalen Lebenszeit ist dies das einzige Verfahren, das auf Abruf Auskunft zu geben vermag.
- Der Therapeut erweitert rasch seine Erfahrung sowohl in der Diagnostik als auch in der Intervention. Das gilt für akute wie auch chronische Problemstellungen im Spektrum von psychischer und psychosomatischer Symptomatik.
- Der therapeutische Vorgang bleibt im anderen lokalisiert, womit der Therapeut wie Klient/Patient entlastet werden. So wägt man ab, wie viel nach der Hypnose auf die bewusste Ebene gehoben und auch über wie viel berichtet werden soll.
- Die unbewussten psychischen Hürden und Bedürfnisse, z. B. nach Schutz, werden zu jeder Zeit respektiert. Sogenannter Widerstand gegen konstruktiven Wandel wird schnell offensichtlich und therapeutisches positives Umdeuten und Auflösen ermöglicht.
- Die ideomotorischen Fragenkonzepte wie z. B. die psychosomatische Diagnostik mithilfe des 8-Fragen-Komplexes können relativ standardisiert angewendet werden. Die Methode ist da-

her besonders für den weniger erfahrenen Hypnotherapeuten nützlich.
- Energie raubende und beängstigende kathartische Reaktionen werden weitgehend vermieden oder in zeitlich und auch kräftemäßig begrenztem Rahmen gehalten.
- Die stufenweise chronologische Annäherung an bedeutsame Erfahrungen im Leben ermöglicht oftmals eine einfache Desensibilisierung und/oder direkte therapeutische Bearbeitung des ursprünglich traumatischen Erlebnisses bzw. der Stresssituation.
- Problemstellungen und tiefe Konflikte, die durch kompensatorische Amnesie bewusst nicht erkannt werden bzw. an die man sich nicht bewusst erinnert, können schonend in der Dunkelkammer des Unbewussten entwickelt, reflektiert und aufgelöst werden, vielleicht ohne je ins Bewusstsein zu treten.
- Immer wieder wird aus dem Repertoire reichhaltiger Ressourcen für Problemlösungen und heilende Vorgänge geschöpft. Somit ist es die Person selber, die über die Potenziale verfügt und sie nutzt.
- Das Zeichen des Fingers »für das Neue« (nach Kaiser Rekkas) verdeutlicht nochmals den Erfolg der Arbeit und gibt positive Rückmeldung, egal wie viel und was die Person erlebt haben mag. Der Ausschlag des »Neuen« ist das markante Merkmal einer Neuentwicklung, wichtige Rückmeldung für den Therapeuten und unschlagbare Suggestion für den Klienten.

1.7 Effektiv und zugleich schonend: Zielsetzungen der ideomotorischen Arbeit

- Induktion und Vertiefung von Hypnose
- direkte Kommunikation unter Umgehung kognitiver Leistungen und ohne Aktivierung des Sprachzentrums
- Auskunft über Bereitschaft, innere Erlaubnis und Fähigkeit für Veränderung und Entwicklung
- Förderung von Dissoziation (räumlich: schöner Ort, zeitlich: Zukunftsvision) für therapeutische Zwecke
- Hervorrufen verschiedenster nützlicher somatischer Hypnosephänomene wie Kühle und Taubheit, Wärme und gute Durchblutung, vegetative Balance, Energetisierung, Beruhigung

- hypnotherapeutische Diagnostik z. B. mithilfe des 8-Fragen-Komplexes
- Auffinden und Abrufen unbewusst gespeicherter, für das Therapiegeschehen wichtiger Information
- Auskunft über schöpferische Fähigkeiten und Ressourcen für Problemlösung, Weiterentwicklung und Heilung
- Erkennen von seelischen Vorgängen und Verwicklungen, die bewusst nicht wahrgenommen werden, wie beispielsweise unbewusste Schuldkomplexe, familiäre Verstrickungen, destruktive Familienbotschaften, Loyalitätskonflikte, Doublebinds
- Befähigen und Fördern des Selbstvertrauens
- Abrufen von Albträumen und Bearbeiten dieser Träume
- direkte Arbeit am psychosomatischen Symptom
- Mobilisierung von Erinnerungsinhalten aus der frühen Lebensgeschichte, u. a. für Traumabearbeitung
- schonende und trotzdem sorgfältige Behandlung von Traumata
- Aufdecken und Auflösen von unbewussten Strategien des Sich-schützens und Nicht-verändern-Wollens und/oder -Könnens, oft fälschlicherweise als Widerstand bezeichnet
- therapeutische Zukunftsvisionen auf der »Inneren Bühne« zur Aktivierung unbewusster Prozesse in Richtung Persönlichkeitsentwicklung
- Empfang von Warnrufen aus dem Unbewussten.

Die Vorzüge der ideomotorischen Arbeit sprechen für sich, ebenso die möglichen Zielsetzungen. Im gesamten Buch werden diese Punkte sowohl explizit als auch in den Hypnoseanleitungen implizit praxisorientiert ausgeführt.

1.8 Strategie ideomotorischer Befragung mit einfacher Bestätigung

Wir können entweder eine einfache Bestätigung oder eine differenzierte Antwort induzieren. Als Erstes sei die Methode der einfachen Bestätigung vorgestellt.

Für die einfache Bestätigung eines suggerierten und daraufhin eintretenden Phänomens provozieren wir eine bestimmte Körperbewegung oder das Anheben irgendeines Finger. Dieses Phänomen kann sich sowohl im physischen als auch im mentalen oder psychischen Bereich ereignen.

So kann z. B. das Eintreten von suggerierter Kälte für hypnotische Anästhesie durch ein unwillkürliches Nicken des Kopfes, Zusammenführen der Hände, aber auch das Heben eines Fingers angezeigt werden. Um ein schwaches Signal nicht zu übersehen, sollte dafür die linke oder rechte Seite der Hand vorher bestimmt sein, da der Therapeut oft nicht gleichzeitig beide Hände überblicken kann. Ebenso können eine plötzlich auftauchende Erinnerung an eine frühere Situation mithilfe der Zeitregression (z. B. Technik »Mobilisation von Ressourcen«) sowie ein Zukunftsbild im Sinne des Therapiezieles mithilfe der Zeitprogression bestätigt werden.

Eine dahin gehende Aufforderung könnte lauten:

Je leichter der Arm wird und je höher er schwebt, desto intensiver beginnt das Unbewusste, sich mit der Lösung des Problems zu beschäftigen.

In dem Moment, in dem Sie aus tieferer Ebene einen wichtigen Hinweis erhalten bzw. in dem der Körper die Schmerzlinderung einschaltet, wird sich ein Finger der linken Hand von alleine heben und diesen unbewussten Vorgang anzeigen.

1.9 Ideomotorische Bewegung der Hände als Anzeichen unbewusster Problemlösung

Zur Verdeutlichung der ersten Variante, der einfachen Bestätigung bzw. Ablehnung, hier eine Intervention, bei der nichts falsch gemacht werden kann, d. h., alle möglichen Reaktionen sind richtig. (Weitere Interventionen finden sich in Kap. 3.)

Die durch Suggestion induzierte ideomotorische Bewegung der Hände wird vom Therapeuten als äußeres Anzeichen innerer unbewusster Arbeit zur Problemlösung gedeutet. Diese Deutung wirkt wiederum suggestiv, und psychische Arbeit findet – vorausgesetzt, der Klient ist in (leicht) hypnotischem Zustand – tatsächlich statt. Einsicht und neue Ideen erfolgen entweder direkt in oder nach der Hypnose, oder es kann eine eher stille Gesamtentwicklung im Therapieprozess beobachtet werden. Letzteres hat den Vorteil, dass nach der Hypnose – beispielsweise durch Analysieren des Ergebnisses – nichts zerstört werden kann, weil es bewusst nicht fassbar ist.

Einleitung der Arbeit

Halten Sie Ihre Hände in der Luft, etwa 20 cm auseinander, die Handflächen befinden sich dabei einander gegenüber. Beobachten Sie nun aufmerksam die Kraft und Energie, die zwischen Ihren Handflächen ins Fließen kommt. Es kann sich wie ein magnetisches Feld anfühlen, ein magnetisches Feld, das entweder Anziehungskraft oder auch Abstoßungskraft hat. Sobald Ihr schöpferisches und heilendes Unbewusstes bereit ist, mit der therapeutischen Arbeit zu beginnen, werden Sie verspüren, wie die Hände von selber aufeinander zukommen, um »Ja« zu signalisieren.

Pause. Falls sich die Hände nicht näher kommen:

Aber wenn es ein anderes Thema gibt, das Sie zuerst erforschen sollten, werden Sie spüren, wie die Hände sich abstoßen, um »Nein« zu signalisieren. In diesem Fall wird Ihnen eine Frage in den Sinn kommen, mit der wir uns als Erstes beschäftigen werden.

Bearbeiten eines Problems

Während Ihr Unbewusstes die Ursachen von und wichtigen Erinnerungen an ... (Problem) betrachtet, wird sich einer der beiden Arme ganz allmählich senken.

Pause. Wenn sich ein Arm senkt:

Dieser Arm kann sich weiter senken und schließlich in Ihrem Schoß ablegen, sobald auf neue und produktive Weise eine Beschäftigung mit dem Problem stattfindet.

Pause. Wenn der eine Arm wieder im Schoß ruht:

Und jetzt wird Ihr anderer Arm sich ganz von alleine senken, während Ihr Unbewusstes eine ideale Lösung für dieses Problem studiert, ganz so, wie es für Sie im Moment am passendsten ist ... Wenn Ihr Unbewusstes das Problem zufriedenstellend gelöst haben wird, legt sich auch dieser Arm in Ihrem Schoß ab.

Abrundung des neu erworbenen Lösungsmusters

Möchte Ihr Unbewusstes den Kopf zur Bestätigung Ihrer therapeutischen Arbeit ganz von selber nicken lassen?

Oder:

Wenn Ihr Unbewusstes sowie Ihr Bewusstes sicher sind, dass Sie dieses Problem handhaben können, werden Sie bemerken, wie Sie sich strecken und recken und erwachen, indem Sie Ihre Augen öffnen.

Oder:

> Wenn Sie verspüren, dass Sie heute ein Stück weitergekommen sind, werden Sie sich einfach zufrieden fühlen und die Hypnose abschließen wollen.

Ideomotorisches Bewegen oder Drehen der Hände als Anzeige unwillkürlicher innerer Arbeit

Die Hände können in Trance mit ideomotorischen Bewegungen visualisierte Dreh-, Kipp-, Schiebeschalter betätigen, um Schmerzen zu senken, Aufregung zu mildern oder den Zufluss von Magensäure zu reduzieren. Sie können aber auch ideomotorische Bewegungen, und zwar eine Drehung, machen zur Symbolisierung der Drehung des Kindes im Mutterleib, mit der Vorstellung von spielenden Delfinen, die im Wasser fröhlich Purzelbäume schlagen (vgl. 4.6.3). Auch können sie aus der »Wühlkiste der Träume« (4.4.3) Albträume rausfischen.

1.10 Strategie ideomotorischer Befragung mit differenziertem Signalisieren der Finger

Es versteht sich, dass die Arbeit mit dem differenzierten autonomen Antwortsystem der sogenannten Fingersignale (FS)/Fingerzeichen (FZ) nicht nur raffinierter, sondern auch ergiebiger ist, da sie an einer Hand volle fünf Antwortmöglichkeiten offeriert:

»Ja«, »Nein«, »Ich will nicht antworten«, »Es ist etwas Neues geschehen« (nach Kaiser Rekkas) und der »Symptom- und Warnfinger« (nach Cordula Leddins Demonstration in der DGH-Meisterklasse 2012).

Vor dem ersten Abrufen der Fingerzeichen bei meinen Klienten zeige ich die ideomotorischen Zeichen für »Ja«, »Nein«, »Ich will nicht antworten« immer an meiner eigenen Hand, was einen indirekten Lerneffekt ausübt. Demonstriert werden soll dabei der Unterschied zwischen dem geführten willentlichen Heben eines Fingers im Gegensatz zu der unwillentlich ideomotorischen, leicht zittrigen oder wie ziehenden Bewegung, die verzögert oder sehr schnell erfolgt.

1.11 Einführen, Bahnen, Installieren der ideomotorischen Signale/Fingerzeichen

Wir haben es zu tun mit »Ja«, »Nein«, »Ich will nicht antworten« (was ebenso heißt: »Ich bin noch nicht bereit, bewusst zu wissen«/»Ich bin noch nicht bereit, mich bewusst damit zu konfrontieren«) und »Es ist etwas Neues geschehen«.

Einführung der Fingerzeichen

Ihr Unbewusstes weiß oftmals über Erfahrungen und Tatbestände Bescheid, die Sie vergessen oder bewusst nie gewusst haben. Man kann dieses Wissen aktivieren und Ihren Fingern mithilfe der unwillkürlichen ideomotorischen Signale das »Sprechen« überlassen.

Fingerzeichen erfolgen leichter mit der Handlevitation. Die Hand ist dissoziiert, also weiter weg vom bewussten Erleben, und die Fingerzeichen erfolgen an der schwebenden Hand unbehinderter, da die Finger freier beweglich sind.

Provokation der Handlevitation

Eine Anleitung für das Hervorrufen einer Handlevitation könnte sein (siehe auch Aknebehandlung in Kap. 4.7.1):

Ihre Worte: »Sonne ... Ruhe ... Wohlbefinden ... Schönheit ... Heilung« klingen sehr schön ... und an Ihrem Ort ist noch etwas ganz Besonderes ... das entdecken Sie vielleicht erst jetzt ... und das sind Luftballons, die herumschweben ... und vielleicht sehen Sie die vor dem inneren Auge ... größere, kleinere ... mit unterschiedlichen Farben ... Formen ... und auch über Ihnen schweben Luftballons ... und die lassen Bändchen herunter, die sich genau um Ihr Handgelenk schlingen ... rechts oder links, ich weiß nicht richtig ... und vielleicht ist es einer ... vielleicht sind es zwei oder drei ... die nehmen Ihr Handgelenk ... ganz zart ... und heben es etwas an ... und das hilft ... in eine gute, aufmerksame Trance zu sinken ... und die Hand, und ich weiß nicht, ist es die linke Hand, oder ist es die rechte, weil diese obenauf liegt ... wird auf einmal leichter und leichter ... und Sie können das amüsiert beobachten ... wie die Hand leichter wird ... und sich beginnt abzuheben ... und einfach ... einfach ... in die Höhe schwebt ... eine Technik der Hypnose ... damit man besser in einen solchen Zustand gleiten kann ... in dem man sich selbst beeinflusst ... in Richtung von etwas Gutem ... mhm ... und ich berühre Sie mal leicht beim rechten Handgelenk ... hier ... und das ist ja ganz leicht ... genau ... und nächstes Mal, wenn Sie das allein machen, kann die Hand ganz von alleine leichter werden ... leicht ... ganz leicht ... steigt höher, und das fühlt sich vielleicht witzig an, und Sie lächeln auch schon ... schmunzeln ... Sie werden es nicht glauben, die Hand bleibt hier wie von alleine stehen ... genau ... das ist lustig, ja?

Erste Variante Installieren von Fingersignalen

Wenn das so einfach geht, kann man gleich flüssig weitermachen:

> ... und es wäre toll, wenn ein Finger, ganz von alleine, für die Antwort »Ja« eine kleine Bewegung machen könnte ...
>
> [FZ: Ja.]
>
> ... genau, da haben wir hier einen »Ja«-Finger ... und einen für »Nein« brauchen wir noch ...
>
> [FZ: Nein.]
>
> ... super, »Nein« ... und wenn wir schon dabei sind und wenn es so gut funktioniert, einen Finger für »Ich will nicht antworten« ...
>
> [FZ: Ich will nicht antworten.]
>
> ... mhm, der kleine ... Also: Zeigefinger für »Ja«, »Nein« ist der Mittelfinger, und der kleine ist für »Ich will nicht antworten« ... mhm, sehr gut ... und auch das schon kann Selbsthypnoseinduktion sein ... sich so hinzulegen ... an diesen schönen Ort ... und die Fingerzeichen abzurufen ...

Zweite Variante Installieren von Fingersignalen

> Und es wäre schön, wenn ein Finger [ich tippe alle Finger nacheinander an], der ... oder der ... oder der ... oder der ... oder der kleine für die Antwort »Ja« ein Zeichen geben könnte, sodass, wenn ich Sie gleich frage: »Geht es ihnen gut?«, ein Finger sich hebt für die Antwort »Ja«. Und vielleicht fühlt sich ja ein Finger schon leichter an, nur dass er sich noch zu bewegen braucht ... so ein bisschen kribbelt, und manchmal kann man ihn selber ein bisschen bewegen ... sodass sich die Bewegung ...
>
> [FZ: Ja.]
>
> ... ja genau ... einbahnt ... ein bisschen mehr – genau – gut ... das ist der »Ja«-Finger ... der mittlere ... ja genau, sehr schön! Und dann ist es gut, wenn der »Nein«-Finger uns ein Zeichen gibt. Es bleiben 4 Finger übrig, und auch da, wenn sich nicht gleich etwas bewegt, ist es ganz gut, mal nachzuspüren, welcher sich anders anfühlt, und dann den Finger etwas zu bewegen, das kann man ruhig auch erst mal aktiv machen.
>
> [FZ: Nein.]
>
> ... genau – sehr schön, ganz gut, und dann brauchen wir noch einen ... aller guten Dinge sind drei ... für »Ich will nicht antworten«.
>
> [FZ: Ich will nicht antworten.]
>
> Das ist der kleine ... Klasse! ... Jetzt haben wir hier [ich tippe die entsprechenden Finger an] »Ja«, »Nein«, »Ich will nicht antworten«, und jetzt

lassen Sie die Antworten von allein erfolgen, ja? Und ich frage Sie jetzt: Geht es ihnen gut jetzt, ist alles o. k.?

[FZ: Ja.]

Dritte Variante Installieren von Fingersignalen (siehe auch Golfen in Kap. 4.1.4)

Und je leichter der Arm wird ... umso tiefer ... kannst du in Trance gehen ... Sehr gut, gut ... und wo wir jetzt schon so weit sind, können wir ja mal fragen, ob du Fingersignale hast ... das heißt, dass ein Finger von alleine – ich gucke mal, ob ich alle sehe –, ein Finger von alleine für »Ja« ein Zeichen gibt ... genau, da hast du schon einen »Ja«-Finger, du bist super! ... und einen Finger für »Nein«? ... der dritte, super! ... und einen für »Ich will nicht antworten« ... der kleine ... Das ist schon die halbe Miete! Sehr gut! Jetzt frage ich als Erstes mal: Geht's dir gut? Das frage ich die Finger ... Geht's dir gut, alles klar? [Der Klient antwortet mit »Mhm«.]

[FZ: Ja.]

Ja, das ist lustig mit der Hand, nicht wahr? Steht alleine, oder hältst du? ... Kannst einfach mal loslassen, die bleibt alleine stehen ... du bist klasse mit Hypnose! ... Also, hier haben wir »Ja«, hier »Nein«, und da »Ich will nicht antworten«, o. k.? Jetzt frage ich mal als Nächstes: Ist das Unbewusste bereit, dich zu unterstützen, damit du so richtig gut wirst? Vielmehr, du bist ja richtig gut im Golfen, aber dass du das auch erleben kannst?

[FZ: Ja!]

Guck mal, da kommt dauernd ein »Ja«! Ist doch super, gut ... mhm ... gut ... jetzt.

Weitere Variante: Bahnen und Installieren von Fingerzeichen

[FZ: Ja.]

Denken Sie mal ganz intensiv an was Schönes, was Ihre volle Zustimmung hat. Beobachten Sie dann einfach, welchen Finger Ihr Unbewusstes wohl heben wird, um die Antwort »Ja« zu signalisieren, wie um beizupflichten.

Pause. Wenn innerhalb einer Minute kein deutliches Zeichen kommt:

Manchmal fühlt es sich an, als würde ein unsichtbarer Faden einen Finger hochziehen.

Oder:

> Manchmal fühlt sich ein Finger auch erst etwas komisch an, bevor er sich bewegt.

Oder:

> Bewegen Sie einfach mal den Finger, der sich gerade so anders anfühlt. So bahnen Sie das Signal, was dann in Zukunft ganz von alleine erfolgen wird.

[FZ: Nein.]

> Stellen Sie sich nun bitte etwas vor, was Sie aus tiefstem Herzen ablehnen, wie Umweltverschmutzung oder so was, und denken und fühlen Sie »Nein, nein, nein«, bis ein anderer Finger derselben Hand sich hebt, um »Nein« anzuzeigen.

Pause. Wenn innerhalb einer Minute kein deutliches Zeichen kommt:

> Vergegenwärtigen Sie sich ganz deutlich etwas, was Sie absolut nicht wollen. –

[FZ: Ich will nicht antworten *oder* Ich bin noch nicht bereit, bewusst zu wissen ..., mich bewusst damit zu konfrontieren.]

> Manchmal ist das Unbewusste noch nicht bereit, das Bewusste etwas wissen zu lassen. Das ist eine wichtige Funktion. Es kann bedeuten, dass das Unbewusste es für ratsam hält, eine gewisse Zeit noch Schutz – vor Information oder zu schneller Veränderung – auszuüben. Beobachten Sie nun in aller Ruhe, mit welchem Finger der gleichen Hand Ihr Unbewusstes »Ich bin noch nicht bereit, bewusst zu wissen« anzeigen wird.

[FZ: Es ist etwas Neues geschehen/Der Neue.]

Dieses Fingersignal wird nicht installiert, sondern nach einer wichtigen Entwicklung innerhalb des Therapiegeschehens spontan und einmalig abgerufen. Es kann irgendein Finger sein, der für ideomotorische Signale noch nicht benutzt wurde. Eben ein Neuer:

> Und wenn jetzt in dieser Zeit der Hypnose etwas grundlegend Neues geschehen ist, was Sie weiterbringt ... was Sie unterstützt ... was Ihnen hilft ... was produktiv auf Ihr Ziel hinarbeitet, dann kann der »Finger für das Neue« das mit einer kräftigen Bewegung anzeigen.
>
> [FZ-Anzeige: Der Neue.]
>
> Bravo! –

Verankern: Zum Verankern der FZ empfiehlt es sich, gleich ein paar Fragen zu stellen:

> Haben Sie heute Nacht etwas geträumt, was uns heute in der Therapiestunde nützlich sein könnte?

1.12 Der Finger, der die rote Flagge hisst: der Warnsignal- oder Symptomfinger

Die Technik, eine Symptomatik (z. B. Angst) zu verschieben, nutzt Cordula Leddin, indem sie den Warnsignal- oder Symptomfinger installiert.
Ziel: Ein Finger übernimmt das Symptom oder weist als Warnsignal darauf hin, dass man in alte, z. B. destruktive Verhaltensmuster zurückzufallen droht. Er hilft, das in der Hypnose Gelernte auch langfristig umzusetzen.
Technik: Es wird nach Bedarf in einer Therapiesitzung ein weiteres Fingersignal, ein fünftes also, eingeführt, und zwar der Finger, der im täglichen Leben warnen wird bzw. der das Symptom durch ein Gefühl wie Hitze, Brennen, Jucken, Steifigkeit o. Ä. anzeigt.
Beispielhafte Anleitung: (CL ist die Therapeutin, P-FZ das Fingerzeichen der Klientin):

Eine 49-jährige Klientin hat nach einem Autounfall mit mehrfachen Frakturen in einem Arm einen Morbus Sudeck entwickelt. Dadurch kann sie ihrer Arbeit als Ärztin momentan nicht nachgehen. Sie sieht aber »besser aus denn je« und scheint diese Auszeit sehr nötig gehabt zu haben.

Nach der Hypnoseinduktion und Installation der Fingerzeichen »Ja«, »Nein« und »Ich will nicht antworten« bei der gesunden Seite:

> CL: Sie haben da ja wirklich einiges durchgemacht in den letzten Monaten, das Sie sehr durcheinandergebracht hat, stimmt's?
>
> [P-FZ: Ja.]
>
> CL: Der Unfall, der Sie so ganz aus Ihrem gewohnten Leben geworfen hat.
>
> [P-FZ: Ja.]
>
> CL: Dann diese Symptome, die sich im Arm entwickelt haben, sodass er momentan nicht so funktioniert, wie er soll.
>
> [P-FZ: Ja.]
>
> CL: Und das hat Sie gezwungen, etwas an Ihrem Leben zu ändern. Und diese Zwangspause scheint Ihnen ja überraschenderweise ganz gut zu

tun. Sie sind ausgeruht, sehen toll aus, und die Prioritäten in Ihrem Leben verschieben sich auch ein wenig.

[P-FZ (mehrfach): Ja.]

CL: Sie haben sich nun vorgenommen: mal langsamer machen, es sich in der Arbeit leichter machen, mehr delegieren, achtsamer werden.

[P-FZ (mehrfach): Ja.]

CL: Traut Ihnen denn Ihr Unbewusstes zu, dass Sie das nachhaltig ändern werden, auch wenn Sie körperlich wieder ganz gesund sind?

[P-FZ: Nein.]

CL: Aha, wie interessant. Ich könnte mir vorstellen, dass Ihr Unbewusstes sich denkt: Besser, ich bremse die Luise weiterhin mit diesem schmerzenden Arm aus, sonst prescht die gleich wieder mit Vollgas los, und alle guten Vorsätze sind schnell vergessen. Stimmt's?

[P-FZ: Ja.]

CL: Und da ist es ja sinnvoll, wenn Ihr Unbewusstes sich eine Art von Warnsignal bewahrt, damit es Sie warnen kann: Luise, mach mal wieder langsam, sorge für dich, achte auf dich! Nicht wahr?

[P-FZ: Ja.]

CL: Ja genau. Ist es denn möglich, dass Sie dieses Warnsignal verschieben, z. B. in einen Finger, sodass, wenn dieser eine Finger schmerzt oder auch nur kribbelt, Sie wissen: Oh, jetzt mache ich mal wieder was falsch, achte nicht auf mich. Also, langsam, jetzt sorge ich wieder mehr für mich, achte wieder mehr auf mich. – Ist das möglich, dass ein Finger diese Funktion übernimmt?

[P-FZ: Ja.]

CL: Dann zeigt dieser Warnsignalfinger, der diese Funktion für Sie übernimmt, das jetzt einmal an.

[P-FZ (der Zeigefinger zuckt).]

CL: Ah ja, der mahnende Zeigefinger, sehr schön. Ist es möglich, dass, wenn dieser Zeigefinger schmerzt oder auch nur kribbelt, Sie Bescheid wissen und vermehrt auf sich achtgeben?

[P-FZ: Ja.]

CL: Sehr gut. Und kann dann der Arm langsam heilen und von seiner Symptomatik ablassen, weil Sie ja jetzt ein anderes, neues, viel besseres Warnsignal haben?

[P-FZ: Ja.]

CL: Wunderbar. Und das Unbewusste verankert diese neue Warnsignalfunktion im Innern. Und gleichzeitig versprechen Sie sich auch auf der bewussten Ebene, achtsam für sich selbst zu sorgen und immer mal wieder einen Gang runterzuschrauben und ausreichend Pausen zu machen. Ist das möglich?

[P-FZ: Ja.]

CL: So wird diese Achtsamkeit immer selbstverständlicher für Sie. Und weil Sie immer selbstverständlicher auf sich achtgeben werden, wird der mahnende Zeigefinger mit der Zeit immer weniger zu tun haben.

[P-FZ: Ja.]

CL: Sehr schön. Und der Warnsignalfinger wird so lange diese sehr praktische Funktion ausüben, wie es nötig ist. Sehr gut.

1.13 Die Anzeigefunktion der Fingersignale

Die Fingersignale dienen außer zur Beantwortung klar gestellter Fragen auch zur Anzeige und Rückmeldung. Dabei geht es z. B. um das Rückkoppeln von Abläufen, wie Störungen im nächtlichen Schlaf herauszufinden, oder um Krisen während einer Operation, Auslöser für das Gefühl von Ohnmacht in einer Situation oder Ähnliches.

Die Interventionsschritte sind die folgenden. Lass dir ideomotorisch rückkoppeln:

- wenn der Prozess (Traum, Nacht, Auftritt, Operation, Prüfung, Streit) beginnt, mit FZ für »Ja«
- wenn sich Wichtiges ereignet, mit FZ für »Ich will nicht antworten«
- wenn etwas Neues initiiert wird, mit FZ für »Das Neue«
- wenn der Prozess (Traum, Nacht, Auftritt, Operation, Prüfung, Streit) beendet ist, mit FZ für »Nein«
- dass das Neue wirken wird, egal, ob man das bewusst bemerkt, mit FZ für »Das Neue« (siehe auch Kap. 3.13).

Beispiele: »Ihr ›Ja‹-Finger wird ein deutliches Zeichen geben, wenn … (der Tag, die Nacht, der Schlaf, der Albtraum, die Operation, das Telefonat, der Film, …) beginnt.«

»Der Finger für ›Ich will nicht antworten‹ zeigt an, wenn das Belästigende, Quälende, Beängstigende, Bedrohliche auftritt.«

»Der ›Nein‹-Finger zeigt an, wenn der … zu Ende ist.«

»Der Finger für ›Das Neue‹ zeigt an, wenn neue Kompetenzen einsetzen, Heilung und Veränderung möglich wird und Wachstum erfolgt.« (Siehe auch Kap. 3.3 und als ausführliches Beispiel Kap. 3.14.)

1.14 Die Animationsfunktion der Fingersignale

Die Fingersignale/Fingerzeichen können aber auch einfach zur Suche und Bestätigung eingesetzt werden. Der Therapeut leitet den Prozess, gibt aber die Verantwortung für Inhalt und Ablauf der Arbeit an das Unbewusste ab. Die Standardaufforderung lautet:

> Lehnen Sie sich gemütlich zurück, und gehen Sie tiefer in Trance. Wenn das Unbewusste einen Hinweis oder eine Information oder eine Antwort für Sie hat, zeigt der »Ja«-Finger das an.

FZ-Anzeige abwarten. Nun erfolgt die Aufforderung, die hilft, den Hinweis oder die Information oder die Antwort tatsächlich bewusst zu erkennen. [FZ: Ja.]

> Schön! Wenn dieser Hinweis oder diese Information oder diese Antwort auf die bewusste Ebene tritt, zeigt das wiederum der »Ja«-Finger an.

FZ-Anzeige abwarten. Frage:

> Sagt Ihnen das etwas? Können Sie mit dieser Information etwas anfangen? – Mögen Sie mir davon berichten?

1.15 Abrufen der bereits installierten ideomotorischen Signale

> Damit die Hypnose nun eine sinnvolle und heilende Hypnose wird, die uns in der Therapie weiterbringt, bitte ich, dass der »Ja«-Finger sich jetzt mit einer deutlich sichtbaren Bewegung meldet.
>
> [FZ: Ja.]
>
> Danke, jetzt bitte der »Nein«-Finger.
>
> [FZ: Nein.]
>
> ... und noch der Finger für »Ich will nicht antworten«.
>
> [FZ: Ich will nicht antworten.]
>
> Danke, sehr schön, dann können wir anfangen!

Allein das Abrufen der FZ ist tranceinduzierend und sollte somit vor jeder Hypnose, auch der Selbsthypnose, ausgeführt werden!

1.16 Ideomotorische Fragefolge – Die Inbetriebnahme des unbewussten Systems

Sobald klare Fingersignale gebahnt sind, besteht eine optimale Voraussetzung für die therapeutische Inbetriebnahme des unbewussten Systems. Ist ein Problem offenbart, ein Konflikt im Gespräch dargestellt und/oder liegt eine körperliche Krankheit vor, können nun mithilfe ideomotorischer Befragung psychische Leistungen für die Bewältigung angesprochen, aber ebenso körperlich-vegetative gesunde Reaktionen hervorgerufen werden. Die hier dargestellte Fragenfolge bietet schon in der ersten Sitzung die Möglichkeit, unbewusste Kräfte gezielt zu mobilisieren. Die in den Fragen eingebaute Annahme bezüglich unbewusster Fähigkeiten wirkt natürlich suggestiv und setzt innere Suchprozesse in Gang. Die angegebene Reihenfolge der Fragen leitet dann eindeutig, aber behutsam in die therapeutische Zielrichtung. Sie setzt damit den Zug auf ein Gleis mit neuen Möglichkeiten und gibt der Lokomotive dann noch den richtigen Schubs.

Die Fragen beziehen sich auf Wissen, Fähigkeit, Willen, Erlaubnis, Beginn, Zeitraum.

Diese Abfolge der Fragen an das ideomotorische System, also eigentlich an die Finger (klingt ja lustig!), kann gleich in der ersten Sitzung nützlich sein. Voraussetzung ist guter Rapport.

Inhalte, um die es geht

a) Wohlbefinden, Gefühl von Sicherheit und Angenommensein, damit die Arbeit begonnen werden kann
b) Bereitschaft zur unbewussten Mitarbeit/Mithilfe, das Problem/Symptom jetzt zu bearbeiten
c) Wissen um das Problem/Symptom
d) Wissen über die Lösung des Problems bzw. den Hintergrund des Symptoms
e) Bereitschaft, dieses Wissen – falls sinnvoll – auf die bewusste Ebene zu heben
f) Abruf der Information
g) Fähigkeit, diese Information zu nutzen und Schritte der Veränderung zu vollziehen
h) Erlaubnis (auf psychischer Ebene) für Veränderung

i) Bereitschaft, diese Schritte zu gehen
j) Wille, »jetzt« damit zu beginnen, jetzt den ersten Schritt zu tun
k) Beginn der Veränderung: Aufforderung, den ersten Schritt jetzt zu tun
l) Rückmeldung durch die Anzeige »Finger für das Neue«
m) Eventuell Wissen über Datum, wann das Problem gelöst sein wird.

Ausformulierte Fragen

A) Ist alles o. k. so? Geht es Ihnen gut jetzt, damit wir beginnen können? [Diese Frage stelle ich anschließend immer auch auf der bewussten Ebene, d. h., ich möchte auch eine verbale Antwort und erwarte eine Kongruenz in den beiden Antworten. Ansonsten muss erst etwas im Setting verändert werden.]
B) Ist das Unbewusste/Ihr Unbewusstes bereit, jetzt mitzuarbeiten, damit es Ihnen bessergeht? [Suggestive Sinnbindung.]
C) Weiß das Unbewusste über das Problem Bescheid?
D) Weiß Ihr Unbewusstes auch schon, was zu tun ist/einen Ausweg aus der Problematik?
E) Ist Ihr Unbewusstes bereit, dieses Wissen mitzuteilen (falls uns das weiterhilft)?
F) Lehnen Sie sich nun zurück, und seien Sie vollkommen offen für einen Hinweis, der aus Ihnen selbst kommt und der Ihnen weiterhelfen wird.
G) Gut. Wo Sie jetzt wissen, was zu tun ist, sind Sie auch fähig, es zu tun?
H) Gibt es hierfür auf tieferer Ebene alle innere Erlaubnis?
I) Sind Sie bereit, damit anzufangen, und zwar jetzt, mit aller inneren Erlaubnis?
J) Und sind Sie – auch in der Tiefe – willens, das zu tun?
K) Gehen Sie jetzt tiefer in Trance, damit die Arbeit ungestört beginnen kann, denn tiefe Trance ist dafür sehr nützlich.
L) Das Unbewusste beginnt jetzt mit der wichtigen Arbeit und lässt uns über ein ideomotorisches Signal des »Neuen« wissen, dass es angefangen hat.
M) Gibt es schon ein Wissen zum Datum, wann das Problem gelöst ist?

Erhalten wir im einfachsten Falle ideomotorische »Ja«-Antworten, rücken wir um einen Platz zur nächsten Frage vor.

1.17 »Nein«-Antworten

Signalisiert das ideomotorische System ein »Nein«, wissen wir mehr und arbeiten ohne Umwege, klar orientiert an den ideomotorischen

Aussagen, weiter. Es wird spannend, denn wir können nun unseren Einfallsreichtum und somit unsere therapeutische Flexibilität unter Beweis stellen.

Wie gehe ich nun mit einem »Nein«, also einer Bewegung des »Nein«-Fingers konstruktiv bejahend um? Zum Beispiel so:

> »Nein«? Sehr gut. Da ist vorher noch etwas anderes zu tun. Und Sie wollen nicht den zweiten Schritt vor dem ersten tun. Das ist ja auch völlig richtig.

Frage an die FZ:

> Weiß das Unbewusste, was jetzt als Erstes zu tun ist?
>
> [FZ: Ja.]
>
> Sehr schön! Dann lehnen Sie sich entspannt zurück, und wenn Information aus der unbewussten Ebene kommt, zeigt der »Ja«-Finger das an. Kurz darauf wird es auf die bewusste Ebene treten, und Sie werden es aussprechen, damit wir erfolgreich weiterarbeiten können.

Das »Nein« ist also keineswegs als Widerstand, Blockade, Hindernis oder Patt aufzufassen, sondern als Herausforderung.

- Beispielantwort auf »Nein« bei Frage B:

> »Nein?« Gut, *noch* nicht. Ist das Unbewusste in den kommenden Tagen bereit, sich mit dem Thema intensiver zu beschäftigen – vielleicht auch nachts im Traum –, um damit mehr Wissen zu erlangen?

- Beispielantwort bei Frage E:

> Braucht das Unbewusste noch etwas, um uns mehr hilfreiche Information zu geben?

Bei »Ja« kann man davon ausgehen, dass es sich um mehr Zeit, um Sicherheit oder um ein Versprechen handelt.

Folgefrage:

> Gut, jetzt kam ein »Ja«. Braucht es einfach mehr Ruhe und Zeit?
>
> [FZ: Ja.]

Der Therapeut nimmt nun zur Entlastung des Klienten und Förderung des Prozesses die »Schuld« auf sich:

> Na, ich habe ja auch zu sehr gedrängelt. Bleiben Sie nur bei Ihrem eigenen Tempo, und passen Sie auf, dass sich nichts zu schnell verändert.

Oder:

> Brauchen Sie sonst noch etwas?
>
> [FZ: Ja.]
>
> Können Sie sich das selber geben?
>
> [FZ: Ja.]
>
> Dann tun Sie das!

Oder:

> Kann ich etwas für Sie tun?
>
> [FZ: Ja.]
>
> Schön, lassen Sie sich in den Sinn kommen, was das sein könnte, und teilen Sie mir es dann bitte mit!

Es ist immer zuerst der einfachste Weg auszuprobieren. Vielleicht führt er schon zum Ziel. Wenn nicht, gehen wir zur nächsten Variante über.

Bei der Frage H kann ein ungelöstes Loyalitätsproblem im Wege stehen, wie das Dilemma: »Es darf mir nicht besser gehen als meiner Mutter.« – »Ich darf nicht erfolgreicher sein als mein Vater.« Der Klient muss dafür die Hypnose vertiefen und lesen, was auf den inneren Verbotsschildern steht. Sobald er das bildhaft oder sinnlich erfasst, ist die erste Hürde zur Auflösung schon genommen.

- Beispielantwort bei Frage I:

> Heute ist der ... (Datum des Tages). Ist es noch sinnvoll, dieses Verhalten, das Ihnen eigentlich schadet, beizubehalten?
>
> [FZ: Nein.]
>
> Sind Sie dann bereit, damit aufzuhören?

[FZ: Ja.]

Jetzt?

Falls »Ja« auf die Erstfrage »Ist es noch sinnvoll …« erfolgt:

Es hat also noch einen Sinn. Gut, dass wir das wissen. Das muss man respektieren. Nehmen wir aber einmal an, es verlöre den Sinn. Könnten Sie dann damit aufhören?

[FZ: Ja.]

Hier könnte man sogleich oder in einer anderen Sitzung folgendermaßen fortfahren:

Sind Sie unter diesen Umständen bereit, dem Sinn auf die Spur zu kommen?

[FZ: Ja.]

Führt die Spur zurück in die Kindheit?

[FZ: Ja.]

Sind Sie bereit, diese Spur zu verfolgen und zu finden, was noch betrachtet werden soll, damit es Ihnen besser gehen kann?

[FZ: Ja.]

Führt diese Spur in eine Zeit, in der Sie jünger als zehn Jahre alt waren?

Etc.

1.18 Hindernissen im Therapiefluss ideomotorisch begegnen

Stellt sich eine Blockade im therapeutischen Prozess ein, kann man folgenderweise ideomotorisch vorgehen.

1) Frage nach einem früh erlernten, rigiden Reaktionsmuster, das (therapeutische) Entwicklung nicht erlaubt:

   Gab es in Ihrem Leben früher mal ein Erlebnis, bei dem sich Ihnen einprägte:

   - Es ist gefährlich, neue Schritte zu machen;
   - Probleme sind nicht zu lösen;
   - man stürzt sich ins Unglück, wenn man an alten Glaubenssätzen rüttelt?

> [FZ: Ja.]
>
> Ja? Ist es sinnvoll bzw. gesund, auch weiterhin so vorzugehen?
>
> [FZ: Nein.]
>
> Schön, dann lösen Sie es auf. Nutzen Sie die Chance jetzt!

Oder, nach dem ersten »Ja«:

> Sind Sie bereit, sich diese Situation aus dem Blickwinkel von heute noch einmal anzuschauen?

2) Zwischenschalten einer psychotherapeutischen Arbeit:

Hier wird das System in Bezug auf erlerntes Verhalten im Zusammenhang mit Veränderungen, Abschied nehmen, Entscheidungen treffen, Organisation von Nähe und Distanz, Selbstbehauptung überprüft: »Wie wurde früher in Ihrer Ursprungsfamilie Veränderungen begegnet? Lösten sie Krisen aus?«

Oder: »Wie wurden Entscheidungen getroffen? Überstürzt? Waren sie gefährlich und brachten Unglück?«

3) Sofortige Reduktion der Symptomatik durch Verabredung zur therapeutischen Arbeit:

Wenn sich während der ideomotorischen Befragung verdeutlicht, dass ein größerer Komplex noch psychotherapeutisch bearbeitet werden muss, kann man »mit dem Unbewussten einen Vertrag schließen«. Man verspricht, sich diesem Thema bei nächster Gelegenheit zu widmen. Das Symptom kann deshalb anfangen, sich aufzulösen, da es seine Signalfunktion verloren hat.

> Wenn wir nun verabreden, uns in den kommenden Sitzungen eingehend um den Ursprung (bzw. den Sinn) des Symptoms/des Problems zu kümmern, kann das Symptom/Problem dann heute schon anfangen nachzulassen?
>
> [FZ: Ja.]
>
> Hervorragend. Es ist nur wichtig, dieses Versprechen einzuhalten. Geben Sie sich jetzt innerlich dieses Versprechen. Ich werde das Meine dazutun. Wenn das Versprechen in Ihnen erklungen ist, wird der »Ja«-Finger es anzeigen.

[Nach einer Weile FZ: Ja.]

»Ja«, sehr gut. Und der Finger für das »Neue« gibt ein Signal, wenn sich das Symptom jetzt anfängt zurückzuziehen. Denn es hat seine Schuldigkeit getan.

In einer Ausbildungsgruppe wurde vorgeschlagen, einen hypothetischen Fall durchzuspielen, in dem der Klient auf *jede Frage »Nein«* signalisiert. Antwort:

Da sind wir heute beträchtlich weitergekommen, sehr gut! Das war ja eine richtige »Nein«-Hypnose mit vielen wichtigen Informationen. Das ist die beste Voraussetzung für die weitere erfolgreiche Arbeit. Ich bin neugierig, welche Träume Sie träumen werden und was nächstes Mal anders sein wird.

1.19 Hilfe – keine Fingerzeichen!

Fingersignale kann man meist sofort, d. h. in der ersten Therapiesitzung hervorrufen. Manchmal zeigen sie sich nicht auf Anhieb und manchmal nie. Das kann verschiedene Gründe haben.

Es gibt keine Technik oder Gewähr, Fingerzeichen auslösen zu können. Das hat auch was mit dem »Mitspielen« zu tun, also mit dem Geschehenlassen vonseiten des Klienten, aber natürlich auch dem des Therapeuten. Deshalb sollte man sich nicht auf die Arbeit mit Fingersignalen kaprizieren. Die Hypnose kann auch ohne. Wir können während der Hypnose reden oder nicken lassen.

Wenn ich partout keine Fingersignale erhalte, schwenke ich zur Entlastung relativ schnell um auf andere ideomotorische Reaktionen wie zum Beispiel eine zweite Handlevitation, um Trancetiefe und Reaktionsbereitschaft zu verbessern, aber auch um Rückkopplung für Suggestionen zu erhalten. All dies ist in den Texten im Praxisteil zu verfolgen, in dem authentische und nur durch didaktische Erklärungen vervollständigte Hypnoseanleitungen wiedergegeben werden.

1.20 Grenzen der Ideomotorik

Die Anzeige der Fingersignale dient vor allem der Wegbahnung und Wegfindung sowie dem Auffinden von Potenzialen und inneren Bildern. So kann ich eine Mutter, über die miserable schulische Laufbahn ihres an sich sehr begabten Teenagersohnes verzweifelt, ideomotorisch befragen: »Bist du trotzdem tief im Herzen davon überzeugt, dass aus deinem Jungen später mal was wird?« Erfolgt ein zuversichtliches »Ja«, ist das gut, besonders für den Sohn. Ein »Nein« sollte dringend bearbeitet werden, da der Junge – zumindest nonverbal – die Botschaft erhält: »Ich zweifele an dir.« Oder: »Du bist nicht richtig.« Und das war hier der Fall und spiegelte sich bei Erzählungen über den Sohn im Gesicht der Mutter wider: eine Mimik, als habe sie gerade in eine Zitrone gebissen.

Anders der Tatbestand, wenn es um Situationen geht, die m. E. auf der unbewussten Ebene nicht beurteilt und entschieden werden können und in denen ideomotorische Befragung verwirrt und nicht hilft. Hierzu ein *Beispiel*.

Über den Therapeuten-Online-Austausch der MEG (Milton-Erickson-Gesellschaft) kam aus Bozen folgende Anfrage:

»Ich möchte mich heute an euch wenden, um einer Freundin weiterzuhelfen, die an Brustkrebs erkrankt ist. Nach ihrer Operation unterzieht sie sich jetzt einem Zyklus Chemotherapie. Sie beklagt, dass es ihr immens schwerfalle, sich selbst zu motivieren und überzeugen, dass das Gift, das in ihren Körper gelange, auch tatsächlich Heil bringend sei. Deshalb sei es auch sehr schwierig, die Nebenwirkungen der Chemo zu ertragen. Wer gibt mir Hinweise, wo ich zur Unterstützung der Chemotherapie und ihrer psychischen Akzeptanz Trancen, Suggestionen, Geschichten finde, die sie auch in Selbsthypnose anwenden kann?«

So schickte ich »Kraftort Porto Venere« (siehe Kap. 4.8.1) mit dem Hinweis über die Alpen: »Vielleicht können Sie mit diesem Text arbeiten. Modifizieren Sie ihn einfach für Ihre Freundin.«

Dazu kam ein Feedback von einer Münchener Kollegin (E.), das sich auf die Aussage und Arbeit der Ideomotorik bezieht. Obwohl schon bei Beginn erläutert, wird hier im praktischen Zusammenhang noch mal deutlich, dass die Antworten der Fingersignale nur bedingt als direkte Aussagen zu benutzen sind:

E.: »Ich kann nur sagen: eine traumhafte Anleitung, die wirklich alles berücksichtigt! Einfach wunderbar. Darf ich Dich um Deine Meinung bitten? Hältst Du es für sinnvoll, der Frau *vor* der Chemo nochmals mittels einer Trance die Möglichkeit zu geben, mit ihrem Unbewussten Kontakt aufzunehmen und ideomotorisch zu fragen, *ob* die Chemo überhaupt das Richtige ist?«

Agnes: »Ich arbeite seit vielen Jahren mit Menschen mit Krebserkrankung. Nie würde ich eine solche medizinische Therapie infrage stellen. Ich halte mich aus einer Entscheidung – zumal als Nichtmedizinerin, wenn auch mit medizinischem Wissen als Physiotherapeutin – eventuell über Leben und Tod komplett raus, traue da ausnahmsweise auch den FZ nicht über den Weg. Das heißt, ich kann abfragen, ob eine Toleranz gegenüber der Chemo besteht, und wenn nicht, kann ich daran arbeiten. Aber ich würde nie fragen: »Ist eine Chemotherapie die richtige Behandlung für Sie?« Ich begleite immer nur, was Chemo (oder Radio) und Seele und körperliche Kräftigung angeht, und versuche, die medizinische Therapie zu unterstützen, natürlich vor allem die Nebenwirkungen zu schmälern, was ja hervorragend geht.«

E.: Danke, dass Du Deine Erfahrung mit mir teilst. Es ist ein heikles Thema, deshalb bin ich da auch sehr vorsichtig. Ich verstehe Dich und bin aber etwas erstaunt über Deine Bemerkung zu den Fingerzeichen – meinst Du, auch da könnte die Angst unbewusst manipulieren?

Agnes: »Also, die FZ dienen ja vor allem dem Ingangsetzen der unbewussten Arbeit, für Assoziationen, zum Träumeanregen, Bildererzeugen. Die FZ-Aussagen behandele ich nicht immer als klare Handlungsanweisungen, sondern nutze sie als Wegbahnung und -findung im therapeutischen Prozess. Eine Übertünchung durch Angst, schlechte Suggestionen in der Klinik etc. halte ich durchaus für möglich.«

Zudem ist es für das Unbewusste schwer zu vermitteln, dass man dem Körper in gewissem Maße »schadet«, um noch mehr Schaden abzuwenden. Wenn eines Tages die medizinische Forschung eine »gesündere« Therapie erfunden haben wird, kann das Unbewusste sicher zustimmen.

1.21 Neurophysiologie der Ideomotorik – oder: Eine Frage geht um die Welt

Wie erklärt sich die Funktion der Ideomotorik auf neuronaler Ebene? Eine Umfrage ergibt Folgendes:

- Antwort von Arreed Barabasz aus den USA: »Up to about 1999 I was active in the hypnosis psychophysiology area. Once the physiological underpinnings were established (Barabasz et al. 1999; Kosslyn et al; Spiegel 2000), I have not been active. None the less I follow what has been done and know of no properly controlled research on ideomotor signaling. Best wishes, arreed.«
- Aus Südafrika: »I know Agnes to be the expert on this topic. Cheek and LeCron also did some work on this topic, but I am almost sure that Agnes might have this literature? Woltemade.«
- Ulrike Halsband, Universität Freiburg, empfiehlt für Interessierte die Vertiefung in Studien folgender Wissenschaftler: Blakemore, Oakley und Frith (2003), Gheorghiu (1990), Hinterberger, Schöner und Halsband (2011).
- Ansonsten keine Rückmeldung auf Schreiben an Kapazitäten auf dem Gebiet der Neurophysiologie in Deutschland.

Ausführlich schreibt Christoph Kornacker, Facharzt für Neurologie:[1]

- »Mir sind keine wissenschaftlichen Studien (doppelblind, randomisiert, placebokontrolliert) zu ideomotorischen Signalen bekannt. Die dazu vorliegende Literatur benutzt ausschließlich Beschreibungen.

  Ich möchte mich der Thematik, basierend auf neuroanatomischen Erkenntnissen, ebenfalls phänomenologisch nähern: Der bereits 1915 eingeführte Kohnstamm-Effekt (Kohnstamm 1915) beschreibt, dass ›bei Meditation Muskeln kleinste Ruck- und Zuckbewegungen durchführen können, welche mit gedanklichen Inhalten und Vorstellungen unbewusst koordiniert sind‹. Noch älter (1852) ist das von Carpenter (1852) beschriebene Phänomen, dass ›das Sehen und Denken an eine bestimmte Bewegung die Tendenz zur Auslösung ebendieser Bewegung auslöst‹. Hacker (1973) konnte mittels elektromyografischer Untersuchungen zeigen, dass ›mithilfe der Ableitung der Muskelaktionspotenziale nicht bewusste und nicht bis zur sichtba-

1 Auf meine Bitte hin verfasste Christoph Kornacker, Dr. med., Facharzt für Neurologie, Zertifikat der DGH (Deutsche Gesellschaft für Hypnose und Hypnotherapie) Hannover, diese Hypothese zu den neuroanatomischen wie neurophysiologischen Vorgängen bei Abruf bzw. Auslösen ideomotorischer Zeichen.

ren Ausführung gelangende schwache Muskelaktivierungen nachweisbar sind, die strukturell im Impulsmuster den wahrgenommenen, vorgestellten bzw. gedachten Bewegungen entsprechen‹. Das heißt, allein die Vorstellung, z. B. das Knie zu beugen (ohne aktives Tun), führt zu elektromyografischen Veränderungen in den entsprechenden Muskelgruppen. Ebenfalls für die Ideomotorik bedeutungsvoll sind moderne Forschungsergebnisse zu den sogenannten Spiegelneuronen, spezialisierten Nervenzellen, die gleiche Aktivitätsmuster aufweisen, ob eine Handlung nur passiv betrachtet oder aktiv durchgeführt wird. Den Spiegelneuronen kommt unter anderem eine wichtige Bedeutung in der Emotionserkennung zu (wobei deutlich herauszustellen ist, dass sämtliche Untersuchungen an wachen Probanden durchgeführt wurden und keine Forschungsergebnisse an hypnotisierten Probanden vorliegen).

Da emotionale Aspekte bei der Behandlung mit Hypnose wesentlich sind, ist die Bedeutung von Spiegelneuronen zumindest hypothetisch nicht in Zweifel zu ziehen. Unterschiedliche Emotionen wie Angst, Ekel, Trauer, Überraschung oder Glück haben sehr unterschiedliche neurale Korrelate, heißt Beteiligung unterschiedlichster Hirnareale.

Für unsere Betrachtung der ideomotorischen Fingerzeichen und ihrer Beziehung zu Emotionen und Motorik kommt dem extrapyramidalen motorischen System und seinem Zentrum, dem Striatum, eine besondere Bedeutung zu. Ideomotorische Fingerzeichen erinnern in ihrer Erscheinung an sogenannte Tics: plötzlich einsetzende, kurze, selten willentlich beeinflussbare Muskelzuckungen. Sie werden in ihrer Ätiologie als psychogen und als Störung im extrapyramidalen System eingestuft.

Kein anderer Hirnteil bekommt so viel Input wie das Striatum. Es erhält Afferenzen von jedem Feld des Neocortex (im Neocortex finden sich Repräsentationen der Sinneseindrücke, dort wird Bewegung über den Motorcortex generiert und Außenwahrnehmung mit bestimmten Verhaltensmustern und Emotionen verknüpft [Assoziationsbahnen]).

Es bekommt ferner Afferenzen von den beiden wichtigsten limbischen Strukturen, dem Hippocampus (Überführung von Gedächtnisinhalten vom Kurzzeit- ins Langzeitgedächtnis, funktionell wichtige Hirnstruktur in der Emotionsverarbeitung) und der Amygdala (Wahrnehmung jeglicher Form von Erregung, an der Angstentstehung beteiligt).

Das Striatum erhält dopaminerge Afferenzen von der Substantia nigra (Planung und Beginn einer Bewegung) und serotonerge Afferenzen von den Raphekernen des Mittelhirns (Schmerzreduktion). Das Striatum steht in Kontakt mit unspezifischen Thalamuskernen (der Thalamus, das ›Tor zum Bewusstsein‹, trifft Entscheidungen zur momentanen Gesamtsituation des Organsystems: ›Was ist gerade wichtig?‹).

Das Striatum, als Zentrum des extrapyramidalen Systems, ist möglicherweise ein Ort, an dem sich Gehirnmechanismen des Denkens, des Sicherinnerns, der Emotion und der Bewegung überschneiden. Möglicherweise ist in diesem Hirnareal, neuroanatomisch wie neurophysiologisch gesehen, die Erklärung für ideomotorische Fingerzeichen zu finden.

Dieses wissenschaftlich zu untersuchen ist eine große Herausforderung, bedenkt man, wie komplex die jeweiligen neuronalen Verschaltungen (wie oben nur kurz beschrieben) gestaltet sind. Die Zusammenarbeit von Neurophysiologen, Radiologen (funktionelles MRT) und erfahrenen Hypnotherapeuten wäre dazu notwendig.«

2 Ideomotorik ist Suggestion

Wesentlich bei der Formulierung von Suggestionen ist, den Zuhörer in Trance von einer aktiven und bewussten Bemühung zu befreien. Die Prozesse sollen von alleine laufen, so sind sie authentisch und wirksam. Jede Suggestion ein Farbtropfen, der sich im Wasserglas des Unbewussten langsam ausstrecken darf. Dabei melden uns die Fingersignale zuverlässig diese »Ausbreitung« an, also ob die Suggestion »ankommt« und auslöst, was sie bezwecken soll.

2.1 »Weiß Ihr Unbewusstes schon die Lösung für das Problem?«

Und wenn auf eine derartige Frage auch zehnmal »Nein« kommt, verbleibt die Suggestion: »Ihr Unbewusstes weiß (oder könnte wissen) die Lösung für das Problem.« Sie arbeitet insgeheim weiter. So stellen wir unsere ideomotorischen Fragen oftmals nicht, um Antworten zu erhalten, sondern um Such-, Assoziations-, Traum- und Lösungsprozesse in Gang zu setzen.

> Und – werden Sie dazu heute oder in den nächsten Nächten noch Wichtiges träumen?

Auch hier ist nicht die Anzeige der Fingersignale wichtig. Denn wenn ein »Nein« kommt, resümiere ich z. B.: »Ach, sehr schön, dann einfach Unwichtiges ...« – und weiß, dass ab jetzt die Suggestion, nachts etwas Therapeutisches zu träumen, auf der Wäscheleine des Unbewussten im Winde flattert. Ausschlaggebend ist die Anregung zum therapeutischen Träumen, die in die Tiefe des Ich versenkt wurde.

An das Fingersignalsystem stelle ich in der nächsten Sitzung dann folgende Frage:

> Sind Sie in der Therapie eigentlich schon weiter, als Sie bewusst bemerkt haben?

Normalerweise erfolgt eine Bejahung durch das »Ja«-Fingersignal. Aber auch falls ein »Nein«-Zeichen erfolgen sollte (was ich natürlich genauso wie ein »Ja« beglückwünsche), wird die Idee gesät, dass Therapiefortschritte erfolgen können, ohne dass man sie registriert.

2.2 Malerische Wortgebilde

Ebenso suggestiv sind malerische Wortgebilde, da sie spontan innere Bilder hervorrufen. Das beherrscht sogar mein Klavierlehrer, der sich charmant abmüht, mir noch was beizubringen: »auf den Tasten spazieren gehen« und »Girlanden um die Melodie winden«. Da kommen mir Fingerübungen auf einmal menschlich vor und Notenknäuelgewühlrundumnotenlinienherum lesbar: Fingerzeichen außer Rand und Band.

Aber hier geht es ja um Therapie. Wir nutzen die ideomotorische Abfrage jeweils, um sicherzugehen, dass innere Prozesse vollzogen und Bilder aktiviert werden. Das »Abschütteln eines Gedankens wie eine lästige Fliege«, »eine Glückskaskade zum Sprudeln bringen«, »Schläfenkopfschmerz? ... und an den Schläfen Zitronen ...« oder »mein kleiner, roter Herzhüpfball« initiiert Minifilme, bei denen man ideomotorisch abfragt: »Abgeschüttelt?«, »Sprudelt?«, »Lindert?«, »Hüpft?«

- Entspannung erwünscht? Frag präzise deine Hand, wie sich Entspannung anfühlt, und sie wird dir mit einem präzisen Gefühl der Entspannung antworten ... frag deinen Rücken ... (nach Bongartz, Vortrag auf dem Kongress in Bad Lippspringe 2011). Das könnte man weiter ausbauen: Frag deine Schulter ... und ... senke die Frage »Was ist Entspannung?« in deinen Bauch ... und er wird dir mit einem runden, bauchigen Gefühl von Entspannung antworten ... dann frag dein Herz »Was ist Entspannung?« ... und es wird sehr ruhig schlagen und sehr entspanntes Blut entspannt im ganzen Körper verteilen ... und der Körper wird mit einem unglaublich wohligen Gefühl antworten und dich alles über Wohlbefinden wissen lassen.
- Angst vor weißem Kittel? Clowns und Äffchen als Mittel! Das positive Halluzinieren lässt spontan Äffchen auf dem Kittel rumklettern.
- Schmerzen? Bei jedem Ausatmen verwehen (mit jedem »Ja«-Zeichen) Stress und Schmerz wie die Wolken am Himmel und lösen sich in ein wunderschönes Nichts auf!
- »Der Schmerz beginnt zu wandern ... und wandert langsam aus ...«

- Anästhesie erwünscht? »Ein angenehm gefühlloses Gefühl macht sich breit und fließt genau dahin, wo der Körper es wünscht.«
- Seelenmüll? »Ab in den Pool des Vergessens!«

Und *immer* bestätigt der »Ja«-Finger die gewünschte Reaktion.

2.3 Verteerte Lunge und Krustentier

Denken wir beim Formulieren von Suggestionen immer an das, was wir erreichen wollen. Wollen wir beim Raucher wirklich eine verteerte Lunge und dieses Krustentier, das schon Hippokrates bei der Behandlung eines Brustgeschwürs gesehen zu haben meinte, suggerieren? Nein! Negative Bilder erzeugen negative Affekte, aber keine Abschreckung. Deshalb sind positive Bilder, die das Ziel fokussieren, sinnvoller.

Folgerichtig lautet das Forschungsergebnis der Universität Würzburg (NZZ vom 15.04.2010): Bilder von ausgedrückten Zigaretten können Verlangen hemmen – Nachweis eines dämpfenden Effekts auf das Suchtzentrum im Hirn.

Bilder von ausgedrückten Zigaretten verringern bei Rauchern die Lust auf den nächsten Zug. Das Suchtzentrum im Gehirn wird gehemmt, wie deutsche Forscher in einer Studie herausgefunden haben, in der sie mit einem Magnetresonanztomografen die Reaktion im Gehirn von Rauchern erfassten.

Dass Fotos von einer frisch angezündeten Zigarette bei Rauchern die Lust auf Nikotin wecken, war bereits bekannt. Das Belohnungszentrum im Gehirn wird aktiviert. Doch dass Bilder auch das Verlangen nach der Droge verringern können, ist neu. »Wir haben erstmals festgestellt, dass Bilder, die das Ende des Rauchrituals darstellen, das Suchtnetzwerk im Gehirn nicht nur nicht aktivieren, sondern sogar hemmen«, erklärte Psychologe Paul Pauli.

Die Studienergebnisse sind in der Fachzeitschrift *Neuropsychopharmacology* erschienen.

Die »Zigarette ausdrücken« ist ein positives Bild, da es Handlungsfähigkeit suggeriert: Ich selbst entscheide, das zu beenden. Ich setze einen Schlusspunkt unter dieses Verlangen.

2.4 Vorneweg-, Nebenbei-, Hinterhersuggestionen

Wie zufällig ausgesprochen, werden diese Suggestionen nicht als solche entlarvt.

Vornewegsuggestionen
Sie beinhalten vor der formellen Hypnose Hypothesen über positive Zustände, Erinnerungen oder Phänomene, die während der Hypnose auftreten können oder sollen. Verallgemeinerungen sind besonders nützlich:

- Die meisten Menschen reagieren angenehm überrascht auf das Wohlbefinden nach der Hypnose.
- Wo therapeutische Trance ist, ist therapeutische Veränderung.
- Nach meiner Erfahrung werden Sie persönlich von der Hypnose sehr profitieren.
- Das Gute ist: Angst kommt schnell, Angst geht schnell, Angst verweht schnell.

Nebenbeisuggestionen
Sie werden während der Hypnose wie beiläufig erwähnt:

- Was Sie mir geschildert haben, ist die Erklärung, die sich damals das kleine Mädchen mit dem Verstand einer Sechsjährigen zurechtgelegt hat. Heute ist eine andere Zeit, eine andere Situation ... und Veränderung und Wachstum sind von Natur aus in uns angelegt ...

Hinterher-Suggestionen
Sie nutzen die Tatsache der immer noch suggestiblen Verfassung auch nach Hypnoseausleitung:

- Jetzt bin ich sehr neugierig, was Sie mir in der nächsten Sitzung Neues erzählen.
- Es kann so gut bleiben. Wetten?
- Sie sehen fantastisch aus! Die Hypnose hat schon ihre Wirkung getan. Klasse!

Und: unschuldige Aussagen und himmelweite Metaphern
Sie wirken so losgelöst, so hereingeschneit, dass sie mit dem Problem an sich scheinbar gar nichts zu tun haben. Sie sind Ablenkungsma-

növer und Schmetterlingskäscher zugleich. Man kann ihnen nicht entgehen.

- Manchmal denke ich mir im Stillen, ...
- Ich bewundere meine Freundin dafür, ...
- Ich habe meine Mutter besonders dafür geliebt, dass sie an mich geglaubt hat.
- Ideen kommen manchmal wie aus dem Nichts ...
- Als Kind wäre ich so gerne mal ...
- Ich weiß gar nicht, wieso mir diese Geschichte jetzt in den Sinn kommt ...
- Was Ihr Bauch wohl sagen würde, wenn er fliegen könnte?

2.5 Einfache Suggestion kontra sensorisches Erinnern

Erwiesenermaßen ist sensorisches Erinnern der einfachen Anregung zur Vorstellung weit überlegen: »Ihre Hand erinnert sich genau, wie es sich anfühlt, Ihren Hund zu streicheln« kontra »Stellen Sie sich einmal vor, Ihren Hund zu streicheln«.
Ziel: Reale Erlebnisse aus der Lebensgeschichte utilisieren, um Tranceprozesse zu intensivieren, aber auch um verloren gegangene Fähigkeiten über das Körpergedächtnis wieder verfügbar zu machen bzw. mithilfe der neuronalen Plastizität erneut zu bahnen (z. B. bei verloren gegangener Kompetenz durch neuronale Ausfälle).
Technik: in hypnotischem Zustand intensive innere Wiederbelebung von real gemachten Erfahrungen hervorrufen:

- entweder als eigene Erfahrung
- oder als die in drei Schritten erfolgende Imitation einer Person, die über die gewünschten Fähigkeiten verfügt: Sehen von Weitem; Sehen aus der Nähe; Reinschlüpfen in die Person und ihre Schritte mitgehen, dabei den Fuß wie sie abrollen etc.

Sobald der Körper (der Arm, die Hand, die Seele) dieses Gefühl deutlich verspürt, bitte ich um ein »Ja«-Zeichen.

2.6 Erholsam stärkende Kurztrance: Luft holen ... abtauchen

Eine kleine Übung zur Veranschaulichung, nein, zum Erleben.
Ziel: Stärkung.

Technik: Sensorisches Erinnern, Einprägen, mithilfe fraktionierter Trance verankern, immer ideomotorische Bestätigung abfragen, Übungsdesign für zwei Personen

Sequenz Nr. 1: Reine geführte Imagination (ca. 4 Minuten)

Bitte deinen Übungspartner, die Augen zu schließen und sich eine schöne Landschaft »vorzustellen«. Benutze bitte ausdrücklich das Wort »vorstellen«. Sage nun weiterhin, dass er sich vorstellen soll, dort auf einem Weg zu gehen und die Blumen zu betrachten, die Kühe auf der angrenzenden Weide oder etwas Ähnliches. Fordere ihn auf, in der Imagination mit den Händen etwas zu berühren (einen Stein, Baumrinde, strömendes Wasser oder, sexistisch: ... die runde Pobacke deiner Freundin, wie sie beim Gehen wippt). Danach bitte ihn, etwas zu riechen (Gras, Harz, Erde) und auch etwas zu hören. Formuliere deine Anleitung immer so, als ob du ihn bittest, etwas Bestimmtes zu tun, also aktiv deinen Aufforderungen zur Imagination zu folgen.

Brich nach 4 Minuten ab, und lass dir kurz Feedback geben bezüglich der Intensität des Erlebens; wechselt dann die Rollen.

Sequenz Nr. 2: Sensorisches Erinnern zur optimalen Fokussierung der Aufmerksamkeit und Nutzbarmachung des Wiedererlebten (ca. 5 Minuten)

Erfrage bei deinem Übungspartner irgendeine bestimmte schöne Situation aus der Vergangenheit. Bringe ihn nun in Kontakt mit diesem Erlebnis, indem du sein Körpergedächtnis animierst, diese schöne Situation innerlich wiederzuerleben, also sich sensorisch daran zu erinnern. Gib dabei aber nur sehr sparsame Anleitung, d. h., befrachte den anderen nicht mit deinen eigenen Fantasien. Beispiele: »Die Lungen atmen tief die erfrischende Luft ein, und der Brustkorb fühlt die angenehme Dehnung.« »Die Nase filtert genau den Duft der Rose heraus.« »Der Fuß verspürt mit jedem Schritt den Auftritt auf den weichen Waldboden, das elastische Abrollen über den Fußballen, die Gewichtsverlagerung, das Abheben etc.« »Deine Hand kann sich an das Streicheln des wollig-weichen Fells des Hundes erinnern, die Finger kraulen genussvoll sein Fell.« »Dein gesamter Körper erinnert sich an das Schwimmen in dem See: das erfrischende Nass, das Gefühl des Getragenwerdens, die rhythmischen Schwimmzüge, ganz ruhig, abgestimmt mit der Atmung, die Beinarbeit, ein abwechselndes

Anspannen und Entspannen der Muskelgruppen.« »Der Fuß kennt das wohlige Gefühl, nach einem heißen Sommertag den Schuh abzustreifen und die Zehen lustvoll in der frischen Luft zu strecken.« »Die Haut kann spüren, wie es sich anfühlt, wenn eine Schweißperle an ihr hinunterrinnt.« »Und wenn das alles so richtig schön präsent ist, zeigt es das ›Ja‹-Signal an. Sehr schön!«

Brich nach 5 Minuten ab, und lass dir kurz Feedback geben bezüglich der Intensität des Erlebens; wechselt dann die Rollen.

Sequenz Nr. 3: Einprägung (ca. 2 Minuten)

Bitte deinen Übungspartner, die Augen zu schließen, drei ruhige Atemzüge zu machen und unverzüglich und mit allen eben erlebten Sinneserfahrungen der Sequenz 2 wieder in das schöne Erlebnis zu tauchen; wechselt dann die Rollen.

Sequenz Nr. 4: Verankern durch fraktionierte Trance

Dein Übungspartner schließt auf deine Aufforderung hin wieder die Augen, stellt eine minimale Trance her, »taucht« wieder in sein schönes Erleben, soll aber nach ca. 15–20 Sekunden wieder die Augen öffnen, sich ins Hier und Jetzt orientieren, nach 15–20 Sekunden wieder die Augen schließen, in das schöne Erleben sinken, nach ca. 15–20 Sekunden wieder die Augen öffnen, sich ins Hier und Jetzt orientieren ... drei– bis viermal wiederholen, um zu trainieren, innerhalb kürzester Zeit in einen angenehmen Zustand zu tauchen, egal, was um einen herum los ist.

2.7 Bedeutung geben

Den Suggestionen Bedeutung zu geben vertieft ihre Wirkung (Gheorghiu 1990). Deshalb machen wir immer wieder die Verknüpfung: »..., damit es Ihnen besser geht!«, »..., damit Sie die Prüfung schaffen!«, »..., damit Sie in Zukunft auf der Sonnenseite des Lebens wandern!«

> Sie machen ruhige, tiefe Atemzüge, damit Sie in eine tiefe Trance gelangen.
>
> Sie gehen in eine angenehm tiefe Trance, weil dann Heilung wie von alleine läuft.

> Sie heilen, damit Ihr Leben sich wieder stabilisiert.
>
> Ihr Leben stabilisiert sich, damit Sie wieder ...

Ideomotorische Rückfrage: »Ist das möglich?!«

Wenn ein »Nein« erfolgt, muss nachgefragt werden, welcher Zwischenschritt erfolgen soll.

2.8 Ohrwürmer

Zugegeben, »Ohrwürmer« sind lästig, aber als Suggestion unschlagbar.

Nach Wikipedia: Der Begriff soll bildlich ausdrücken, dass die Musik wie ein Wurm in den Gehörgang hineinkriecht und dort verbleibt.

Na bitte. Die Suggestion kriecht natürlich noch ein bisschen weiter, aber das unter uns. Sehr erfolgreich bei Liebeskummer zum Beispiel: »Ich bin die (der) Beste!« Oder: »Ich bin liebenswert!«

Ziel: Musterunterbrechung, »Raus aus dem pathologischen Ich-Zustand!«, Abstand, Humor, Selbstwertaufbau, auch in Krisensituationen anwendbar (natürlich auch für Männer!).

Technik: nach gehörigem Ausbreiten von Fähigkeiten, Potenzialen, Talenten und bewiesener Stärke »Implantieren« eines selbstwertstärkenden Satzes, der kurz und knapp sein sollte:

> Auch wenn mich XY links liegen lässt: Ich bin die (der) Beste!
>
> Auch wenn ich mal nicht so gut aussehe: Ich bin die (der) Beste!
>
> Auch wenn ich ....: Ich bin die (der) Beste!
>
> Auch wenn ich ....: Ich bin die (der) Beste!

Diese Worte üben, üben, üben!!! Fingerzeichen zeigen lassen: »Ja!« ... »Ja!« ... »Ja!« ... »Ja!«

2.9 Macht der inneren Dialoge

- Schlüsselsuche

Sicher hat mein Freund und Kollege Karl Josef Sittig hier nicht seine Finger befragt. Aber bei einem so routinierten Hypnotherapeuten arbeitet das innere System auch ohne direktes Frage-und-Antwort-Spiel.

KJS: »Ich suche meinen Schlüssel. Ich sause im ganzen Haus rum und schaue an den üblichen verdächtigen Stellen. Nichts! Suggestion: ›Der Schlüssel ist weg!‹ Der Satz macht Leere in meinem Kopf! Die Unruhe wird größer, die Spannung steigt. Ich muss zum Bahnhof, es wird Zeit! Noch 5 Minuten! Da halte ich plötzlich inne mit der Suche und sage zu mir: ›Jetzt formuliere ich das mal konstruktiv!‹

Anstatt ›Der Schlüssel ist weg!‹ mit Leere im Kopf sage ich jetzt zu mir: ›Ich kann meinen Schlüssel im Augenblick nicht finden.‹ Ich erlebe, der Schlüssel ist ja da, ich kann ihn nur nicht finden. Mein Nervensystem entspannt sich spürbar.

Dann verbessere ich mich: ›Ich kann mir im Augenblick nicht vorstellen, wo ich ihn hingelegt hab.‹ Ich suche nun intuitiv weiter. Unwillkürlich geht mein Körper in die Küche … und da liegt er an einer nicht üblichen Stelle!«

- Selbstsuggestion nach der Krise: »Unfallwagen« versus »Resilienz«

Vorangegangen war Mobbing mit nachfolgendem schwerem Zusammenbruch, Klinikeinweisung, psychotischen Episoden. Selbstbeschreibung in der dritten Therapiesitzung: »Ich bin ein Unfallwagen, nicht mehr funktionstüchtig, nicht belastbar.«

Das ist eine sehr schlechte Selbstsuggestion, die verhängnisvoll im Inneren kreist. Suchen wir etwas Besseres und lassen unsere Wahl ideomotorisch bestätigen. Eine gute Selbstsuggestion könnte lauten: »Nun bin ich resilient!« Oder, ausführlicher: »Das war wie ein schwerer Infekt, ich bin noch in der Rekonvaleszenz, werde aber jetzt immun, resistent. Ich habe gelernt.« Das Kurze, Prägnante wirkt meist besser und bleibt besser hängen.

2.10 Textbausteine für ideomotorische Rückkopplung Ziel: Halt und Entwicklung

Im Prinzip kann nach jedem »Baustein« (durch Blickfangpunkt markiert) die Bestätigung durch ideomotorische Zeichen abgefragt werden, damit gewährleistet ist, dass die Suggestion sitzt. Die folgenden Bausteine sind einer Hypnoseanleitung für eine Frau namens Julia, 15. Sitzung, ursprünglich Traumatherapie wegen sexuellen Missbrauchs während der gesamten Kindheit, entnommen, können aber modifiziert weiterverwendet werden (siehe auch Kap. 4.1.2).

- Liebe Julia! ... Heute ist der erste Juli für Juli-A, und das wird eine Zauberhypnose, die ganz viel bewirkt, damit Sie gekräftigt in die Sommermonate hineingehen ... und erfolgreich und effektiv arbeiten können und sich wohlfühlen und noch ein bisschen glücklicher werden.
- Und diese Hypnose wird bewirken, dass sich wiederum mehr und mehr die Schatten auflösen und das innere Land freier wird.
- Und es ist so angenehm, den Schwingungen der Klänge im Hintergrund zu folgen und die Atmung fließen zu lassen und zu beobachten, wie Sie sich wohler und wohler fühlen.
- Jeder einzelne Klang kann die Form eines Tropfens haben, der aus einer großen, perlmuttfarbenen Hypnosewolke auf Sie herabsinkt und Sie sicher und schützend umhüllt.
- Sie kennen Hypnose ... und können Hypnose ...
- Und weil Sie sich geöffnet haben und weil Sie etwas erreichen wollen – was Sie auch erreichen werden –, haben Sie schon Veränderungen erfahren, Veränderungen, die für Sie wichtig sind und Ihnen das Leben einfacher machen ...
- Und Sie haben sich Ziele gesetzt ... und Sie haben auch gesagt, es ist gut, die Zeit zu nutzen, und das ist die beste Voraussetzung für eine ergiebige Hypnose ...
- Sie achten einfach auf Ihre Atmung und wie diese immer ruhiger wird ... und ganz besonders beim Ausatmen ... tiefer und tiefer und langsamer.
- So sinken diese Hypnosetropfenklänge auf Sie nieder und umhüllen Sie und bilden einen Klangteppich, auf dem Sie ganz genüsslich schweben können, sodass Sie einerseits hier sitzen können, mit diesen Kisschen auf dieser Couch ... und andererseits – vielleicht mit einer kindlichen Freude – auf diesem Klangteppich ein wenig im Zimmer herumschweben und ausprobieren, einmal höher zu schweben und dann wieder niedriger ...
- Und wenn es Ihnen gefällt, kann sich von alleine die Balkontür öffnen, und Sie schweben auf diesem Klangteppich hinaus und genau dahin, wo es heute richtig ist für Sie und die beste Voraussetzung, damit Sie wieder genau *den* therapeutischen Schritt vorwärts machen, der stimmig ist ... Wo Sie lernen ... Wo Sie sich erinnern ... Wo Sie auch vergessen ... Wo Sie etwas neu organisieren ... und, eigentlich geschieht das ja von alleine: Es lernt sich, es organisiert sich, es entwerfen sich neue Bilder ...
- Sie merken einfach nachher, dass Sie sich stabiler fühlen und robuster und selbstverständlicher und mehr auf Wichtiges konzentrieren können.
- Und eine Hand kann leichter werden, so leicht, wie auf einem Luftkissen getragen ... Während Julia mit diesem Klangteppich schwebt,

und ich weiß nicht genau, wohin ... und vielleicht ist es einfach ein Verweilen in Farben und Tönen und dem Duft einer Rose ... [vor allem ab jetzt kann fast nach jedem Textbaustein um eine ideomotorische Bestätigung gebeten werden] ...

- Kann aber bitte ein Teil von Julia hierbleiben, um wichtige Arbeit zu leisten, mithilfe des Unbewussten, das uns schon viele Dienste erwiesen hat?
- Und jetzt frag ich erst mal, ob sich die Julia, die hier sitzt, wohlfühlt ... Ja?
- Und diejenige, die auf dem Teppich schwebt, fühlt sich auch wohl?
- Und nun eine ganz wichtige Frage: Ist das innere System von der Julia eigentlich schon weiter und gesünder, als die Julia das bewusst bemerken konnte?
- Ist es möglich, dass die Julia das mehr und mehr erlebt?
- Wird das Julia mehr und mehr mit Stolz erfüllen, so viel erreicht zu haben?
- Und Stolz löst ein gewisses Gefühl in einem aus. Das fließt durch einen hindurch. Das strafft einen und gibt so eine Ausrichtung, wie wenn beim Segelschiff die Segel gehisst werden. Ein Schiff mit gehissten Segeln ist stolz. Und wenn der Wind hineinbläst, dann ist es kraftvoll stolz. Stimmt's?
- Und der Wind singt: Respekt, Madam, Respekt, Julia!
- Sie sind eine starke Frau ... eine intelligente Frau ... unternehmungslustig ... erfinderisch!
- Sehr schön, und wenn der Respekt sich ausbreitet und in jede Pore fließt, in jede Zelle, fühlt sich das großartig an, nicht wahr?
- Sich aufrichten, sich seiner Schönheit und Ausstrahlung, sich seiner Klugheit bewusst sein. Fantastisch!
- Da kann es ganz hell leuchten! [Die Sonne scheint plötzlich hell ins Zimmer.]
- Auf dieser Basis ist Leistung möglich und Kreativität, entspringt Witz und Elan.
- Und es ist möglich, weiterzuarbeiten heute?
- Weiß das Unbewusste schon, was zu tun ist? Ja? Super! [Hier folgen einige individuelle Interventionen.]
- Das alles bewirkt, dass man Abstand zu sich und den Dingen bekommt, aber immer wieder zu sich hinfindet und die Dinge betrachtet ...
- Und mit diesem Hintergrund ist es möglich, so manche guten Anteile von sich wieder zurückzugewinnen ...
- Ich bin jetzt mal still, wenn das Unbewusste die Fühler ausstreckt und diese gesunden Gefühle zurückholt, denn es ist ja alles da.
- [Pause.]

- Auch Selbstverständnis und das Gefühl: »Ich bin dem Leben gewachsen.«
- Und diese Geschichte ist einfach meine Geschichte, und andere Leute haben ihre Geschichte, und ich komme mit meiner klar.
- Mit der Zeit werden Sie vollkommenen Besitz über sich bekommen.
- Ist es möglich, dafür heute hier in der Hypnose noch etwas Wichtiges zu bearbeiten, ohne dass Sie das direkt erleben müssen?
- ... damit Sie gesünder und gesünder werden und gewisse Erfahrungen, die Sie früher hatten, nicht mitnehmen in die Zukunft und frei werden?
- Und es ist Ihr Tag und Ihre Kraft, und Sie nutzen sie, angemessen für heute und für morgen und für die Zukunft ... unbelastet von dem, was geschehen ist ...
- Und das Unbewusste kann all das tun, auf die Ihnen ganz eigene Art und Weise ... damit Sie gesunden und in der Therapie einen guten Schwung nach vorne kommen ... und ich zähle jetzt bis 7: 1 ..., 2 ..., 3 ..., 4, 5, 6, 7.
- Und das Unbewusste vollzieht in dieser Zeit in eigener Regie wichtige Heilarbeit, und Sie brauchen nichts zu tun, als auf Ihr Wohlbefinden zu achten, sich von den Klängen tragen zu lassen, eingehüllt in den Duft einer Rose.
- Sehr schön!
- Die unguten Erinnerungen verblassen und werden unwichtiger, die Gedankenspuren verwehen wie Wolkenfetzen im Wind ...
- ... und im Gehirn entstehen ganz neue Vernetzungen, weil es sich durch seine enorme Vielseitigkeit für Neues öffnet und neu verschaltet.
- Und das Interesse ist fokussiert auf das Heute und auf das Morgen und auf die Gestaltung Ihres Lebens. Denn wozu noch mehr Zeit vergeuden für das Alte, wenn Sie doch schon längst im Neuen sind, in Sicherheit und Ihr Leben in Eigenregie führen können?
- Und ich bin jetzt einfach still, damit in der Tiefe noch wichtige Schritte gegangen werden, wahrscheinlich ohne dass Sie es bemerken.
- [Pause.]
- Und Sie gönnen sich noch ein paar Minuten, vielleicht fünf oder sechs oder sieben, bis Sie so richtig satt sind von all den inneren Erfahrungen von Weite, Freiheit und Handlungsspielraum, auf dass es auf einmal so anders ist, sich auf diesem runden Erdball zu bewegen.
- Und jedes Mal, wenn Sie meine Worte für Ihre Hypnose wieder hören werden, werden Sie ein Stück weiterkommen, immer noch ein Kubikmillimeterchen oder sogar -zentimeterchen mehr Freiraum gewinnen und mehr Handlungsspielraum, mehr Denkraum, mehr Möglichkeit zu komplexen Veränderungen, selbst im Gehirn.

- Und jetzt zählen Sie irgendwann von 7 über 6 und 5 und 4 und so weiter rückwärts bis 1 und kommen dann ganz wohlig, wie nach einem schönen Traum auf einer schönen Reise, wohlbehalten wieder zurück.

2.11 Krise? Klare Suggestion! Dissoziative Krise? Glasklare Suggestion!

Nach einem längeren Telefonat mit dem offensichtlich verzweifelten Vater mit Bitte um Hypnose findet eine Familienkrisensitzung bei mir mit nicht offen definiertem Ziel statt.

Identifizierte Patientin ist XX, eine burschikose 17-Jährige mit dem dringenden Wunsch nach Geschlechtsumwandlung. Nach einem »undramatischen« (Ausdruck des Vaters) Suizidversuch vor fünf Monaten ist sie in Psychotherapie und wird von mehreren Ärzten betreut. Das ganze ärztliche und psychotherapeutische System scheint hinter dem Wunsch des jungen Mädchens zu stehen. Die Eltern sind unter Druck, weil sie mit ihrer Unterschrift den Startschuss für den Beginn der Hormonbehandlung geben sollen, denn, so warnen (nicht zu glauben, aber wahr) die Ärzte: »Unterschrift oder Tod«, also diesmal erfolgreicher Freitod. Die Hormongaben sollen kommende Woche beginnen.

Jedes Familienmitglied scheint auf individuelle Weise verwirrt und dissoziiert zu sein. Klare Worte sind nötig. Nach einer leichten Beruhigungstrance mit Handlevitation bei allen binde ich in stabilisierende, versöhnliche Worte folgende klare Aussage ein:

- Im Respekt vor der Autonomie der jungen Frau XX darf die Entscheidung den Eltern nicht aufgebürdet und somit ihr abgenommen werden!
- Grund dafür ist, dass die Zukunftsperspektive von XX weit über die Zukunftsperspektive der Eltern hinausgeht, und zwar zeitlich, inhaltlich und räumlich.

Ein von mir erbetenes ideomotorisches Nicken nach dem Einsinken des Satzes erfolgt, aber nur bei den Eltern. Verständlich.

2.12 Mit 70 im weißen Cabrio

Eine knapp 70-jährige Frau, ehemals Buchhalterin, wünscht sich – unbedingt bei mir und nicht bei den von mir empfohlenen Kollegen –, von ihrer zehnjährigen Depression, die sie in Frührente gehen ließ, zu genesen. Außerdem plagen sie soziale Ängste und eine leichte Essstörung im Sinne von »zu viel essen«. »Tiefes Tal, letzte Hoffnung« etc., so wendet sie sich an mich. In der ersten Sitzung besprechen wir alles in Ruhe, sehr freundlich. Viel Quälendes und Beschämendes tritt an den Tag. Mutter droht: »Wenn du nicht brav und ruhig bist, kommst du ins Heim!«, Kind beschließt: »Wenn ich ins Heim komme, bring ich mich um.« Da war sie sieben Jahre alt.

Aber wir lachen auch. Ich erzähle von meinen Jugendstreichen, sie ist amüsiert, und ich entdecke in ihr die kleine, freche Heidi, die Pep hat.

Sie hat einen Sohn namens Michael.

Nach Zieldefinition und Zusammenstellung der Wunschliste für heute beginnen wir mit der Hypnose. Sie zeigt eine spontane Handlevitation und geradezu wunderbare Fingerzeichen. Ich führe eine 30-minütige einwandfreie, gut strukturierte Hypnose durch, die ich für sie auf CD aufnehme. Auf alle guten suggestiven Anregungen antwortet spontan bejahend das ideomotorische System, dass es eine helle Freude ist. Ich erzähle als Allegorie auch von Johanna Spyris Heidi, die der Klara oben in der frischen Bergluft beim Alpöhi aus dem Rollstuhl heraus wieder auf die Beine hilft. Sonst weiß ich nicht mehr genau, was mir so alles einfiel zu ihr, aber auf jeden Fall kommt die Klientin in sehr aufgeräumter Stimmung wieder ins Hier und Jetzt. Ich leihe ihr noch ein paar Bücher bezüglich gesunden Essverhaltens und Selbsthypnose, na, gebe ihr dann ihre CD, für die ich empfehle, mit Handlevitation und ideomotorischer Rückmeldung, wie eben erlernt, Selbsthypnose zu praktizieren.

Nach zwei Wochen erscheint sie in bester Verfassung mit der Frage, ob das immer so sei. Was? Na, dass die Depression mit Hypnose sofort weg sei und sogar auch das Schwindelgefühl. Ich bin überrascht, versuche das aber nicht zu zeigen. Ja, seit der ersten Stunde sei sie raus aus dem Tief. Auch morgens schon sei sie voller Elan. So habe sie sich seit zehn Jahren nicht mehr gefühlt. Sie habe die ganze Wohnung auf den Kopf gestellt, Ordnung gemacht, Frühjahrsputz etc. Ich bin verdutzt, bestätige aber großzügig, dass sie die besten Bedingungen habe für ein Leben ohne Depression, und tue so, als sei diese Spontanheilung mein täglich Brot.

Ja, und die CD habe ihr so gutgetan! Täglich habe sie sie gehört und immer Fingerzeichen gehabt. Und es wäre ja so entzückend von mir gewesen, dass ich sie dabei duze ...

Duze? Hoppla, ich verstehe nicht.

... und einfallsreich, dass ich sie Michaela nenne, wohl weil ihr Sohn Michael heißt.

Mir wird kalt.

Ja, und ein weißes Cabrio hätte sie immer so gerne gehabt. Und wirklich, sie hätte den Wind in den Haaren gespürt bei der Fahrt auf der »Straße des Selbstbewusstseins«, das Lenkrad des Lebens fest in der Hand, gelacht habe sie und ganz, ganz laut Popmusik gehört, als sei sie ein junges Mädel ...

Jetzt wird aber *mir* schwindelig.

Und dann die Idee, dass sie in einen Klub geht und den Jungens fest, ja, fast frech in die Augen schaut, das sei der Gipfel gewesen, genau das habe sie schon immer gewollt. Ihre Augen glänzen. Sie kommt ins Schwärmen ...

Ich weiß Bescheid, und leider verrate ich mich, denn ich muss einfach lachen. Jetzt beichte ich also: Michaela ist ein süßes, junges Ding, grazil wie eine Elfe, einfach ein wenig scheu und schüchtern. Sie war in der Therapiestunde vor ihr da.

Die 70-jährige Heidi lacht auch und meint: Na, deshalb hat das mit dem Abnehmen nicht auch noch geklappt.

Aber vielleicht lädt sie in einer ihrer nächsten Hypnosen den Geißen-Peter ins Cabrio und saust mit ihm auf die Berghütte für den Genuss von Geißenmilch?

Und Michaela hört jetzt die Heidi-Geschichte. Na, ich bin mal neugierig.

Das Unbewusste wird auch bei ihr das Wichtige aus meiner Anleitung raushören, bewerten, verwerfen oder benutzen und dann auch bereitwillig bestätigen, per Fingerzeig.

Später wird mir Heidi berichten, dass sie die Cabrio-Hypnose leider nicht mehr machen kann, das sei ja nicht für sie und wirke dann wohl auch nicht. Schade! Hab ich ihr verdorben, konnte aber nicht anders.

2.13 Heute Nacht, wenn du schläfst ...

Eine typische posthypnotische Suggestion, meisterhaft, da nach M. H. Erickson, die alle Reaktionsmöglichkeiten abdeckt. Alles ist richtig. Alles wirkt.

Ziel: therapeutische Träume anregen.

Technik: diese posthypnotische Suggestion langsam und eindringlich zum Ende der Hypnose, in der etwas erledigt wurde, aussprechen.

> Heute Nacht, wenn du schläfst ... wirst du träumen ...
>
> du wirst vielleicht wilde Träume haben ...
>
> ... oder aufregende Träume ...
>
> ... oder sanfte Träume ...
>
> ... oder auch nur langweilige Träume ...
>
> ... farblose oder farbvolle ...
>
> du wirst dich an deine Träume erinnern können ... oder auch nicht ...
>
> Aber was auch immer geschehen mag, verstehe es als Zeichen dafür ... dass du auf unbewusster Ebene all dies, was du jetzt erarbeitet hast, integrierst ... sodass du in der kommenden Zeit ... alles Wichtige – bewusst oder vielleicht auch nur unbewusst – wissen wirst ... was du wissen musst, um deine Entwicklung weiterzubringen.
>
> Ideomotorische Frage: »Ist das so?«
>
> [FZ: Ja.]
>
> Ja, natürlich! Natürlich ...

3 Ideomotorik-Standards

3.1 Interventionen mit einfacher Ideomotorik

3.1.1 Leichter geht's nicht

Arbeit sparende, aber effektvolle Intervention für therapeutische Entwicklung, leicht gemacht durch einfache Ideomotorik.

Ziel: Erledigung einer therapeutischen Arbeit auf unbewusster Ebene, Bearbeitung eines Themas.

Technik: einfache Ideomotorik mit Handlevitation beidseits.

Nach Induktion einer leichten Trance folgen acht knappe Suggestionen, die individuell ausformuliert werden. Die ideomotorische Bewegung ist je nach Bedarf durch Anregungen wie »... leicht wie eine Feder ... die Hände ziehen sich geradezu magnetisch an ... die Hände sinken auf den Körper zurück ... das System ruht nach getaner Arbeit ...« zu fördern. So kann man z. B. bei der ersten Suggestion Folgendes sagen:

> Sobald das Unbewusste bereit ist zur Mitarbeit, wird Ihre Hand ihr Gewicht vergessen und leichter und leichter werden. Sie wird langsam höher und höher steigen. Und je höher die Hand steigt, umso tiefer gleiten Sie in eine produktive Hypnose. Und dieses Höherschweben der Hand signalisiert, dass sich das Unbewusste für eine tiefere Arbeit bereiterklärt und vorbereitet ...

An dieser Stelle noch mal das Ziel ansprechen.

Man lasse immer genügend Zeit – einige Minuten – für die innere Arbeit. Gesamtzeitrahmen ca. 20–25 Minuten.

Interventionsschritte

1. Anzeige der Kooperationsbereitschaft auf unbewusster Ebene
2. Beginn der Arbeitsphase des Unbewussten
3. inhaltliche Arbeit auf tiefer Ebene
4. Vervollständigung der Arbeit
5. Integrationsphase
6. Vertiefungsphase
7. eventuell kurze Altersprogression mit Blick in die Zukunft
8. posthypnotische Suggestion.

Suggestionen

1. Ein (Unter-)Arm hebt sich, sobald das Unbewusste zur Mitarbeit bereit ist.
2. Der andere Arm beginnt, sich auch zu heben, sobald die unbewusste Arbeit beginnt.
3. Beide Unterarme stehen eine Zeit lang in der Luft, psychische Arbeit vollzieht sich.
4. Die Hände wenden sich einander zu und werden sich nähern und vielleicht auch berühren, sobald sich die therapeutische Arbeit abrundet.
5. Beide Hände sinken wieder langsam und legen sich auf dem Körper ab, während sich die gewonnene Erfahrung (oder was wichtig war) integriert.
6. Die Hände liegen wohltuend warm auf dem Körper, die Trance vertieft sich, vollkommene Ruhe tritt ein, alles Wichtige wird abspeichert.
7. Vielleicht zeigt ein kurzer Traum eine Zukunftsvision auf.
8. Egal, wie viel bewusste Erinnerung da ist, unbewusste Arbeit vollzieht sich weiter von alleine, auch während der nächsten Tage und nachts in den Träumen.

Tranceausleitung

Dieses Schema ist nur sparsam mit den jeweiligen Wünschen und Zielen der Therapie zu füllen. Unbewusste Arbeit sollte nicht gestört werden und vollzieht sich im Stillen, wird aber getragen von der Energie des Therapeuten.

3.1.2 Lernen wie im Traum

Ziel: Kompetenz für ein bestimmtes Ziel.
Technik: unbewusste Arbeit während eines durch Suggestionen induzierten hypnotischen Traumgeschehens, verbunden mit einfacher Ideomotorik, und zwar dem langsamen Absenken eines vorher kataleptisch elevierten ganzen Armes (nicht nur Handlevitation).

Als *Ziel* wird ein bestimmtes *Vermögen oder Verhalten*, das optimiert werden soll, definiert: bessere sportliche Leistung, Schmerzreduktion, rationelleres Erledigen von Büroarbeit, systematisches Ordnunghalten o. Ä.

Der Therapeut leitet eine Induktion seiner Wahl an, bis ein guter Trancezustand erreicht ist. Nach Vorankündigung hebt er einen Arm des Klienten vorsichtig höher und höher, bis er senkrecht in der Luft steht. Dann streicht er ein paar Mal über den Arm, als wolle er ihn in dieser Position versteifen (siehe auch Kap. 4.1.1).

Hypnoseanleitung

Ich hebe jetzt nach und nach, jeweils beim Einatmen, Ihren Arm höher und höher, werde ihn einen Moment halten, er wird aber dann gleich von alleine wie eine Säule in der Luft stehen bleiben. Vielleicht meint der Arm auch, er fährt Bus. Kein Sitzplatz, man steht, die Hand eingehängt im Haltegriff über dem Kopf.

Während Sie tiefer und tiefer in eine angenehme Trance gleiten, zieht eine Landschaft an Ihnen vorüber ... Wiesen ... Felder ... Wälder ... sehr schön!

Und der Arm wird einfach eine kleine Weile ganz entspannt da oben bleiben, so lang, bis das Unbewusste mit einer besonderen Durchsicht Ihres Lebens beginnt, um zu finden, was Ihnen in Ihrem Anliegen ... (Zielsetzung) ... hilfreich ist. Der Arm wird dann anfangen, langsam, langsam wieder zu sinken, während das Unbewusste alles Erdenkliche prüft, sortiert und neu organisiert, um eine Verbesserung zu ermöglichen ...

... und Sie werden inzwischen einen Traum haben ... und in diesem Traum werden sich interessante, ja erstaunliche Dinge ereignen ... Sie können dabei alles aus verschiedenen Blickwinkeln betrachten ... von der einen ... und der anderen Seite ... vielleicht aus einem anderen Raum oder auch von höherer Warte ... aus der Perspektive einer vollkommen anderen Zeit ... oder einer anderen Person ... und es gibt dafür alle Muße, die Sie brauchen.

[Pause.]

Das Unbewusste – in der Tiefe – zieht Rückschlüsse, verwirft Schlechtes und schält Gutes heraus ... ordnet ... sortiert ... und Sie träumen diesen Traum weiter ... einen farbfrohen, lebendigen Traum ... den Sie ausgiebig genießen ...

Und Sie würden sicher gerne wissen ... was es ist, was Sie da gerade lernen, um es später bewusst oder auch unbewusst anzuwenden ...

Und während sich Ihr Arm weiter langsam senkt, werden Sie vielleicht einem Gedanken nachhängen oder in ein Bild vertieft sein ... Das Unbewusste kann Sie mit einer Ahnung überraschen, wie es leichter wird, einfacher, schöner ...

Und diese Ahnung wird mehr Gestalt bekommen, wenn sich Ihr Arm so weit gesenkt hat, dass Ihre Hand sachte Ihren Schenkel berührt ... um sich dann gemütlich dort abzulegen, was einen tiefen, befreienden Atemzug auslösen wird.

[Überprüfung der momentanen Suggestibilität und Rückmeldung.]

Ein vages Gefühl wird deutlicher ... Eine neue Idee steigt auf ... Zuversicht wächst.

3.1.3 Dem Ziel Leben einhauchen

Ziel: sich einem Ziel annähern.
Technik: Formulieren eines Satzes für ein Ziel, welcher – mit der Atmung verbunden – wie ein Mantra benutzt werden soll. Die Stimmigkeit des Satzes mit einfacher Ideomotorik bestätigen lassen: »Wenn der Satz richtig formuliert ist, bitte ich, dass sich ein Finger von alleine hebt!«

Interventionsschritte

1. Besprich das genaue Ziel, das angestrebt wird.
2. Lass den Klienten/Patienten selber die Zielvorstellung in einen knappen Satz fassen, oder greife einen passenden Satz aus dem Vorgespräch auf.
3. Kreiere nun entweder alleine oder mit ihm zusammen eine harmonische Wortfolge, die plastisch das Ziel verdeutlicht und sich gleichzeitig in den Atemrhythmus einschwingen kann. Es soll einen guten Rhythmus haben, einfach »sitzen«.
4. Lasse den Satz als richtig, stimmig, sinnvoll ideomotorisch rückmelden: »Ist dieser Satz gut so?« Wenn nicht, wieder ab in Hypnose und vom Unbewussten verbessern lassen: »Ist das Unbewusste bereit, zu dem Satz etwas beizusteuern, damit er optimal wird?«
5. Bitte, auf die Atmung zu fokussieren, möglichst mit geschlossenen Augen, weil man dabei besser fühlt und deutlicher innere Bilder sieht.
6. Begünstige durch gute Suggestionen, dass sich die Atmung beruhigt und vertieft, womit ein leichter Trancezustand Einzug hält.
7. Ist der Atemrhythmus offensichtlich beruhigt und ein leichter Trancezustand eingetreten, spricht der Therapeut beim Einatmen des Klienten/Patienten sehr ruhig den ersten Teil des Satzes aus, beim Ausatmen den zweiten, immer etwas langsamer als die Atmung, um sie noch weiter zu verlangsamen und zu vertiefen.
8. Der Klient/Patient lauscht den Worten. Er kann die Worte auch denken oder im Stillen aussprechen.
9. Der Satz wird nun vielfach wiederholt, wie ein Mantra, wobei sich ein Trancezustand entwickelt.

10. Der Trancezustand begünstigt, dass die Worte innerlich zu Bildern, Gefühlen, Handlungsräumen, ja zur Perspektive und Zukunft werden.
11. Als therapeutische Hausaufgabe wird immer wieder diese kleine Hypnose praktiziert. Wenig Aufwand, wenig Zeit, aber viel Effekt!

Beispiel: Ein Pianist wünschte, durch gezielte Hypnoseinterventionen sein Üben zu optimieren, sein Spiel mehr zu genießen und die Zuhörer in Atem zu halten. Er bemängelte an sich, dass er zu viel Kraft in das Üben verschwende, was ihn unnötig ermüde und nicht wirklich freue. Es heiße doch »Klavier *spielen*« und nicht »Klavier arbeiten«. Auch wolle er eigentlich gar nicht für den Auftritt üben, sondern »*für das Werk an sich*« (in dem Fall für ein Beethoven-Klavierkonzert), egal, ob er ein Konzert habe und wann. Wie formulierte sich sein Satz für eine hervorragende Performance auf den Flügeln der Hypnose? Natürlich, sehr leichthändig: »... spielend üben [einatmen] ... für das Werk an sich [ausatmen] ...«

Ideensammlung

Weitere klangvolle Sätze, zusammengetragen in einem Seminar der ÖGATAP (der Österreichischen Gesellschaft für angewandte Tiefenpsychologie und allgemeine Pyschotherapie) in Innsbruck und auf dem Kongress »Mentale Stärken« in Heidelberg.

- Für's locker-freie Saxofonspiel:

Total joy [einatmen] ... with funk and jazz [ausatmen] ...

- Auf der Brennerautobahn:

Entspannt und gut gelaunt [einatmen] ... am Lkw vorbei [ausatmen] ...

- Selbstvertrauen, Sicherheit und Wohlgefühl:

So, wie es ist [einatmen] ... ist es gut [ausatmen] ...

Ich fühle mich wohl [einatmen] ... und geborgen [ausatmen] ...

Ich bin [einatmen] ... bei mir [ausatmen] ...

- Kraft und Energie:

Spielerische Lebensfreude [einatmen] ... Kraft, wenn ich sie brauche [ausatmen] ...

Leicht und frei [einatmen] ... doch voll dabei [ausatmen] ...

Gute Stimmung [einatmen] ... schöne Figur [ausatmen] ...

- Ausdauer:

Immer weiter [einatmen] ... immer leichter [ausatmen] ...
Immer leichter [einatmen] ... ganz von alleine [ausatmen] ...
Leicht und heiter [einatmen] ... sicher und souverän [ausatmen] ...

- Guter Schlaf:

Entspannt einschlafen [einatmen] ... froh aufwachen [ausatmen] ...
Ich schlafe ein [einatmen] ... ich schlafe aus [ausatmen] ...

- Entlastung:

Elan und Munterkeit [einatmen] ... räumen bei mir auf [ausatmen] ...

- Entkrampfung:

Gelassenheit [einatmen] ... und Freude [ausatmen] ...
Klavierspielen [einatmen] ... spielen [ausatmen] ...

- Heilung:

Hypnose [einatmen] ... auch für mich [ausatmen] ...

- Raucherentwöhnung:

Mein Körper freut sich [einatmen] ... und lächelt [ausatmen] ...

- Für den Zahnarzt bei Schulterbeschwerden:

Schulter Gutes tun [einatmen] ... öfter ruhn [ausatmen] ...

- Beginnende Linsentrübung:

Für meine Augen [einatmen] ... Klarheit [ausatmen] ...

3.1.4 Aus dem Unbewussten für das Unbewusste

Ziel: Initiieren und Erlauben von unbewussten Prozessen für Änderung von Erleben und Verhalten.
Technik: Formulieren eines Zielsatzes, der die autonome Arbeit des Unbewussten betont.
Der erste Satz sollte beginnen etwa mit »Ich muss im Moment nichts Besonderes tun, damit ...« und mit der therapeutischen Zielsetzung ergänzt werden. Die Stimmigkeit des Satzes mit einfacher Ideomotorik bestätigen lassen: »Wenn der Satz richtig formuliert ist, bitte ich, dass sich ein Finger von alleine hebt!«

Etwa: »Ich brauche jetzt nichts zu verstehen oder zu tun, damit ich ...

- … früher oder später gelassen mein Problem löse.«
- … eine Antwort finde.«
- … in Zukunft frei und sicher …«

Bei dem zweiten Satz sollte nur ein Wort eingefüllt werden: Luft, Liebe, Freiheit o. Ä.

Etwa: »Je mehr … (Luft, Kraft, Liebe, Lust, Power, Ruhe, Raum, Stärke, Weite usw.) ich brauche, umso mehr … ist für mich da.«

Diese Ergänzungen sollten sich in Trance formulieren und dann ideomotorisch als sinnvoll und richtig rückbestätigt werden. Der Therapeut korrigiert gegebenenfalls, damit die Formulierung auf jeden Fall positiv ist. Mehrfach wiederholt, tut der Satz seine Wirkung. Ideal für Selbsthypnose.

3.1.5 Safe Place – ideomotorisch sicherer

Fast so alt wie die Hypnose und immer noch nützlich: der gute, alte sichere Ort. Das A und O für einen Menschen in Unsicherheit. Man kann sich diesen sicheren Ort frei wählen, sei er auf der Erde oder außerhalb auf einem anderen Planeten. Nur, bitte, nicht zu Hause im Bett! Und an die Therapeuten: bitte immer mit einem Fingersignal rückbestätigen lassen. Dann ist es wirklich der richtige Ort.
Ziel: Entspannung und Ent-Ängstigung. Die Übung des sicheren Ortes soll die Erfahrung von Schutz und Geborgenheit vermitteln, sie dient ebenfalls als ein guter Einstieg für so manche Herausforderung.
Technik: Visualisation. Die Stimmigkeit des Ortes mit einfacher Ideomotorik bestätigen lassen: »Wenn der richtige Ort gewählt ist, bitte ich, dass sich ein Finger von alleine hebt!«

Anleitung

Schließen Sie bitte die Augen …

Lassen Sie Gedanken, Vorstellungen oder Bilder aufsteigen von einem Ort, an dem Sie sich vollkommen wohl und geborgen fühlen. Dieser Ort kann in einem Raum, aber auch im Freien sein. Auch kann er außerhalb der Erde auf einem anderen Planeten oder an einem Fantasieort sein … aber auch im Obstgarten des Großvaters.

[Hier eine einfach ideomotorische Bestätigung erbitten, wenn der Ort gefunden wurde.]

Suchen Sie sich nun an jenem Ort einen Platz, der Ihnen besonders gefällt, an dem Sie sich sehr wohlfühlen. Dieser Platz soll höchstmöglichen Schutz bieten.

[Hier eine einfach ideomotorische Bestätigung erbitten, wenn der Platz gefunden wurde.]

Prüfen Sie nun, ob Sie sich dort mit all Ihren Sinnen wohlfühlen. Schauen Sie sich um, und prüfen Sie zuerst, ob das, was Ihre Augen wahrnehmen, angenehm ist. Wenn es noch etwas geben sollte, was Ihnen nicht gefällt, dann verändern Sie es ... Nun überprüfen Sie bitte, ob Sie etwas hören können und ob es angenehm für Ihre Ohren ist, ansonsten verändern Sie es bitte ... Vielleicht können Sie die Temperatur (oder auch eine Wärme) spüren. Kann Ihr Körper sich so bewegen, dass Sie sich damit ganz wohlfühlen? ... Nehmen Sie eine Haltung ein, in der Sie sich bequem fühlen! ... Prüfen Sie auch, ob Sie Gerüche wahrnehmen können und ob sie Ihnen angenehm sind ... Wie alles andere können Sie auch diese gegebenenfalls verändern, sodass Sie sich ganz und gar wohlfühlen an Ihrem Ort.

Wenn noch etwas fehlt, verändern Sie alles so, bis es ganz stimmig für Sie ist.

[Hier eine einfach ideomotorische Bestätigung erbitten, ob alles – auch auf unbewusster Ebene – optimal und vollkommen richtig, gut und sicher ist.]

Jetzt nehmen Sie diesen Ort ausgiebig mit all Ihren Sinnen [VAKOG: visuell, auditiv, kinästhetisch, olfaktorisch, gustatorisch] wahr. Spüren Sie das gute geborgene und sichere Gefühl und tanken es intensiv in sich auf.

[Hier eine einfach ideomotorische Bestätigung erbitten, wenn der Ort innerlich gut abgespeichert wurde.]

3.1.6 Mobilisation von Ressourcen

Ziel: Ressourcenvolle Begegnung mit Herausforderungen, Bewältigung von Schwierigkeiten oder Problemen; Talente und Stärken wie selbstverständlich einsetzen.

Technik: Nutzung einfacher ideomotorischer Signale zum Auffinden von Ressourcen in der Lebensgeschichte und deren Trance-Ferieren in die Zukunft.

Interventionsschritte

a) Vor der Hypnose:

- Darstellung des Problems, z. B. Prüfungsangst
- Definition des momentanen Therapiezieles, z. B. effektiv lernen, die Prüfung bestens meistern
- Entscheidung für Hypnose.

b) Einleitung der Hypnose:

- Hypnoseinduktion z. B. durch bildhafte und gefühlsmäßige Erinnerung an einen guten hypnotischen Zustand in der Vergangenheit
- Anknüpfen an das Thema der Stunde; der Therapeut erwähnt die Problemlage und streut gleichzeitig neue Ideen ein (Ideen säen) oder lässt weitere Optionen anklingen.

c) Zugang zu unbewussten Ressourcen mithilfe der Zeitregression:

- Anstoß zur unbewussten Suche nach einer Situation in der Vergangenheit (die mit der jetzigen nicht in Zusammenhang steht), in welcher über genau die Ressourcen verfügt wurde, die für das Thema von heute die besten sind; das kann in einem ganz anderen Kontext sein, beim Snowboarden, Musizieren, Träumen in der Hängematte ...
- ideomotorische Bestätigung des Auffindens dieser Situation
- suggestive Förderung zur bewussten Erinnerung an diese Situation
- kurze, verbale Schilderung dieser Situation (z. B. beim Radfahren eine bergige Strecke zügig und kraftvoll bewältigen)
- Trancevertiefung im Sinne einer »fraktionierten Hypnose« (einer unterbrochenen und dadurch sich vertiefenden Hypnose) nach der verbalen Auskunft.

d) Integration dieser Ressourcen für eine erfolgreiche Lösungs-/Konfliktstrategie in der Zukunft (Zeitprogression):

- ideomotorisch animierte unbewusste Übernahme der in dieser Situation verfügbar gewesenen Fähigkeiten für die Meisterung der aktuellen Aufgabe: »Ist das Unbewusste bereit, diese Ressourcen zu übertragen auf ...?«
- Visualisation der erfolgreichen Handlung in der Zukunft mithilfe der Zeitprogression
- Bestätigung der Integration durch unwillkürliches Anheben des Fingers.

e) Posthypnotische Suggestion:

- Vertiefung der gerade geleisteten Arbeit und suggestive Aufforderung, hinzugewonnene Talente spontan zu nutzen; der Therapeut betont dabei, dass gefühlsmäßige Barrieren (Angst, depressives Empfinden), welche sinnvollem Handeln bislang entgegenstanden, wegfallen; die mentale Orientierung ruht auf dem Langzeitziel, momentane Befindlichkeiten spielen keine Rolle.

f) Ausklang der Hypnose:

- Abrundung und Integration der therapeutischen Arbeit.

3.1.7 Frozen Enemy

Angsterfahrung? Ganz einfach. Noch mal rein, aber mit anderen Vorzeichen; man selbst mit allen Ressourcen, der andere gehandicapt, da tiefgefroren (siehe ausführlich Kap. 4.2.1).
Ziel: Angstbewältigung, Erweiterung des Handlungsspielraums.
Technik: inspiriert durch ein Seminar bei Matthias Mende zu Sozialphobie: nach Induktion einer nur leichten Trance Visualisation der Angst machenden Person aus ressourcenvollem, sicherem Abstand; Reaktionslosigkeit der Person durch Vorstellung von »Einfrieren« dieser Person.
Vorphase: sicherer Ort; »Einfrieren«
Erste Phase: Dampf ablassen und frech sein dürfen, sich ausagieren
Zweite Phase: zunehmend erwachsener, kompetenter, souveräner handeln und längere »Auftauphasen« einschalten
Dritte Phase: Konsolidierung

Zwischen den Phasen kleine Unterbrechungspausen erlauben und immer wieder eine Rückbestätigung durch ein einfaches ideomotorisches Zeichen geben lassen.

Vorgehensweise

Vorphase: sicherer Ort; »Einfrieren«

> Erlaube dir, mit der inneren Aufmerksamkeit an deinen sicheren Ort zu gehen.
> Sammle alle deine Ressourcen um dich.

- Visualisation der Angst machenden Person/Situation:

> Begegne aus sicherem Abstand der Person, die dir Angst verursacht.

- Veränderung der Situation durch »Einfrieren« der Angst machenden Person:

Beginne jetzt ein besonderes Spiel: Lass eisig kalten Wind – direkt vom Gletscher oder Nordpol – die angstmachende Person umwehen, Eiskristalle schweben in der dünnen Luft. Für dich läuft alles ganz normal weiter, aber die andere Person friert förmlich ein. Eisblumen überziehen sie. Die Person ist reglos, eingefroren.

Hier auf jeden Fall ideomotorische Anzeige zu Bestätigung erbitten: »Ich bitte, dass sich ein Finger von alleine hebt, wenn ...«.

Integrations- und Erholungspause.

Erste Phase: Ohne Gefahr Dampf ablassen und frech sein dürfen

- du aber hast allen Handlungsspielraum, so experimentiere nun!
- Lauf herum, erkunde aus allen Winkeln!
- Probier dies und das aus! Lass dich alle deine Ressourcen spüren!
- Fühle deine Sicherheit!
- Lass mal Dampf ab!
- Mach Schabernack, wenn dir danach zumute ist (male dem Gegner ein Clownsgesicht o. Ä.).

Erbitte hier auf jeden Fall ideomotorische Anzeige zu Bestätigung: »Ich bitte, dass sich ein Finger von alleine hebt, wenn ...« – Integrations- und Erholungspause. Lass dir danach etwas erzählen.

- Was beobachtest du? Was hörst du? Was fühlst du?
- Was verändert sich, so rein per Zufall, scheinbar wie aus dem Nichts?
- Genieße das Spiel, deine Sicherheit und Handlungsfreiheit!

Erbitte hier auf jeden Fall ideomotorische Anzeige zu Bestätigung: »Ich bitte, dass sich ein Finger von alleine hebt, wenn ...« – Integrations- und Erholungspause. Lass dir danach etwas erzählen.

- Lass nun ein wenig wärmende Frühlingslüfte wehen, taue die Person wieder etwas auf, ruhig erst mal langsam, es kommt wieder etwas Bewegung in die Person.
- Falls es bedrohlich werden sollte, friere die Person wieder ein.
- Wenn alles o. k. ist für dich, erlaube allmählich wieder mehr natürliche Bewegung der ehemals (!) Angst machenden Person.
- Was passiert? Und – wie geht es dir?

Zweite Phase: zunehmend erwachsener, kompetenter, souveräner handeln

- Handle nun zunehmend erwachsener, kompetenter, souveräner, deinem Alter entsprechend.
- Was beobachtest du? Was hörst du? Was fühlst du?
- Was verändert sich?
- Genieße deine Sicherheit und zunehmende Handlungsfreiheit.
- Lass nun der Person wieder mehr Raum, so, wie es für dich gut ist.
- Wenn es wieder bedrohlich werden sollte, friere die Person wieder ein.
- Wenn für dich o. k., lass die Person tun, was sie will, während du dich total sicher fühlen darfst.

Erbitte hier eine ideomotorische Anzeige zu Bestätigung: »Ich bitte, dass sich ein Finger von alleine hebt, wenn …« – Integrations- und Erholungspause. Lass dir danach etwas erzählen.

- Was passiert? Und – wie geht es dir?

Dritte Phase: Konsolidierung

- Wiederhole das »Einfrieren« und langsame »Auftauen« ruhig ein paar Mal, bis das Fingersignal anzeigt, dass für heute genug gelernt worden ist und genug Kompetenz erreicht wurde.
- Speichere die Erfahrung in aller Ruhe ab, sodass sie in dir weiter wirken kann.
- Erlaube dir, darüber[2] zu träumen und eventuell im Schlaf noch Dinge zu ergänzen.
- Lass dieses Hypnoseerlebn is ausklingen.

3.1.8 Ambivalenzen bearbeiten, Neues auskundschaften

Es gibt immer eine Möglichkeit mehr, als du denkst.
Ziel: Beleuchten und Abwägen von Vor- und Nachteilen, Klarheit finden und neue Ideen bekommen
Technik: in hypnotischer Dissoziation die gegebenen unterschiedlichen Möglichkeiten und Alternativen betrachten, die Trance vertiefen und eine dritte Option finden oder zumindest anregen; einfache Ideomotorik

Wähle die zwei alternativen Situationen, die genauer betrachtet werden sollen, um mehr zu erfahren und die Lebenssituation zum Besseren

2 Das »über« in »darüber zu träumen« ähnlich wie in »Schlaf erst mal darüber«.

zu verändern (z. B. Wechsel einer Wohnung oder Arbeitsstelle, das längst überfällige Aufkündigen einer Beziehung).

Interventionsschritte

- Geleite in eine angenehme Trance und bitte das Unbewusste ideomotorisch um Kooperation.
- Der andere sitzt entspannt da, die Hände liegen gemütlich mit den Handflächen nach oben auf Kissen oder Armlehnen.
- Lass vollkommen entspannt und in aller Ruhe auf den momentanen Zustand/die eine Alternative fokussieren.
- Suggeriere, dass sich alle Vorteile und guten Dinge der jetzigen Lebenssituation/des aktuellen Zustandes/der einen Alternative in eine Hand (rechts oder links) sammeln.
- Gewähre Zeit.
- Bitte um ein »Fingerzeichen«, wenn das geschehen ist und sich alles in der Hand gesammelt hat.
- Nun sollen sich in der anderen Hand alle Nachteile, alle negativen/unguten/schlechten Seiten bzw. Dinge sammeln.
- Bitte um ein »Fingerzeichen«, wenn das geschehen ist und sich alles darin gesammelt hat.
- Jetzt sollen eine Weile beide Seiten und in aller Ruhe und mit Bedacht und innerem Abstand, sozusagen mit weichem Fokus, betrachtet werden.

Jetzt erfolgt ein Cut. Die Hypnose wird vertieft. Kameraschwenk.

- Lass nun vollkommen entspannt und in aller Ruhe auf den anderen/zukünftigen/alternativen Zustand fokussieren.
- Suggeriere, dass sich alle Vorteile und guten Dinge der Alternative in der Hand sammeln, die eben schon die positiven Dinge gesammelt hatte.
- Bitte um ein »Fingerzeichen«, wenn das geschehen ist und sich alles in der Hand gesammelt hat.
- Nun sammeln sich in der anderen Hand wiederum alle Nachteile, alle negativen/unguten/schlechten Seiten und Dinge.
- Jetzt sollen beide Seiten in aller Ruhe und mit Bedacht und innerem Abstand (mit dem inneren Auge) betrachtet werden.

Jetzt wird wiederum die Hypnose vertieft.

- Gib jetzt Suggestionen vom Schauen aus einer anderen Perspektive (vielleicht von oben), vom verschärften Sehen durch Abstand.
- Erzähle von innerem Wachstum, von Reifung, Entwicklung, Zugewinn innerer Freiheit, Handlungsspielraum, Option einer dritten Möglichkeit etc.
- Bitte um ein »Fingerzeichen«, sobald mehr bzw. neue Erkenntnis bezüglich der Alternativen gewonnen wird.
- Frage ideomotorisch, ob diese Erkenntnis jetzt auf die bewusste Ebene treten kann. Diese Frage dient vor allem der Bewusstwerdung und weniger dazu, um eine Antwort zu erhalten.
- Posthypnotische Suggestion: Suggeriere, dass mehr Erkenntnis auf die bewusste Ebene tritt, sobald die Bereitschaft da ist, neue Einsichten anzunehmen.
- Gib Suggestionen für Träume, die weitere unbewusste Arbeit leisten.

Schließe die Hypnose ab.

3.1.9 Unmerkliche Verbesserung – Jede Nacht ein Tröpfchen weniger

Ziel: Manche therapeutischen Entwicklungen können nur sehr langsam und ohne Druck vor sich gehen. Dies betrifft vor allem Symptome, die schon sehr lange bestehen oder die sehr gravierend sind. Hier soll therapeutische Entwicklung durch Entschleunigung des Therapieprozesses, durch Druckentlastung begünstigt werden.
Technik: Abruf von 21 Fingersignalen für 21 Nächte, in denen sich 21 kleine Veränderungen vollziehen

Der Therapeut initiiert einen winzig bescheidenen Schritt in die therapeutische Richtung, der so minimal sein sollte, dass Erfolge vorerst gar nicht überprüft werden können. Denn wer kann schon beurteilen, ob er nachts 2 Minuten länger schläft, 3 Milliliter weniger ins Bett pinkelt, jede 13. Zigarette vergisst und ein halbes Prozent weniger Schmerz, Juckreiz und Schwellung hat?

Natürlich muss – wie immer – der Klient Komplize (von seinem Unbewussten ganz zu schweigen) im Prozess sein. Er muss sich einverstanden erklären, den Fokus der Aufmerksamkeit weg vom Fortschritt und somit Erfolg auf was ganz anderes zu richten; auf den kommenden Frühling, sportliche Aktivitäten, die Vorfreude auf ein

Fest oder was auch immer ansteht. Das ist nicht ganz leicht, weil wir gewohnt sind, unsere Verbesserung und den damit einhergehenden Therapiefortschritt ständig zu überprüfen. Hilft die Therapie? Ist Hypnose das Richtige für mich? Ist die Therapeutin wirklich fähig? Bin ich fähig? Nehme ich ab, schlafe ich besser, lerne ich konzentrierter?

Die Frage lautet: »Bist du/Wären Sie damit einverstanden, wenn sich dein/Ihr Symptom bzw. Problem unmerklich verändern oder verbessern würde?« Hier natürlich ideomotorisch rückfragen.

Das Endergebnis, das Ziel soll natürlich trotzdem immer im Auge behalten und Vertrauen in Fähigkeiten für Veränderung durchweg gefördert werden. Ausschließlich das Kriterium der Beobachtung, des Messens und Vergleichens muss wegfallen. Der Therapieerfolg muss wie aus heiterem Himmel auftauchen: »Eines Morgens habe ich überrascht festgestellt, wie gut ich geschlafen habe, und das eigentlich schon seit einigen Nächten.«

Damit sich dieser verselbstständigte Prozess vollziehen kann, muss der Therapeut sowohl genaue Details des Problems erfahren als auch alle Möglichkeiten der Veränderung durchleuchten. Besprich deshalb mit deinem Klienten sein Problem und seine Zielsetzung. Frag ihn den oben angegebenen Satz. Geleite ihn dann in eine schöne Trance und bitte sein Unbewusstes um Mithilfe. Während du dich entspannt zurücklehnst, gehst du selber etwas in Trance. Lass dir nun Ideen kommen, welchen winzigen, aber klugen Schritt du vorschlägst, als Erstes zu machen. Suggeriere, dass zu dem halben Prozent in den nächsten Nächten ein weiteres dazukommt, sich dann die winzigen Schritte verdoppeln, multiplizieren, wie auch immer sinnvoll.

Suggeriere, dass nun in der Trance das Unbewusste im Zeitenflug durch die nächsten 21 Nächte zieht, um 21 kleine Veränderungen zu vollziehen, die von 21 Fingersignalen angezeigt werden. Unterstütze etwas malerisch diesen Vorgang und zähle fleißig mit (entsprechend den sich zeigenden Fingersignalen): »Eins, sehr schön, ... zwei, prima, ... drei, super, ... vier, ja, das klappt hervorragend, ..., ..., ...«

Richte dann den Fokus auf die schönen Dinge im Leben, sorge mit deinen Suggestionen dafür, dass der Klient sich selber Vertrauen schenkt und wegkommt vom kritischen Selbstbeobachten. Er soll akzeptieren, dass sich ein Wandel vollzieht, aber unmerklich. Und ein Schritt zieht den nächsten nach sich ... und wenn ideomotorische Zustimmung erfolgt, ist darauf Verlass.

3.1.10 Mus-ter-un-ter-bre-chung

Ziel: Auflösen eines Problemverhaltens in Mikroschritten
Technik: Utilisieren des Problems und Verändern des Verhaltensablaufes; Ideomotorik

Bei dieser Technik stehen nicht die Erforschung des Problems und seine Sinnhaftigkeit im Vordergrund, sondern der Versuch, ein Problem auf der Stufe seiner Symptomatik zu lösen. (Falls dies nicht hinreichend sein sollte, muss man natürlich in die tiefere Ebene einsteigen.)

Die Musterunterbrechung verlangt keinesfalls sofortige oder komplette Veränderung des Erlebens und Verhaltens, sondern nur eine kleine Verschiebung, die fast banal anmutet. Paradoxerweise wird sogar empfohlen, das Gleiche weiterzupraktizieren, womit das Problemverhalten utilisiert wird. Das Wesentliche ist aber die kleine, therapeutisch induzierte Bruchstelle. Diese kann in folgenden Facetten des Symptoms zum Einsatz kommen:

Stärke, Andauer, Objekt, Frequenz, Intervalle, Wiederholung, Lokalität, Anordnung.

Spielerisch wird experimentiert und eine unbelastete Atmosphäre von Hoffnung erzeugt.

Interventionsschritte

- Besprich ausführlich das Problem/das problematische Verhalten.
- Lass dir alle Umstände möglichst genau und konkret beschreiben, höre auf Details!
- Lass dir das Verhalten vielleicht sogar live vorführen, damit du eine präzise Vorstellung des Musters erhältst und alle konditionierten und berechenbaren Reaktionen erkennst.
- Geleite in eine entspannende Trance, und führe an einen schönen Ort.
- Wertschätze das bisherige Verhalten als eine Möglichkeit, das Leben gemeistert zu haben, auch wenn es jetzt schlecht aussieht und/oder sich schlecht anfühlt.
- Erbitte mit einem einfachen Fingersignal die ideomotorische Rückmeldung der unbewussten Kooperation.
- Erlaube in kleinen »Nebenbeisuggestionen«, das Problemverhalten aufrechtzuerhalten, damit das Leben nicht aus den Fugen gerät.
- Lass diese Erlaubnis ideomotorisch bestätigen und absichern.

- Lehne dich entspannt zurück, atme tief durch, geh leicht in Trance, und lass dir nun Ideen kommen, welches die kleinen Schalthebel sind, mit deren Hilfe man das Problem nach und nach aus den Angeln heben kann. Stück für Stück in gemessenem Zeitraum, bis der ganze Symptomkomplex kollabiert.
- Angefangen wird aber mit einer winzigen Nuance.
- Schließe deine Hypnose mit einer »unschuldigen« Metapher über Veränderung durch einen haarfeinen Richtungswechsel ab, und bitte um ideomotorische Rückmeldung, dass Neues initialisiert wurde.

3.1.11 Die heilende Hand

Ziel: Förderung der mentalen Heilkraft
Technik: Auswahl einer Hand als eine beruhigende, heilende, schmerzlindernde; ideomotorische Bewegung dieser Hand an die betroffene Körperstelle; Anleitung ruhig, mit Pausen sprechen, damit den Aufforderungen gefolgt werden kann.

Interventionsschritte
(nach einer leichten Tranceinduktion)

- Deine Hände ruhen gemütlich in deinem Schoß, mit den Handflächen nach oben.
- Dein Blick liegt auf deinen Handflächen. Betrachte sie eingehend. Schau dafür abwechselnd auf die eine, dann auf die andere Handfläche.
- Finde in Ruhe heraus, welche Hand deine »heilende Hand« ist. Schaue dafür beide Hände mit weichem Fokus genau an, fühle in sie hinein und entscheide dann. Oder ... wähle einfach intuitiv, nach deinem Gefühl.
- Konzentriere dich nun auf die ausgewählte Hand [Augenfixation] schau mit weichem Fokus.
- Betrachte ihre Farbe ... und dann die feine Zeichnung der Handlinien.
- Nimm die weiche Polsterung der Handfläche wahr und alles, was dir wichtig ist.
- Schließe gemütlich die Augen.
- Sieh nun die Hand mit dem »inneren Auge« an.
- Erkenne die Farbe der Energie, die in ihr fließt.
- Fühle in die Hand hinein.
- Nimm das Strömen des Blutes/der Energie wahr.
- Spüre die pulsierende Wärme.

- Höre in deiner Hand vielleicht das Rauschen des Waldes, das Glucksen eines Baches, das Rascheln von Palmwedeln im Wind oder den Klang von Klangschalen.
- Fühle die zunehmende Sensibilität der Hand.
- Mag sein, ihr entströmt Duft von ätherischen Ölen: beruhigender Lavendel, erfrischende Minze, sonnige Kokosnuss oder jodhaltige Meeresbrise, stärkend harzige Tannenwaldluft ... oder fröhliches Maiglöckchen ...

[Pause.]

- Lass nun durch deine Vorstellungskraft die Hand größer werden.
- Die Hand wird so groß wie eine gemütliche Luftmatratze.
- du siehst dich bequem auf dieser Luftmatratze liegen und leicht schaukeln.
- du fühlst dich auf der Luftmatratze liegen, es lümmelt sich prima da.
- Pulsierende Schwingung ... feine Massage ...
- Unangenehme Gefühle fließen ab ...
- Zeit und Raum unwichtig, nur noch du, ganz wohlig ... in deiner eigenen Hand.
- Gute Durchblutung ... Wohlbefinden ... Heilung ...

[Pause.]

- Und irgendwann ... wandert die Hand ganz von alleine [Ideomotorik] genau dahin, wo der Körper besondere Heilung/Unterstützung braucht ...
- Die Hand findet genau den richtigen Platz, ganz von alleine.
- Weich, warm und anschmiegsam, ja liebevoll und zärtlich legt sich die Hand genau da auf, wo sie gebraucht wird.
- Sie strahlt Wärme/Kühle, Licht, Weite, Heilung in den Körper [je nachdem, was therapeutisch sinnvoll].
- Das Körpergedächtnis bringt Gesundung in Gang.
- Wohlbefinden sinkt tief in den Körper.

[Pause.]

- Die Hand wird sich von alleine aus dieser Position lösen und in den Schoß zurücksinken, wenn genug getan ist ...
- Die heilende Trance verbleibt genau da, wo sie weiterwirken soll.

[Tranceausleitung.]

3.1.12 Sammeln und Loslassen

Das As unter den Interventionen der einfachen Ideomotrik: klappt immer, wirkt immer, erstaunt immer!

Ziel: Befreiung: weg von einem alten Thema (Problem, Trauma, Konflikt, Schmerz) oder hin zum endgültigen Abschließen einer geleisteten therapeutischen Arbeit

Technik: Hypnoseanleitung mit Verwendung ideomotorischer Drehbewegung der beiden Hände; die Interventionsschritte kann man bei Bedarf plastisch ausmalen

Eine exakte, wörtliche Anleitung dazu findet sich in Kaiser Rekkas (2011a, b).

Interventionsschritte

- Leichte Tranceinduktion.
- Die Hände mit nach oben geöffneten Handflächen auf die Armlehnen (nicht in den Schoß!) legen.
- Nun in die Hände wie in zwei Schalen alles sammeln lassen, was später losgelassen werden soll, dabei entweder selber auswählen, was der Inhalt sein soll, oder diese Arbeit dem Unbewussten anvertrauen.
- Durch entsprechende Suggestionen sollen die Arme nun länger wirken, die Hände mit ihrem Inhalt weiter entfernt.
- Es erfolgt ein letzter Blick – wie ein Verabschieden – auf den Inhalt.
- Trance vertieft sich.
- Nun beginnen die Hände (samt Unterarmen, versteht sich), sich langsam, langsam in den ruckartigen Bewegungen der Trance nach innen zu drehen und den Inhalt wie »Sand, der mit dem Wind verweht ...« auszuleeren.
- Ein tiefer Atemzug zeigt das befreite Gefühl an.
- Ausklang: »Das angenehme Gefühl bewahrend, kommen Sie wieder hierher, klar und frisch, mit dem wunderbaren Gefühl von innerer Freiheit. Und Ihr Gesicht spiegelt die schöne Erfahrung wider.«

3.2 Nutzung der Ideomotorik, vorwiegend um therapeutische Prozesse am Laufen zu halten

3.2.1 Hypnotisches Träumen

Ziel: Das hypnotische Träumen mit therapeutischem Charakter beschäftigt sich auf unbewusste Art, und zwar entweder in Hypnose oder im Schlaf, intensiv mit der Lösung eines Problems, der Antwort auf eine Frage, einem Ziel oder dem Aspekt eines Zieles. So kann man auch über Erfolge träumen oder über den Weg dahin. Es fördert im

wahrsten Sinne Fähigkeiten, neue Sichtweisen, Erkenntnisse, Einsichten und Ideen zutage. Visionen nehmen Gestalt an, und positive Stimmung breitet sich aus.
Technik: Hypnotisches Träumen wird während der Trance per Suggestion induziert.

Dieses Träumen kann sofort unter Hypnose einsetzen (Version a) und/oder sich aber auch in nächtlichen Schlafphasen (Version b) ereignen.

Die Technik verdeutlicht, wie man FZ einsetzt: nicht, um Antworten zu erhalten, sondern einen Prozess am Laufen zu halten.

Version a): Vorgehen für hypnotisches Träumen in der Therapiestunde

- Besprich das Thema, das bearbeitet werden soll.
- Notiere Schlüsselworte oder Details, die auffallen bzw. wichtig erscheinen.
- Leite eine angenehme Trance ein.
- Erzähle eine kleine Rahmengeschichte, um das Bewusste abzulenken und auf eigene Pfade zu schicken, damit es nicht stört.
- Fordere nun per Suggestion auf, in einen Traum zu sinken, der weiterhilft, etwa so: »Sie sinken tiefer und tiefer in diese wohlige Gemütlichkeit ... und irgendwann beginnt ein Traum, in dem ... (das Ziel) ... ganz von alleine geschieht.«
- Lass dir ideomotorisch rückkoppeln:
  - wenn der Traum beginnt mit FZ für »Ja«
  - wenn sich Wichtiges ereignet mit FZ für »Ich will nicht antworten«
  - wenn etwas Neues initiiert wird mit FZ für »Das Neue«
  - wenn der Traum beendet ist mit FZ für »Nein«
  - und mit FZ für »Ja«, dass der Traum wirken wird, egal, ob man das bewusst bemerken wird oder nicht.
- Gib Suggestionen, dass auch im nächtlichen Schlaf weiterhin therapeutische Träume erfolgen werden. Sichere das wiederum ideomotorisch ab.
- Besprich anschließend das Erlebte, ohne die Wirkung zu beeinträchtigen, d. h. nicht kommentierend, nicht analysierend.

Version b): Vorgehen für hypnotisches Träumen nachts im Schlaf

- Sprich am Ende einer Hypnose die posthypnotische Suggestion aus, dass im nächtlichen Schlaf therapeutische Träume erfolgen werden. Sichere das ideomotorisch ab: »Ist es möglich, dass Sie in den nächsten Nächten darüber träumen werden? Träume, die Sie weiterbringen?«

3.2.2 Auflösen von Albträumen für ein neues Traumzeitalter

Mit dieser ausgesprochen schönen und wirksamen hypnotherapeutischen Technik kann ein Albtraum aufgelöst oder ein in unterschiedlichen Variationen in den Träumen widerspiegelndes Konflikt-, Angst- oder Depressionsthema oder ein immer wiederkehrendes Horrorszenarium wesentlich beeinflusst werden. So hörten nach nur einer Intervention spontan die Albträume einer Frau auf, die einen grauenhaften Unfall – ein Lkw hatte sie überfahren und ihre beiden Beine zerquetscht – gehabt hatte. Seit diesem Erlebnis durchträumte die arme Frau mehr als ein Jahr lang jede Nacht von Neuem das Trauma.

Technik und Ziel

Im Zeitraffertempo werden durch ideomotorische Arbeit insgesamt drei Durchgänge (jeweils 3–4 Minuten pro Traumdurchgang) des entsprechenden Traumes ausgelöst. Ziel ist es, den Trauminhalt durch Zugabe von lösungsorientierten Reaktions-, Verhaltens- und Erlebensweisen schrittweise positiv zu verändern. In jedem der drei Durchgänge erfährt der ursprüngliche Traum mithilfe therapeutischer Anregungen auf unbewusster Ebene neue, positive Elemente sowie eine neue Bereicherung und Gestaltung, womit die alte, destruktive Essenz gelöscht und überwunden wird. Der dritte Durchgang dient vorwiegend der Verankerung und Integration der neu erworbenen Fertigkeiten. (Siehe auch das praktische Beispiel in Kap. 4.4.1.)

Indikation

- Der Patient leidet unter Albträumen.
- Der Patient wacht nachts terrorisiert auf, quält sich mit Panikattacken, weiß aber eventuell nichts von einem Traum.
- Der Patient schläft zwar nachts durch, wacht aber morgens nicht erfrischt, sondern zerschlagen und wie gerädert auf.

- Der Therapeut vermutet, dass der Klient in der Therapie nicht weiter fortschreiten kann, weil ein dysfunktionales Traumerleben ihn gefangen hält und die Reproduktion alter, dissonanter Muster perpetuiert.

Therapeutische Effekte

- Unmittelbar nach der therapeutischen Arbeit stellt sich das Gefühl der Erleichterung und Befreiung ein.
- Der entsprechende Albtraum tritt nicht mehr auf.
- Insgesamt werden die Träume »heller« und freudiger.
- Es ereignen sich Träume mit klaren Lösungsprozessen.
- Oder es wird von einem lebhaften, beeindruckenden Traum erzählt, der in seinem Symbolgehalt verdeutlicht, dass »wie von alleine« eine überraschend neue Perspektive oder Möglichkeit eröffnet wurde.

Vorgehen

Die Basisfrage auf unbewusster (ideomotorischer) Ebene heißt: »Werden Sie im nächtlichen Schlaf (ohne dass Sie sich dessen bewusst sein mögen) durch einen bestimmten Traum/durch schlechte Träume belastet?«

Bei einer ideomotorischen »Ja«-Antwort ist nach folgendem Schema vorzugehen:

- Verabredung zur therapeutischen Arbeit auf der bewussten, kognitiven Ebene
- Induktion einer leichten Trance
- Verabredung zur therapeutischen Arbeit auf der unbewussten, ideomotorischen Ebene, z. B.: »Ist es in Ordnung, dass wir uns mit diesem Traum beschäftigen, damit Sie besser schlafen können/damit Sie in der Therapie weiterkommen?«

Nach einer »Ja«-Antwort via Fingerzeichen sollte der entsprechende Traum mit folgender Aufforderung ausfindig gemacht werden: »Gehen Sie nun in Ihr ›Traumarchiv‹ und lassen Sie sich unbewusst den (oder einen stellvertretenden) Traum herausfinden, mit dem wir uns jetzt beschäftigen sollen, damit es Ihnen besser gehen kann. – Hat das Unbewusste den Traum aufgegriffen, der Sie quält, wird der ›Ja‹-Finger das anzeigen. Dann ist das »Ja«-Zeichen abzuwarten.

Anzeigefunktion der Fingersignale

Jetzt wird vom Therapeuten der erste Durchgang des Traumes angekündigt. Dabei werden den Fingerzeichen folgende Aufgaben unterstellt:

- Der »Ja«-Finger schaltet den Traum ein. (»Dieser Finger drückt die ›Play-Taste‹.«)
- Der »Ich will nicht antworten«-Finger zeigt jeweils die unangenehmen, belastenden Vorkommnisse des Traumes an.
- Der Finger für »Das Neue« zeigt an, wenn sich auf unbewusste Art und Weise neue, gute Qualitäten in den Traum einfügen, sozusagen »trance-ferieren«.
- Der »Nein«-Finger schaltet den Traum am Ende wieder aus. (»Er drückt die ›Stop-Taste‹.«)

Eventuell sind während des ersten Durchganges die Aufforderungen für die Fingerzeichen wiederholt zu stellen: »Und die Belastung in diesem Traum zeigt sich wiederum … und wiederum an …« Bei den weiteren Durchgängen sollte die Betonung auf den neuen Qualitäten im Sinne der Therapie liegen: »Und der Finger für ›Das Neue‹ bewegt sich ständig von Neuem, weil der Traum ständige Neuerungen erfährt.«

Ein Durchlauf sollte nicht mehr als ca. drei Minuten dauern, und man muss vor gefühlsmäßigen Belastungen schützen, indem betont wird, dass sich alles »wie auf ferner Leinwand«, »ohne Gefühle, ja vielleicht sogar ohne Bilder« abspielen könne. Dazu kann eine Fernbedienung installiert werden, mit der man auf »Kleiner«, »Leiser«, »Weiter entfernt« und auf »Schwarz-Weiß« schalten kann.

Erster Durchlauf

Sehr gut. Nun atmen Sie ruhig durch und lehnen sich zurück. Alle Arbeit geht nun von alleine, was die Fingerzeichen anzeigen werden. Schließen Sie Ihre Augen, und lassen Sie Ihr Unbewusstes in Ihrem ganz eigenen »Traumarchiv« den Traum auffinden, der Sie nachts quält und Ihre therapeutischen Fortschritte behindert. Der »Ja«-Finger wird anzeigen, wenn der entsprechende Traum in Ihnen – vielleicht ohne dass Sie sich bewusst erinnern – präsent ist.

[Pause. FZ: Ja.]

Sehr schön! Binnen Kurzem wird der »Ja«-Finger den Traum »anschalten«, und dieser wird beginnen zu »spielen«. Vielleicht werden Sie erstaunt sein, sich trotzdem wohlzufühlen und nur wie ein »ferner

Beobachter« dem Traum beizuwohnen. Vielleicht sehen Sie Bilder des Traumes, vielleicht auch nicht. Das liegt in der Entscheidung Ihres Unbewussten, und alles ist in Ordnung.

[Pause. FZ: Ja.]

Gut, und jetzt beobachten Sie nur, wie Ihr Unbewusstes arbeitet ... Etc.
Und das Beängstigende, Quälende wird deutlich, der »Ich will nicht antworten«-Finger zeigt es an ... [FZ] ... ja genau, das ist gut von außen zu sehen ... Etc.
Aber schon jetzt beim ersten Mal setzen sich Veränderungen in Gang, weil der Traum sich nicht im Schlaf abspielt, sondern in Trance.

[Nach wiederholter Anzeige des Fingers für »Ich will nicht antworten«, was oft durch einige suggestive Provokationen unterstützt werden muss:] Jetzt ist es an der Zeit ... der Traum geht dem Ende zu. Der »Nein«-Finger wird ihn gleich ausschalten.

[FZ: Nein.]

Nach dem ersten Durchlauf

Das war der erste Teil der Arbeit. Sehr gut. Schon hat sich etwas verändert, schon haben Sie Einfluss gewonnen. Der Traum kann nicht mehr der alte sein. Spulen Sie ihn jetzt für die zweite Version zurück, wo verstärkt das Neue wie Kompetenz, Kraft, Souveränität, Reife, Handlungsfreiheit zur Wirkung kommt, und ein neuer Finger, ein Finger, der noch nicht aktiv war, ein Finger für »Das Neue« wird das jetzt mit seinen automatischen kleinen Bewegungen kundtun. Und in dem Maße, wie das Neue sich mehrt, nehmen alte, schlechte Teile des Traumes ab, und es erfolgen Lösungen. [Kurze Pause.]

Zweiter Durchlauf

So, und jetzt schaltet wiederum der »Ja«-Finger den Traum ein. Und lassen wir uns mal überraschen, was jetzt gespielt wird und was sich in dem Traum Grundlegendes zu Ihrem Nutzen ändern wird. Das wird der Finger für »Das Neue« anzeigen. Kann schon sein, dass auch von der alten Traumausgabe noch etwas da ist, was mit der Anzeige des Fingers für »Ich will nicht antworten« deutlich wird. Das wird auch weiter angezeigt. *Und* Neues fügt sich sofort hinzu. Seien Sie ganz aufmerksam und achten Sie auf die Ausschläge des »neuen Fingers«. Sehr schön! Das sieht richtig gut aus ... Etc.

Nach dem zweiten Durchlauf

Sicher können Sie sich daran erinnern, wie Sie Fahrrad fahren oder schwimmen gelernt haben. Sobald man es ein wenig kann, gleich nochmals drauf aufs Fahrrad und die Balance halten oder ... gleich wieder rein ins Wasser und mit jedem Zug sicherer und sicherer werden! Gut! So ist das mit dem »Gut träumen lernen« auch. Gleich wieder zurückgespult und den Traum von Neuem für den *dritten Durchgang* angeschaltet!

[FZ: Ja.]

Dritter Durchgang

Gut, und jetzt die neuen Fähigkeiten trainieren, damit sie »sitzen«, sehr gut, wie »Der neue Finger« das mitteilt. Schön so. Das tut Ihnen jetzt gut! Ob Sie das schon richtig merken?

Das hört sich jetzt von therapeutischer Seite etwas wie das »Anfeuern« auf dem Sportplatz an. Das soll es auch sein. Geben wir Mut, etwas zu tun, was man sich sonst nicht zutraut, und gehe es darum, Träume auszutauschen.

So wird der Traum Ihnen nun helfen, innerlich zu wachsen und therapeutische Schritte zu machen. Denn der Traum ist ein anderer geworden: neue Betonung, neue Färbung, neue Musterung, gute Stimmung, Gefühle und Bilder; ein Traum, der Sie wissen lässt, was Sie wissen müssen, um sich wohlzufühlen (gesund zu werden o. Ä.) der Sie fördert und trägt, aus dem Sie morgens erholt und erfrischt aufwachen und guter Dinge in den Tag gehen. – So läuft der Traum durch seine dritte Verwandlung. Sehr schön. Die alten Belastungen haben sich aufgelöst, und neue Fähigkeiten sind erobert. Der Traum geht nun dem Ende zu, der »Nein«-Finger schaltet ihn aus und zeigt den Abschluss an.

Und nun gleiten Sie in die verdiente *tiefe* Hypnose, um sich von getaner Arbeit auszuruhen. Die alten Träume haben ausgedient, ein neues Traumzeitalter beginnt. Und kann sein, Sie haben dann tagsüber einen neuen Einfall oder verhalten sich spontan anders, sodass Sie ganz verblüfft sind über sich selbst. Die Hände sinken angenehm in Ihren Schoß, und nur der »Finger für das Neue« zeigt jetzt nochmals stark und deutlich die gute Entwicklung an.

[FZ.]

Gut so, das ist gute Arbeit gewesen ... der Ausschlag des »Neuen« ist das wichtige Merkmal einer Neuentwicklung.

Tatsächlich, das Zeichen des Fingers »Für das Neue« verdeutlicht nochmals den Erfolg der Arbeit und gibt positive Rückmeldung, egal wie viel und was die Person erlebt haben mag.

Beispiel: Ein Kollege in der Ausbildungsrunde gab als wiederkehrenden Angsttraum an, er sitze im Auto und die Bremsen versagten.

- Im ersten Durchgang erlebte er sich, wie er einen (VW-)Käfer mit schlechten Bremsen steuert, was ihn verwunderte, da er ein anderes Auto besitzt.
- Im zweiten Durchgang des Traumes krabbelte ihm ein Marienkäfer den Arm hoch, und er spürte deutlich die kleinen, Halt gebenden Krallen des Käfers, die das Erklimmen der steilen Bergstrecke ermöglichten.
- Im dritten Durchgang ritt er – surrealistisch – auf diesem Käfer, ganz sicher, alles funktionierte bestens, bremstechnisch einwandfrei. Na, wenn das keine Tranceleistung ist!

3.2.3 Im Rhythmus der Schaukel

Ziel: Selbstregulation von Stress, Beschwerden, Schmerzen und Gefühlen des Unglücklichseins; gut für die Selbsthypnose geeignet
Technik: schaukelnder, mit der Atmung kombinierter Wechsel zwischen dem Ort des Unwohlseins und einem Bereich im Körper, der sich wohlfühlt oder zwischen dem inneren Ort der Trauer und Unzufriedenheit und dem Ort der Ruhe und besänftigenden Friedlichkeit; einfache ideomotorische Bestätigung für tiefere Wirksamkeit der Übung.

Interventionsschritte

1. Atme (vermehrt) durch das rechte Nasenloch ein … und durch das linke aus … durch das linke ein … und durch das rechte aus … durch das rechte ein … (Etc.) …
2. Erlaube deinen Augen, ganz automatisch dem Atemfluss von einer Seite zur anderen zu folgen.
3. Pausiere jetzt, und nimm die zunehmende Beruhigung wahr.
4. Geh nun mit der Aufmerksamkeit an den Ort in deinem Körper, wo du Schmerzen/das schlechte Gefühl hast, bzw. an die Stelle, wo sich dein Unglücklichsein widerspiegelt.
5. Untersuche und erforsche das Gebiet genau.
6. Stufe eventuell die Intensität auf einer Skala von 1 bis 10 ein.
7. Benenne die Empfindung (eng, hart, taub, scharf, stechend, drückend, quälend, brennend, dunkel, traurig, hoffnungslos o. Ä.).
8. Finde nun eine andere Region im Körper, die weg vom Symptom und schlechten Gefühl ist und die sich gesund und gut anfühlt.
9. Lass dir ideomotorisch per FZ bestätigen, dass du den richtigen Ort gewählt hast.

10. Erforsche nun auch die Empfindungen in dieser Region (z. B. warm, locker, entspannt, glücklich, in Ordnung und zufrieden, ruhig, friedvoll o. Ä.).
11. Wandere nun mit der inneren Aufmerksamkeit in aller Ruhe zwischen diesen beiden Bereichen hin und her.
12. Nimm nun wieder den Atem zu Hilfe, um den Prozess zu unterstützen: Atme ein an dem positiven und guten Ort im Körper, und nimm ihn wahr ... atme aus an der Stelle mit dem Symptom, und nimm sie wahr ... atme ein an der Stelle mit dem Symptom, und nimm sie wahr ... atme aus an dem positiven und guten Ort im Körper, und nimm ihn wahr ... atme ein an dem positiven und guten Ort im Körper, und nimm ihn wahr ... (Etc.) ...
13. Wiederhole das für ein paar Minuten, und stell damit eine Art Verbindung zwischen diesen beiden Regionen her.
14. Lass dir ideomotorisch mit FZ bestätigen, dass du richtig schön hin- und herschaukelst und dich heilst, beruhigst und ... (je nach Zielsetzung).
15. Was nimmst du nun wahr? Was fühlst du?
16. Stufe jetzt wiederum die Intensität der Beschwerden auf der Skala von 1 bis 10 ein.
17. Genieße die Verbesserung, die du feststellen wirst, und speichere sie gut ab.

Wiederhole die Übung nach Bedarf und balanciere dich dabei mehr und mehr aus.

3.2.4 Kühles Bad gegen heißen Schmerz

Ziel: Erlernen von hypnotischer Analgesie und Anästhesie, u. a. zur Vorbereitung für chirurgische Eingriffe (erweitert nach David Cheek 1994)
Technik: ideomotorisches Signalisieren für suggestives Hervorrufen von Kühle und hypnotischer Anästhesie, d. h. Unempfindlichkeit gegenüber Schmerz. Die Fingerzeichen werden hier nur zur Anzeige benutzt (nicht in der Bedeutung einer »Ja«- oder »Nein«-Aussage). Bitte vorher abfragen, wie weit bzw. bis wohin Kühle angenehm ist, und auf jeden Fall zum Abschluss gute Suggestionen zur Wiedererwärmung geben!

Interventionsschritte

Schließen Sie nun die Augen, lehnen Sie sich zurück. Lassen Sie vor Ihrem inneren Auge das Bild einer schönen, sommerlichen Landschaft mit einem Badesee, vielleicht einem Bergsee, der auch im Sommer erfrischend kühl ist, aufleben. – Das klare Wasser glitzert im Licht der Sonne. Sie atmen ruhig und tief …

Indem Sie besonders ruhig ausatmen, wird Ihr Bild immer lebendiger. Die Landschaft wird für Sie Wirklichkeit. Sie ziehen Schuhe und Strümpfe aus, um den Boden unter den nackten Füßen spüren zu können. Dann gehen Sie über den federnden Boden und nähern sich dem Ufer des Sees. Sie sehen, wie er nur sehr allmählich tiefer wird und der Seeboden sauber und trittfest ist. – Dort angekommen, entkleiden Sie sich. – Alles ist ruhig und sicher. – Sie machen bedächtige Schritte in das frische, kühle Wasser. Es umspült zuerst nur Ihre Füße. – Wenn Sie jetzt das frische Wasser an Ihren Füßen spüren, wird sich Ihr »Ja«-Finger von alleine heben.

[An dieser Stelle das ideomotorische Zeichen abwarten.]

Nun gehen Sie bis zu den Knien hinein. Sie fühlen dabei deutlich das Ansteigen des Wasserpegels an Ihren Unterschenkeln. Wenn Sie die Kühle bis zu den Kniekehlen verspüren, wird das wiederum Ihr »Ja«-Finger anzeigen.

[An dieser Stelle das ideomotorische Zeichen abwarten.]

Sagen Sie mir bitte auch mit Ihren Worten, wenn Sie die Kühle bis zum Knie bemerken.

[Hier die verbale Antwort abwarten.]

Wenn man in kaltem Wasser ist, gewöhnt man sich schnell, und es erscheint nicht mehr kalt. Man ist halb so sensibel als vorher. Wenn man gekratzt oder gestoßen wird, spürt man ausschließlich eine Berührung, aber keinen Schmerz. Sobald Sie vom Knie an abwärts halb so sensibel sind als gewöhnlich, zeigt der »Nein«-Finger das deutlich an.

[An dieser Stelle das ideomotorische Zeichen abwarten … und nach erfolgter Anzeige:]

Nun waten Sie weiter ins Wasser, und zwar bis zu den Hüften. Wenn Sie die Kühle von den Knien bis zu den Hüften verspüren, zeigt das wiederum Ihr »Ja«-Finger an.

[An dieser Stelle das ideomotorische Zeichen abwarten … und nach erfolgter Anzeige:]

Wenn Sie nun eine gewisse Betäubung oder Unempfindlichkeit auch von den Knien aufwärts bis zu den Hüften verspüren, wird der »Nein«-Finger das anzeigen.

[An dieser Stelle das ideomotorische Zeichen abwarten … und nach erfolgter Anzeige:]

Nun gehen Sie weiter bis zum Nabel … zum Brustkorb … (Etc. nach dem gleichen Schema so weit wie nötig bzw. möglich).

Und jetzt schließen Sie Daumen und Zeigefinger einer Hand zu einem kleinen, magischen Kreis. So verankert sich diese Erfahrung, und es bahnt sich das Erscheinen von spontaner Kühle und Anästhesie … Mit jedem Mal, da Sie diese hypnotische Übung machen werden, können Sie das besser, schneller und erfolgreicher. Und seien Sie gewiss: Beim hypnotischen Ausschalten von Schmerz werden sie gefühlvoll bleiben für Druck und Berührung, aber *nicht* für Schmerz. Der Schmerz ist ausgeschaltet, so lange als nötig, und anschließende Heilung wird deshalb schnell und komplikationslos ablaufen … … …

Nun lösen Sie die Hand …

Waten Sie wieder zurück. Der Wasserspiegel sinkt an Ihrem Körper hinunter, womit wieder vollkommen normales Empfinden eintritt. Wie von Zauberhand ist ein dickes, flauschiges Frotteehandtuch in schönen Farben am Ufer ausgebreitet und erwartet Sie. Steigen Sie nun aus dem Wasser, trocknen Sie sich gut ab, lassen Sie sich von den herrlich warmen Sonnenstrahlen richtig durchwärmen, bis alle Körperbereiche gut temperiert sind …

Alles warm und gut durchblutet! Nun ziehen Sie sich an und begeben sich auf den Rückweg. Verabschieden Sie sich von diesem besonderen See und seiner Landschaft, behalten Sie aber die Fähigkeit, jederzeit und überall in Blitzeseile den Wechsel von Anästhesie und vollem Gefühl herzustellen.

Beenden Sie nun die Hypnose.

3.3 Interventionen mit differenzierter Ideomotorik zur Gewinnung von Antworten und Anregung von tiefen, unbewussten Abläufen

3.3.1 Ein schönes Kindheitserlebnis

Mithilfe der ideomotorischen Zeichen können wir auch lustvoll in der Vergangenheit stöbern und Vergessenes wieder hervorkramen. Es müssen nicht nur die Traumata sein. Nein, gerade zu Beginn einer Therapie geben schöne und gute Erfahrungen Kraft, stärken das Vertrauen in Hypnose und leiten in eine positive Richtung.

Ziel: Finden von Ressourcen in vergessenen Kindheitserlebnissen; sinnvoll vor allem zu Beginn einer Therapie

Technik: ideomotorisches Auffinden und Wiederbeleben einer schönen Erfahrung

Ein heiterer Sommertag: Mutters gepunktetes Kleid, der geflochtene Picknickkorb, der Frosch, der mit endlos langen Hinterbeinen vom Bachufer ins Wasser hechtet … Wasserspritzer, die in der Sonne funkeln … Papa kickt den Ball …

Jeder von uns hat schöne Kindheitserlebnisse im Buch seines Lebens stehen. Aber es ist sooo lange her. Vieles ist in Vergessenheit geraten. Die Seiten verklebt, die Bilder verblasst. Schade, oder? Was wäre, wenn wir sie wiederbelebten? Wäre das nicht wunderbar?

Interventionsschritte

Nach der Tranceinduktion fragt der Therapeut auf der unbewussten Ebene über die Fingerzeichen: »Sind Sie bereit, sich an ein schönes Erlebnis in der Kindheit, das Sie im Bewusstsein vergessen haben, wiederzuerinnern?«

> [FZ: Ja.]
>
> Gut, dann schlendern Sie jetzt gemächlich durch das Archiv Ihrer Geschichte. Das Unbewusste wird irgendwann in den nächsten Minuten mit sicherem Griff ein Erlebnis auffinden, das es wert ist, dass man sich wieder daran erinnert. Der »Ja«-Finger wird anzeigen, wenn eines ausgewählt worden ist.
>
> [FZ: Ja.]
>
> Schön, wie alt sind Sie? Jünger als zehn Jahre?
>
> [FZ: Ja.]
>
> Jünger als neun Jahre?
>
> [FZ: Ja.]
>
> Jünger als acht Jahre?
>
> [FZ: Nein.]
>
> Aha, acht Jahre.
>
> [FZ: Ja.]

Das Herausfinden des genauen Alters erleichtert die Annäherung an die Erinnerung. Im Gegensatz zur Traumaarbeit, in der immer der Kontakt mit dem Erwachsensein gehalten werden sollte, damit der Patient nicht zu stark in die Regression und somit in das Trauma gerät, kann hier eine vermehrte Identifikation mit dem Kinde stattfinden.

> Das Erlebnis kann jetzt ganz lebendig werden ... beobachten Sie mal genau ... Lachen ... Sonnenschein ... Heiterkeit ... ein ganz besonderer Duft ... das macht einem richtig die Brust frei ...! (Geruchswahrnehmungen sind für die Dissoziation in Kindheitserfahrungen besonders dienlich.) Mögen Sie ein wenig berichten von dem, was Sie gerade erleben?

Nach dem verbalen Bericht wird die Trance vertieft, damit das Erlebnis abgespeichert werden kann. Das wiedergewonnene Erlebnis kann in Zukunft therapeutische Dienste leisten: »Wer weiß, weshalb Sie sich gerade an diese Situation erinnern und wofür das nützlich sein wird …«

Nach einer nochmaligen Trancevertiefung wird die schöne Erfahrung greifbar abgespeichert und per FZ »Der Neue« als »neu« archiviert.

3.3.2 Eine Vision entwerfen

Ziel: Vorausschau, Einsicht, Überblick, verbesserte Handlungsfähigkeit, Zukunftsorientierung und Finden einer Richtung und Lösung
Technik: Arbeit mit der Zeitprogression, differenzierte ideomotorische Rückkopplung bei allen Schritten

Interventionsschritte

- Besprich mit deinem Klienten das Problem/den Konflikt bzw. Vorfall, das/der ihn in die Therapie bringt. Lass dir alle Umstände genau beschreiben und nimm die Gefühle wahr, die er dabei erlebt und verbal sowie nonverbal ausdrückt.
- Bitte, genau zu erzählen, wie die momentane gedankliche – also bewusste – Vorstellung von Lösung/Vergeltung/Rache/Wiedergutmachung/Entscheidung/Planung (oder was auch immer) aussieht. Höre alle Details genau an, frage genau nach und notiere.
- Jetzt sollte ausgemalt werden, was an Plänen zur Bewältigung der Situation schon vorliegt.
- Verdeutliche, dass das Unbewusste schon weiß, was die erfolgreichste Strategie ist, um die beste positive Veränderung zu bewirken. Leite dazu nun eine angenehme Trance ein.
- Lass deinen Klienten in die Zukunft reisen, bis zu einem Zeitpunkt (ideomotorische Rückkopplung), zu dem das Resultat seiner bewussten Strategie vorliegt.
- Gewähre jetzt ausreichend Zeit. Bewirke, dass die Zukunftssituation ausgiebig lebhaft erfahren wird. Unterstütze dafür mit passenden Suggestionen die akribische Durchleuchtung der Situation auf allen Ebenen. Forsche besonders nach dem Befinden in folgenden Bereichen: Gefühl, Gesundheit, äußere und innere Freiheit, soziale Einbettung, partnerschaftliche/familiäre Entwicklung, berufliche Entfaltung, allgemeine Lebensplanung.

- Frage – vor allem ideomotorisch!! – nach dem Maß an Zufriedenheit mit der visionierten Situation. Sollte dies optimal sein, kann man die Trance vertiefen und beglückwünschend mit guten Suggestionen abschließen. Der positive Ausgang ist aber selten. Meist wird erlebt, dass man sich verrannt hat, vielleicht sterbensunglücklich ist oder beschämt, krank, unzufrieden, depressiv, verzweifelt. Natürlich ist positiv zu bewerten, dass diese Einsicht überhaupt Fuß fassen durfte.
- Danach wird die Trance wieder vertieft.
- Bitte das Unbewusste nun, sich produktiv mit der Lage auseinanderzusetzen und beim erneuten Betrachten andere/bessere Wege und Lösungsmöglichkeiten zu eröffnen (ideomotorische Rückkopplung). Gewähre ausreichend Zeit. Es ist vielleicht zu früh, dass sich gleich neue Ideen präsentieren. Ein FZ für »Das Neue« sollte aber erfolgen.
- Schließe ab mit der Suggestion: »Das Unbewusste wird sich in den kommenden Nächten intensiv mit dem Thema beschäftigen. Vielleicht wird das Ergebnis vorerst nicht bewusst. Aber von alleine werden sich Schritte ganz anders setzen. – Frage an das unbewusste System: ›Ist das möglich?‹«

3.3.3 Überspielen einer Szene

Ziel: Umwandlung eines Misserfolgserlebnisses in ein Erfolgserlebnis und somit Auflösung des negativen Nachhalls der missglückten Situation

Technik: Wichtiges Element dieser Hypnosearbeit ist die Verlangsamung. Dabei geschieht so etwas wie eine Doppelbelichtung einer alten Szene. In Zeitlupe wird die Erfahrung des Misserfolges in Trance erneut durchgespielt. Sobald sich die alten Störfaktoren bemerkbar machen (durch ideomotorische Anzeige), wird der Prozess angehalten, nochmals zurückgespult und dann akribisch ganz langsam, mit therapeutischer Unterstützung von außen, erfolgreich durchlaufen. Danach wird alles noch drei- bis fünfmal wiederholt, immer schneller, bis es dem normalen Zeitablauf entspricht. Handelt es sich ursprünglich um ein länger währendes Erlebnis, arbeite mit der Vorgabe, dass es sich nur innerlich in Zeitlupe vollzieht (nicht, dass die Sitzung drei Tage dauert). Zu dem Zweck, das Ergebnis abzusichern und den Fortschritt zu demonstrieren, wird dann im Sinne der Zeitprogression ein ebenbürtiges, positives Erlebnis in der Zukunft visioniert. Falls nicht, ist weitere therapeutische Intervention angesagt.

Interventionsschritte

- Besprich vor der Hypnose ausführlich die Einzelheiten des Erlebnisses.
- Geleite in eine angenehme, sichere Trance.
- Installiere bzw. frage FZ ab und bitte, alle Schritte ideomotorisch rückzukoppeln, damit du immer weißt, wo der andere innerlich ist.
- Frage über ideomotorische Signale die Bereitschaft zur Mitarbeit des Unbewussten ab.
- Bitte das Unbewusste, zurückzukehren zu dem Zeitpunkt kurz vor dem Misserfolg (FZ-Anzeige).
- Bitte nun, dies – sehr langsam beginnend – ablaufen zu lassen.
- Fordere auf, da anzuhalten, wo es brenzlig wird, und bitte, kurz zu berichten.
- Lass die Hypnose sich wieder vertiefen.
- Nun lass die Zeit wieder etwas zurückdrehen und sich dann sehr langsam dem Vorfall nähern, um ihn dann in Zeitlupe, mit aller inneren Kraft und Weisheit und deinen guten Suggestionen, produktiv und erfolgreich neu zu gestalten.
- Gib therapeutische Unterstützung, damit sich neue Gefühls- und Handlungsmöglichkeiten erschließen und innerhalb der Hypnose konstruktiv hinzufügen. So wird der Vorgang auf positive Art neu arrangiert.
- Das Ergebnis muss sich im inneren Erleben gut und zufriedenstellend anfühlen. Das sollte durch ein ideomotorisches Zeichen (»Finger für das Neue«) bestätigt werden.
- Animiere immer wieder, darüber zu berichten, was erlebt wird.
- Dann lass die Hypnose sich noch einmal vertiefen.
- Ist ein Durchgang zufriedenstellend zu Ende gebracht worden, bitte darum, diese Sequenz drei- bis fünfmal zu wiederholen, und zwar mit zunehmender Geschwindigkeit, bis sie dem realen Ablauf der Zeit entspricht. Auch das ideomotorisch bestätigen lassen!
- Um das Ergebnis abzusichern und den Fortschritt zu erproben/stabilisieren, lass im Sinne der Zeitprogression ein ebenbürtiges Erlebnis in der Zukunft visionieren, möglichst in tiefer Trance. Bitte dann um eine FZ-Rückkoppelung und einen verbalen Zwischenbericht.

- Bewirke, dass die Veränderung sinnlich erlebt wird.
- Formuliere posthypnotische Suggestionen für innere Umorientierung, Befreiung, Befähigung – oder was dem Kontext angemessen ist.

3.3.4 Reise durch die Lebensgeschichte

Ziel: Während einer Zeitreise durch das Leben bis zur Geburt oder Empfängnis (Zeitregression) Auffinden von Situationen, Erfahrungen und Stationen im Leben, die das aktuelle Leben belasten; beim Rückflug zurück ins Heute Bearbeiten dieser Szenen und in einer Zukunftsvision (Zeitprogression) testen, inwieweit Verbesserung und Wachstum erfolgen konnten.
Technik: Visualisation entweder eines sehr sicheren Gefährtes oder eines Heißluftballons, der weit über allen Geschehnissen schwebt, (für Aloisia aus Wien war es der Fiaker, für Alfredo der große, schöne, weiße Vogel, der aufmerksam die Lebenslinie entlangfliegt), vom Jetzt bis zum Beginn des Lebens ... und später wieder zurück, versteht sich ... ja, und danach in die Zukunft.

Interventionsschritte

Ideomotorische Signale zeigen Folgendes an, wenn der Klient sich in einer komfortablen, sicheren Trance befindet:

- Der Finger für »Ja« zeigt an, wenn die (Flug-)Reise startet.
- Der Finger für »Ich will nicht antworten« signalisiert immer wieder, wenn die Person vom sicheren Gefährt aus oder der Vogel ein Erlebnis erspäht, das mit der Reaktion und dem Gefühl von heute (z. B. in der Krise) zu tun hat.
- Der Finger für »Nein« zeigt das Ende der Reise zum Lebensanfang an.
- In der Pause, die man nach Ankunft beim Lebensbeginn einschaltet, wird der Zug aufgetankt und inspiziert, der schöne, weiße Vogel lässt sich ein paar Runden durch die Lüfte tragen und erholt sich dabei.
- Dann geht die Reise wieder langsam, bei der Geburt beginnend, Flugstunde um Flugstunde, Meile um Meile, Jahr um Jahr nach vorne:
- Der Finger für »Ja« zeigt wiederum an, wenn die (Flug-)Reise startet.
- Der Finger für »Das Neue« zeigt nun immer und immer (!) wieder an, wenn während der Reise ganz unbeachtet Heilung,

Nährung, Stärkung (durch Suggestionen gespeist) genau da infiltriert wird, wo es dringend nötig ist.

- Wenn die Person wieder im Hier und Jetzt angekommen ist, erfolgt die Anzeige »Nein«.
- Jetzt startet die Reise in die Zukunft, damit überprüft werden kann, ob Verbesserungen erfolgt sind. So schwingt sich Alfredo auf den Vogel und macht mit ihm einen Flug in die Zukunft. Er sieht sich singen, er sieht sich zufrieden und stark.
- Auch das bestätigt der Finger für »Das Neue«: Sehr glücklich kehrt er von der Reise zurück. Ja, das ist natürlich auch wichtig, das Zurückkehren. Also: die gute Zukunftsvision absichern und einspeichern. Dies ideomotorisch bestätigen lassen. Danach erfolgt die Rückorientierung in die Gegenwart mit der Suggestion, dass diese gute Zukunftsvision ein treuer Begleiter wird. Stimmt's? FZ: »Ja!«

3.3.5 Entlastung vom Trauma

Ziel: Aufarbeitung eines Traumas
Technik: durch Ideomotorik schonende, indirekte Bearbeitung aus der Erwachsenenperspektive

- Formulierung der therapeutischen Hypothese:

> Ist ein früheres Ereignis für Ihr heutiges Problem verantwortlich?

Wenn »Nein« erfolgt, ist zu fragen, ob es eine Reihe von Ereignissen seien.

Bei »Ja«-Antwort:

- Herausfinden des Zeitpunktes durch Bestätigung via FZ mit »Ja« bzw. »Nein«:

> Waren Sie bei diesem Ereignis jünger als zehn Jahre ...? FZ: »Ja.« ... jünger als acht ...? FZ: »Ja.« ... jünger als fünf Jahre? FZ: »Nein.« Waren Sie sechs Jahre alt? FZ: »Ja.« Gut, dann schauen Sie jetzt aus der Erwachsenenperspektive (!) und aus der Zeit von heute (!) und dem Ort von hier (!) noch einmal wie aus der Ferne an, was zu jener Zeit passiert ist. Wenn Sie wissen, was es ist, wird Ihr »Ja«-Finger sich heben. Während er sich hebt, wird die Erinnerung auftauchen, und Sie werden darüber sprechen können, aber so, als wäre alles sehr weit weg.

- Therapeutische Neuorientierung:

> Lassen Sie mich bitte wissen, was Sie gerade erleben. So kann ich Ihnen, wenn Sie es brauchen, beistehen.

Nach der Beschreibung der auftauchenden Erinnerungen (in diesem Fall an die Not des Kindes) werden die therapeutische Verarbeitung und Integration gefördert: Beistand, liebevolles Annehmen des Kindes, wichtiges Gespräch, Versprechen, es nie wieder im Stich zu lassen.

- Verankerung des Therapieerfolges:

> Sie wissen jetzt mehr. Ist es Ihnen jetzt möglich, das Problem zu lösen, wenn vielleicht auch erst einmal auf der unbewussten Ebene?

Ein »Nein« bedeutet, dass weitere Einsicht und Umgestaltung erarbeitet werden müssen.

> Lassen Sie Ihr Unbewusstes ein Zeichen für »Das Neue« geben, wenn es bereit ist, den Zeitpunkt für eine zufriedenstellende Lösung des Problems in Ihr Bewusstsein treten zu lassen.

3.3.6 Auffinden und Nutzen von Ich-Teilen und Ego-States

Die ideomotorische Technik eignet sich besonders gut für die sogenannte Teile-Arbeit. Diese fußt auf der nützlichen und sehr ergiebigen Arbeitshypothese von Watkins und Watkins (2012), nach der eine Person in verschiedenen Situationen verschiedene Personenfiguren oder eben Ich-Teile lebt oder sich in unterschiedlichen Ich-Zuständen/Ego-States befindet. Je besser die Teile miteinander in Kontakt treten können, sich akzeptieren, helfen, unterstützen und austauschen, umso gesünder und runder ist die Gesamtpersönlichkeit.

Per Fingerzeichen können sich die Ich-Teile auf ideale Weise identifizieren lassen, und die Arbeit kann – ideomotorisch rückgekoppelt und gestützt – beginnen.

Möglichkeiten und Zielsetzungen (Auswahl)

- Zugang zu ressourcenreichen Ich-Teilen/Ego-States finden
- Zugang zu verborgenen Ich-Teilen/Ego-States erkennen
- hilfreiche Ich-Teile/Ego-States auffinden und für die Gesamtpersönlichkeit engagieren

- innere Helfer mobilisieren
- Gruppen- oder Teamarbeit der Ich-Teile/Ego-States initiieren
- Kommunikation und Kooperation im intrapsychischen System anregen
- Anerkennung und Verständnis für alle (!) Ich-Teile/Ego-States ausdrücken
- inneren Beobachter und/oder weise Ratgeber installieren
- hilflosen Ich-Teile/Ego-States in traumatischen Situationen Ressourcen anbieten
- hilflose Ich-Teile/Ego-States aus traumatischen Situationen an einen geschützten Ort bringen
- bedürftigen Ich-Teilen/Ego-States die Möglichkeit geben, zu wachsen, zu lernen und sich zu entwickeln
- destruktiven Ich-Teilen/Ego-States neue, konstruktive Aufgaben überantworten
- Täterintrojekte und täternahe Anteile aufdecken und positiv einbinden
- erschöpfte Ich-Teile/Ego-States in Kur schicken oder auf eine spirituelle Reise
- unterentwickelte Ich-Teile/Ego-States gegebenenfalls zu Ferien auf dem Bauernhof raten
- Ich-Teile/Ego-States positiv anerkennen und würdigen, sowie immer eine gute Absicht unterstellen.

Merke: Auch die Veränderung der Ich-Teile/Ego-States ist nur auf der Basis der alten pädagogischen »Du bist o. k.«-Regel möglich, egal wie unmöglich oder zerstörerisch das bisherige Verhalten war.

3.3.7 Dialog mit dem inneren Symptomträger

Sei dir im Klaren, dass jeder Persönlichkeitsteil/Ich-Teil im Grunde helfen und etwas Positives beitragen will, auch wenn es nach außen keineswegs so aussieht, wenn sie stehlen, sich selbst verletzen, trinken, zu viel essen oder hungern, Arbeiten nicht verrichten, Packungen von Zigaretten rauchen, die Zähne bzw. Gesundheit ruinieren oder sich mit dem inneren Antreiber ständig unter Stress setzen. Alle diese Anteile sind innere Energiepakete, die irgendwann – zumeist im ersten Lebensabschnitt – entstehen und ihre eigene Geschichte und Aufgabe und oft auch ihren Namen haben (siehe Kap. 4.1.3).

Ziel: mit einem Persönlichkeits-Teil, der für ein bestimmtes Verhalten/Symptom verantwortlich ist, in – unter Anerkennung der guten Ab-

sicht – wertschätzenden Kontakt treten, um ihn und seine Beweggründe kennenzulernen und zu ermöglichen, dass er neue, konstruktive Aufgaben übernimmt
Technik: Dialog mit einem Ich-Teil in Trance; Ideomotorik, d. h. immer wieder die Aussagen und Vorhaben mit Fingerzeichen erforschen und rückbestätigen lassen plus (!) reden in Trance

Interventionsschritte

- Begleite in eine angenehme, sichere und tiefe Trance.
- Schicke alle Persönlichkeitsanteile in Urlaub, auf Reise, in Kur, ausgenommen den Symptomträger: »Alle Persönlichkeitsanteile dürfen jetzt in einer wundervollen Hängematte dösen/eine Schiffchentour/Reise in der Kutsche machen, während ich mich gerne mit *dem* wichtigen Teil unterhalten würde, der sich mit dem Symptom so aktiv um dich bemüht.«
- Sprich den Teil an, der das Symptom »trägt«.
- Erforsche seinen Namen, und nutze ihn im Weiteren. (Animiere immer wieder, in der Trance auch zu reden.)
- Sprich deine Anerkennung für seinen Einsatz aus. Meine es ehrlich im oben angegebenen Sinn.
- Frage den Teil nach seiner Geschichte.
- Frage nach seiner Erfahrung.
- Frage nach seiner Meinung zum Thema/Symptom/Problem.
- Frage nach seiner Aufgabe.
- Frage nach der – eigentlich guten – Absicht, die hinter seinem Handeln steht.
- Frage den Teil nach seinen Wünschen.
- Unterstelle immer wieder Gutes (wichtig: mit Fingerzeichen rückbestätigen lassen!).
- Reframe die Aussagen des Teils, das heißt, »überarbeite« seine Aussagen, indem du sie in einen neuen Rahmen setzt, und mache sie therapeutisch nützlich. Wiederhole sie in einem anderen, sinnvollen Kontext.
- Verhandele mit dem Teil, und setze alles ein, damit er weder sein Gesicht verliert noch das Gefühl hat, überredet zu werden.
- Nimm den Teil ernst, danke ihm für seine getane Arbeit und motiviere ihn – unter Wahrung der guten Absicht – für eine mindestens gleichwertige, aber sinnvollere.

- Mach dem Teil keine Angst, dass er mit den anderen verschmelzen solle, respektiere ihn!
- Unterstelle immer wieder Gutes, und sei geduldig, auch wenn du keine Antworten bekommst. Deine Fragen wirken in der Tiefe weiter.
- Triff konkrete Abmachungen für Veränderung in kleinen Schritten.
- Sprich Lob aus wie für ein Kind.
- Schicke den Teil eventuell auf eine spirituelle Reise, damit er sich erholen und lernen kann (mit Fingerzeichen rückbestätigen lassen, dass es das Richtige ist!).

3.3.8 Konferenz mit klugen Köpfen

Ziel: Klärung eines tief sitzenden Problems oder Konfliktes, Beantwortung einer lebenswichtigen Frage
Technik: Voraussetzung ist gute Trance- und Imaginationsfähigkeit; Nutzung der kindlichen Ich-Anteile/Ego-States sowie der Instanz des inneren Weisen; ideomotorische Rückmeldung

Interventionsschritte

- Geleite in eine angenehme Trance.
- Bitte das Unbewusste um gute Kooperation.
- Lass vollkommen entspannt und in aller Ruhe auf das Problem, die Frage, den Konflikt (o. Ä.) fokussieren.
- Erzähle frei und munter von der Klugheit und Einfühlsamkeit eines Kindes.
- Lass einen schönen großzügigen Konferenztisch imaginieren (mit Fingerzeichen rückbestätigen lassen).
- Bitte jetzt, mehrere Kind-Ichs verschiedener Altersstufen (so, wie es zur Klärung am sinnvollsten erscheint) an diesen Tisch einzuladen. Vielleicht das Kind von drei Jahren, von sechs, von neun und zwölf Jahren. Das Kind soll so aussehen und so gekleidet sein wie die Person damals und auch so fühlen und denken, also die unverdorbene kindliche Weisheit besitzen.
- Lass jedes Auftreten eines Kindes immer ideomotorisch bestätigen! D. h., bitte jeweils um ein »Ja«-Zeichen als Bestätigung, wenn eine neue Person/ein weiteres Kind auftaucht.
- Wenn sich alle Kinder versammelt haben, mit Limonade u. Ä. versorgt sind, wird noch eine weitere Person eingeladen.
- Alle sind neugierig (mit Fingerzeichen rückbestätigen lassen).

- Es kommt ein weiser, älterer Mensch, Frau oder Mann (mit Fingerzeichen rückbestätigen lassen).
- Ihm wird ein Glas klaren, frischen Wassers gereicht.
- Nun kommt – von allen mit Spannung erwartet – das Problem, die Frage, der Konflikt auf den Tisch.
- Während der Ältere sich entspannt zurücklehnen und lauschen darf, diskutiert die Truppe – alle gleichwertig –, wägt ab, nimmt sich der Aufgabe mit spontaner Klugheit und Reife an (mit Fingerzeichen rückbestätigen lassen).
- Gib Suggestionen, die Unterhaltung gut zu verfolgen und sich wichtige Details zu merken.
- Erzähle eventuell eine Metapher über Klärung, Verstehen, inneres Wachstum, Reifung, Entwicklung, Zugewinn innerer Freiheit.
- Erbitte ein Fingersignal des »Neuen«, sobald eine neue Erkenntnis gewonnen wird.
- Formuliere posthypnotische Suggestionen entsprechend der Zielvorgabe.
- Lass die Hypnose vertiefen, um alles Wichtige abzuspeichern und im Weiteren zur Wirkung zu bringen.
- Schließe die Hypnose ab, und gib noch den Hinweis, dass sich Veränderungen vollziehen können, auch wenn in der Trance nicht viel erlebt wurde. Wie immer ist die Anregung das Wesentliche. (Mit dem Fingerzeichen für »Das Neue« rückbestätigen lassen.)

3.3.9 Diagnostischer Fragenkatalog

Der Diagnostische Fragenkatalog (erweitert nach David Cheek 1994) klärt geradezu genial über die Fingersignale in direkter, unbewusster Kommunikation detektivisch schlüssig einen eventuellen psychischen Hintergrund von Beschwerden oder einer Krankheit ab und bringt auf indirekte Weise schonend Heilungs- und Lösungsprozesse in Gang.

Aus didaktischen Gründen ist er zuerst nur in den Fragen und der therapeutischen Zielsetzung skizziert, anschließend erst vervollständigt mit dem jeweiligen Interventionsmuster, d. h. den möglichen wörtlichen Fragen und weiterführenden therapeutischen Anregungen auf unbewusster Ebene.

Der Diagnostische Fragenkatalog, skizziert

a) Sinn? Funktion? Bedeutung? Krankheits-/Sekundärgewinn? (Funktion der Erkrankung.) –*Therapeutisches Ziel:* Reifung.
b) Aktueller Konflikt? – *Therapeutisches Ziel:* Bewältigung.
c) (Kindheits-)Trauma? (Oder eine Reihe von Traumata.) – *Therapeutisches Ziel:* Aufarbeitung in der Lebensgeschichte.
d) Organ-/Körpersprache? (Will der Körper etwas kundtun mit der Erkrankung?) – *Therapeutisches Ziel:* Aufmerksamkeit, Respekt, Verständnis, Verhaltensänderung.
e) Prägung/Gewohnheitshaltung? – *Therapeutisches Ziel:* neue Varianten lernen, Verhaltensspektrum erweitern.
f) Identifikation? – *Therapeutisches Ziel:* Loslassen/Abgeben.
g) Selbstbestrafung/unbewusste Schuldübernahme? – *Therapeutisches Ziel:* Aufhören.
h) Entscheidung? – *Therapeutisches Ziel:* die Entscheidung erkennen, beleuchten, begutachten und eventuell revidieren.

Abgesehen von der direkten Aussage, die wir durch die Antwort der Fingerzeichen erhalten, sind wir als Therapeuten von der (undankbaren) Aufgabe entlastet, dem anderen etwas für ihn eventuell Unangenehmes unterbreiten müssen. Die Botschaft oder der Hinweis, die Krankheit habe einen Sinn, der Körper wolle ihm etwas sagen, die Pein sei durch irgendeine Art Schuldübernahme selbst auferlegt, kommt aus ihm selber. So kann die für ihn neue Botschaft in der Regel akzeptiert werden.

Der Diagnostische Fragenkatalog mit Interventionsmuster

A) Krankheits-/Sekundärgewinn:

Hat die Krankheit einen Sinn, eine positive Funktion in Ihrem Leben?

Folgefragen, die dem ideomotorischen System bei erfolgtem FZ-»Ja« zu stellen sind:

- Sind Sie bereit, daran etwas zu verändern? Wissen Sie schon auf tieferer Ebene, wie Sie daran etwas ändern können?
- Ist dieser Sinn noch sinnvoll? Möchten Sie etwas Besseres finden?

B) Aktueller Konflikt:

Steht die Krankheit in Zusammenhang mit einer aktuellen Situation?

Folgefragen, die dem ideomotorischen System bei erfolgtem FZ-»Ja« zu stellen sind:

- Sind Sie bereit, diesen Konflikt auszuräumen, um gesund zu werden?
- Sind Sie willens, sich auf neue Art und Weise zu verhalten? [Bei FZ-»Nein«:] »Nein«. Ach, noch nicht, gut.
- Brauchen Sie noch etwas, um den Konflikt zu klären?
- Gibt es innerlich die Erlaubnis, den Konflikt zu klären? [Bei FZ-»Nein«:] Nein? Oh, dann wissen wir ja, was zu tun ist.

C) (Kindheits-)Trauma:

Ist ein (Kindheits-)Trauma verantwortlich für die Symptomatik?

Folgefragen, die dem ideomotorischen System bei erfolgtem FZ- »Ja« zu stellen sind:

- Werden die Chancen für Ihre Gesundung größer, wenn wir uns in der Therapie mit dieser Situation beschäftigen?
- Wollen Sie dieses Trauma auf neue Weise bearbeiten, damit es seine schlechte Auswirkung verliert? Ja? Gut, sollen wir das heute schon machen? [Bei FZ-»Ja«:] Ja? Gut! [Herausfinden des Zeitpunktes durch FZ.]
- Schauen Sie jetzt aus der Erwachsenenperspektive (!) und aus der Zeit von heute (!) und von diesem Ort hier (!) noch einmal an, was zu jener Zeit passiert ist. Wenn Sie wissen, was es ist, wird Ihr »Ja«-Finger sich heben. Während er sich hebt, wird die Erinnerung auftauchen, und Sie werden darüber sprechen können.

- *Therapeutische Neuorientierung:*

Lassen sie mich bitte wissen, was Sie gerade erleben. So kann ich Ihnen, wenn Sie es brauchen, beistehen.

Beim Bericht wird dazu angehalten, die auftauchende Erinnerung (Not des Kindes) in der dritten Person (!) zu beschreiben, danach werden die therapeutische Verarbeitung und Integration gefördert. Verankerung. Suggestion: »Sie wissen jetzt mehr. Ist es Ihnen jetzt möglich, das Problem zu lösen, wenn auch vielleicht erst einmal auf der unbewussten Ebene?« Ein »Nein« bedeutet, dass weiter Einsichten und Umgestaltung erarbeitet werden müssen.

D) Organ-/Körpersprache:

Will der Körper mit den Beschwerden etwas kundtun?

Folgefragen, die dem ideomotorischen System bei erfolgtem FZ-»Ja« zu stellen sind:

- Mögen sie jetzt mal ganz aufmerksam nach innen horchen, um einen genaueren Hinweis zu erhalten? [FZ-»Ja«:] Ja? Gut! Sobald Ihnen Ihr Körper etwas Wichtiges mitteilt, wird Ihr »Ja«-Finger ein Zeichen geben. Warten wir einfach ab. [Wird eine Sensation bemerkt, fragt man:] Was kann das für Sie heißen?

E) Prägung/Gewohnheitshaltung:

Ist die Krankheit ein früher erlerntes Reaktionsmuster?

Folgefrage, die dem ideomotorischen System bei erfolgtem FZ-»Ja« zu stellen ist:

- Das ist ein altes Muster. Sind Sie bereit, ein neues, zeitgemäßes auszuprobieren? Sie können auf jeden Fall das alte Muster im Repertoire behalten und nehmen einfach eine neue Option dazu. Dann wählen Sie immer, was Ihnen gerade mehr zusagt oder was Ihrem Alter besser entspricht.

F) Identifikation:

Ist das wirklich Ihr (z. B.) Kopfschmerz? Oder gehört das Symptom eigentlich zu einer anderen Person?

Folgefrage, die dem ideomotorischen System bei erfolgtem FZ-»Ja« zu stellen ist:

- Sind Sie bereit, das Symptom (symbolisch) wieder dahin zurückzugeben, wohin es eigentlich gehört?

G) Selbstbestrafung/unbewusste Schuldübernahme:

Handelt es sich bei dem Symptom um eine Art unbewusster Selbstbestrafung?

Folgefragen, die dem ideomotorischen System bei erfolgtem FZ-»Ja« zu stellen sind:

- Sind Sie bereit, damit aufzuhören?
- [Falls da ein »Nein« kommt:] Sind Sie bereit, damit aufzuhören, und zwar einem anderen zuliebe, vielleicht auch jemanden zuliebe, der nicht mehr oder noch nicht auf der Erde ist? [Mit dieser Frage treffe ich das psychische System von Schuld und Sühne.]

H) Entscheidung:

Haben Sie als Kind einmal eine wichtige, damals vielleicht lebensrettende Entscheidung getroffen, die die Symptomatik auslöste?

Folgefragen, die dem ideomotorischen System bei erfolgtem FZ-»Ja« zu stellen sind:

- Ist diese Entscheidung (z. B. nie wieder .../für immer und ewig ... dies zu tun/zu lassen) heute noch sinnvoll?
- Damit es Ihnen besser geht, könnten Sie an der alten Entscheidung etwas ändern oder sie sogar aufheben, weil Sie heute erwachsen sind. Sind Sie bereit dazu?

3.3.10 Healthy Place – der gesunde Ort

Ziel: Unterstützung von Wohlbefinden und Gesundung, anwendbar bei allen Beschwerde- und/oder Krankheitsbildern
Technik: Imagination, Fokussierung auf einen gesunden Bereich im Körper, rückgekoppelt mit Ideomotorik

Interventionsschritte nach einer leichten Tranceinduktion

- Streife mit geschlossenen Augen durch den Körper.
- Finde nun einen Bereich, und sei er noch so klein, der gesund ist, von der Krankheit nicht betroffen.
- Dort funktioniert alles optimal, es gibt keine Schmerzen, es ist alles normal, fühlt sich vielleicht richtig gut an.
- Lasse dir die richtige Auswahl ideomotorisch bestätigen.
- Vertiefe dich nun in den Bereich, sink in ihn hinein, koste ihn aus.
- Er kann zum Spaß kleiner werden, auch wenn es sich nur um das Ohrläppchen handelt. Auch dieses ist ja ein wunderbares Liliputkissen.
- Bring nun die Gesundheit dieses Ortes zum Strahlen.
- Beobachte, wie die Energie zunehmend kräftiger von diesem kleinen Bereich in den Nachbarbereich fließt, sodass dieser sich auf einmal auch wohlfühlt.

- Lasse die Veränderung auch ideomotorisch bestätigen.
- Sieh alles in Farben. Welche Qualität hat die Farbe, welche Intensität?
- Hat die Farbe Brillanz, Stärke, Leuchtkraft?
- Ist die gesunde Energie auch zu hören? Wie das Rauschen eines Baches vielleicht?
- Teste, wie der gesunde Ort sich nun ausbreitet, vielleicht sogar andere kleine, gesunde Inseln ins Leben ruft und dabei Linderung schafft.
- Speichere die erlebte Veränderung ein, und rufe zur Bestätigung ein ideomotorisches »Ja« ab.
- Suche mehrfach am Tage in einer ruhigen Minute den gesunden Ort auf. Fühl dich darin wohl, lasse ihn wieder etwas größer werden und/oder kleine Inseln des Wohlfühlens auch in anderen Bereichen des Körpers entstehen.

3.3.11 Besuch im Körperreich

Ziel: mentale Unterstützung von Heilung
Technik: heilende, märchenhafte Visualisation von der Herrscherin/dem Herrscher (die/der Betroffene imaginiert sich in dieser Figur) und einer guten Fee/Heilerin (oder Magier, je nachdem), die sich um den Körper kümmern; geeignet für Selbsthypnose

Nach Tranceinduktion *Anregung von folgender Visualisation,* die je nach Persönlichkeit des Patienten auszumalen ist:

- Herrscherin/Herrscher und gute Fee/Heilerin werden vorerst einzeln visualisiert.
- Herrscherin/Herrscher und gute Fee/Heilerin finden sich auf freiem, schönem Gelände (in einem Park o. Ä.) zusammen.
- Miteinander plaudernd, gehen sie gemächlich los.
- Sie kommen an ein großes, schönes Tor.
- Dieses Tor öffnet sich, es führt in das Körperreich.
- Herrscherin/Herrscher und gute Fee/Heilerin durchschreiten den Körperraum und inspizieren das Gelände.
- Ideomotorische Antworten deuten auf Stellen hin, wo Aufmerksamkeit angezeigt ist.
- Herrscherin/Herrscher und gute Fee/Heilerin halten inne und lassen die Situation auf sich wirken.
- Während die Heilerin langsam beginnt, Ideen zu entwickeln, begleitet die Herrscherin/der Herrscher voller Vertrauen die Szene.

- *(Diagnose:)* Die gute Fee/Heilerin hält Zwiesprache mit dem Körper. Sie erfährt:
  - wie es ihm geht,
  - was er wünscht,
  - was er braucht,
  - was als Erstes getan werden muss,
  - ob er selber Heilung in Gang setzen kann, wenn ... ...
  - und ob die Heilerin noch etwas Bestimmtes wissen muss.
- Wenn die Heilerin alles weiß, was sie für die Heilung wissen muss, wird der »Ja«-Finger das deutlich anzeigen.
- Die Herrscherin/Der Herrscher betrachtet voller Vertrauen, in Ruhe und mit Abstand das Geschehen.
- *(Therapie:)* Die gute Fee/Heilerin beginnt besonnen und liebevoll das zu tun, was der Körper braucht.
- Hier sollten verschiedene Schritte erfolgen, die dem Beschwerdebild bzw. Krankheitsbefund entsprechen.
- Die Richtigkeit des Handelns der guten Fee/Heilerin wird jeweils ideomotorisch rückgekoppelt.
- Die Herrscherin/Der Herrscher gibt die Erlaubnis/Befugnis dazu, dass das geschehen darf, mit einem majestätischen Nicken (eventuell ideomotorisches Nicken erbitten) und betrachtet wiederum einfach in Ruhe und mit Abstand das Geschehen.
- Wenn genug getan wurde, zeigt das der »Ja«-Finger auf die Frage »Ist für heute genug getan?« an.
- *(Heilende Suggestionen:)* Die Heilerin streicht noch einmal liebevoll mit ihrer heilenden Hand über das erkrankte Gebiet des Körperreiches und spricht ihren guten Zauberspruch.
- Herrscherin/Herrscher und gute Fee/Heilerin verlassen das Körperreich wieder durch das Tor, unterhalten sich oder lachen und scherzen vielleicht miteinander. Sie vergessen die getane Arbeit, aber von nun an geschehen wundersam Dinge ...
- Der Finger für »Das Neue« bestätigt die vollzogene Arbeit.

3.3.12 Körperfarben

Ziel: Auffinden des Ursprungs einer psychosomatischen Erkrankung und heilsame Veränderung (erweitert nach David Cheek 1994)
Technik: Therapie am Ursprungsort; Ideomotorik

Interventionsschritte

- Leite eine angenehme Trance ein.
- Suggeriere nun, dass sich der Körper auf einmal in Farben präsentiert, z. B. in einem Spiegelbild, bei einer Reise durch den Körper o. Ä.
- Bitte um eine ideomotorische Bestätigung, sobald das suggerierte Bild auftaucht.
- Nachdem das »Ja«-Signal erfolgt ist, lass das entstandene Bild beschreiben (z. B.: »Meine Hände und Arme sind warmrot, mein Kopf königsblau, meine Brust eher hellorange, die Beine ...«).
- Lege Wert darauf, dass keine Körperpartie ausgelassen wird! Mit großer Wahrscheinlichkeit ist davon auszugehen, dass die gesunden Körperbereiche mit hellen, starken, leuchtenden Farben visualisiert werden, während die erkrankten Bereiche gar nicht erwähnt werden oder in dunklen, gräulich braunen »Unfarben« im Schatten liegen.
- Frage jetzt per Fingerzeichen, ob auch diese Bereiche ehemals eine gesunde Farbe besaßen (wird normalerweise ideomotorisch bejaht).
- Bitte das Unbewusste nun, in die Zeit der Lebensgeschichte zurückzuwandern, zu der dieser Bereich noch Farbe hatte. Wenn es dort angekommen ist, soll der »Ja«-Finger dies anzeigen.
- Lass den Körper (von damals) in seiner gesunden Farbe betrachten.
- Wenn das ideomotorische »Ja«-Zeichen für die erfolgte Betrachtung kommt, eruiere das Alter: »Sind Sie da jünger als 20 Jahre?« FZ-»Ja«: »Jünger als zehn Jahre?« FZ-»Nein«: »Zwölf Jahre?« FZ-»Ja.«
- Bitte nun das Unbewusste, in der Zeit langsam wieder nach vorne zu gehen und den ersten Beginn des Verlustes von Farbe mit einem »Ja«-Signal anzuzeigen.
- Hilf nach der erfolgten »Ja«-Anzeige zu artikulieren, was sich gerade ereignet.
- Bitte das Unbewusste, weiterzugehen bis zu der Zeit, da die Farbe vollkommen erloschen ist bzw. den heutigen Ton bekommen hat.
- Stütze deinen Patienten, der eventuell tief berührt ist. (»Ich bin bei Ihnen« etc.)

- Setze nun dein therapeutisches Wissen ein, und frage ideomotorisch ab, ob in diesen Körperbereich wieder eine gesunde Farbe Einzug halten kann, einfach weil es an der Zeit ist, weil heute andere Ressourcen vorliegen o. Ä.
- Wäge ab, ob die Intervention »Arbeit am Kindheitstrauma« (Kaiser Rekkas 2011a, S. 142) sinnvoll ist, und arbeite gegebenenfalls damit.
- Gib gute, integrationsfördernde Suggestionen.
- Frage jetzt nach dem momentanen »Farbbefund«.
- Gib posthypnotische Suggestionen in Richtung therapeutischer nächtlicher Träume, Entwicklung und Heilung, und schließe die Hypnose ab.

3.3.13 Chronologischer Zugang zu seelischen Hintergründen

Mit dieser Technik (im Prinzip gleich aufgebaut wie »Körperfarben«, 3.3.12) nehmen wir zu bedeutsamen, aber vergessenen Lebensereignissen Kontakt auf und beginnen ihre therapeutische Bearbeitung (erweitert nach Cheek 1994).

Schritt 1: Annäherung an das Problem

Gehen Sie jetzt wie auf einer inneren Zeitlinie in Ihrer Geschichte zurück. Wenn Sie dort angekommen sind, wo es noch keine Schwierigkeiten gab/Sie noch gesund waren, gibt Ihr »Ja«-Finger ein Zeichen.

[Pause, FZ abwarten. – FZ: Ja.]

Lassen Sie nun von diesem guten Zustand innerlich ein Bild entwickeln und sagen mir, wo Sie sind, was geschieht und wie es sich anfühlt. Gehen Sie jetzt Schritt für Schritt auf der inneren Zeitlinie wieder nach vorne, und zwar genau bis zu dem Moment, an dem Sie merken, dass zum ersten Mal etwas Wichtiges passiert, das mit Ihrem Problem zu tun hat. Wenn Sie dort angekommen sind, signalisiert das wieder Ihr »Ja«-Finger.

[Pause, FZ abwarten. – FZ: Ja.]

Schritt 2: Therapeutisches Vorgehen

Während sich Ihr Finger hebt, erzählen Sie mir, was Ihnen als Erstes in den Sinn kommt. Sprechen Sie einfach alles aus, auch wenn es seltsam erscheint.

[Pause. Zeit für eventuell auftretende Gefühle und/oder spontane Einsicht gewähren. Reden lassen.]

Gehen Sie jetzt weiter auf der Zeitlinie bis zum nächsten Ereignis, das aus dieser ersten Erfahrung Ihr Problem verursachte.

[Pause. Es soll an dieser Stelle wiederum Zeit gegeben werden, spontane Gefühle, Erfahrungen und Einsichten zu äußern. Dabei stützt der Therapeut den Patienten und lenkt den Prozess auf positive Weise. – Anschließende Frage, zu beantworten über FZ:] Gibt es irgendeine andere/weitere Erfahrung, von der wir wissen sollten?

Schritt 3: Verankern des Therapieerfolges

Gehen Sie nun bitte weiter auf der Zeitlinie in die Zukunft, und zwar bis zu dem Punkt, an dem Sie jetzt intuitiv wissen, dass Sie das Problem gelöst haben werden und sich symptomfrei/geheilt fühlen. Wenn Sie dort angekommen sind, wird sich Ihr »Ja«-Finger heben.

[Pause, FZ abwarten.]

Lassen Sie nun vor Ihrem inneren Auge ein Datum in der Zukunft erscheinen. Es wird das Datum sein, an dem Sie ... Ihr »Ja«-Finger wird sich dabei heben. Während er sich hebt, nennen Sie mir bitte das Datum.

Jegliche Schwierigkeit, dieses »Datum der Heilung« zu nennen, bedeutet, dass mehr therapeutische Arbeit bei Schritt 1 oder 2 investiert werden muss.

Wenn Ihr Unbewusstes weiß, dass es diesen Heilungsprozess fortsetzen kann, wird das wiederum Ihr »Ja«-Finger anzeigen. Und Ihrem Bewusstsein kommen alle Einsichten, die zur Heilung wichtig sind ...

[FZ: Ja.]

Gut, dann werden Sie ganz von alleine Hinweise erhalten, was zu tun ist.

3.3.14 Zeit und Raum für innere Prozesse

Ziel: Verarbeitung tief sitzender Konflikte, Probleme, Dramen in der Stille; gut geeignet zur Behandlung von Depressionen sowie nicht richtig fassbaren Zuständen von Unzufriedenheit

Technik: zunächst aufdeckendes Gespräch in hypnotischer Dissoziation, danach Zeit für innere Arbeit im Stillen, während der Therapeut einfach mit seiner Anwesenheit Support und Energie gibt. Nur die Fingersignale zeigen die Weiterarbeit des Unbewussten an.

Interventionsschritte

- Besprich das Problem bzw. das Gefühl von Depression. Frage exakt nach, um so viel Information wie möglich zu erlangen, damit du die hinter den Fakten liegenden Gefühle erkennen kannst.

- Leite die Trance ein, und ermögliche dann die Dissoziation von Zeit und Raum, d. h. bring den Patienten/Klienten in eine andere Zeit und an einen anderen Ort (mit Fingerzeichen rückbestätigen lassen).
- Gib einen wohlwollend therapeutischen, persönlichen Kommentar. Beispiel: »Ich habe verstanden, dass Sie gelitten und schwere Zeiten durchlaufen haben. Das hat Schäden und Chaos angerichtet und kann selbst eine starke Persönlichkeit wie Sie aus der Bahn werfen.«
- Ermutige nun, in Trance noch etwas über die Gefühle zu erzählen: »Erzählen Sie mir etwas von Ihren Gefühlen, einfach, was Ihnen so spontan in den Sinn kommt. So viel, wie jetzt hier erzählt werden soll, nicht mehr, nicht weniger.«
- Lasse jetzt den anderen einfach sprechen. Falls die Gefühle überborden sollten, halte ihn an, weiterzuatmen und noch ein wenig zu reden.
- Stopp nach ein paar Minuten das Reden, und fordere auf still zu sein. »Danke für Ihr Vertrauen, mir das alles gesagt zu haben. Sie haben mir viel von sich berichtet. Vieles ist wichtig, ausgesprochen zu werden. Anderes soll man nicht aussprechen oder kann man vielleicht auch gar nicht in Worte fassen und aussprechen.«
- Gewähre nun einen Zeitraum von ein paar Minuten, in dem der andere seinen Gedanken und Gefühlen nachgeht und sie ordnet, aber vor allen Dingen unbewusste Heil- und Integrationsarbeit leistet. »Während Sie nun ganz von alleine tiefer in Trance sinken, wird Ihr Unbewusstes in den nächsten Minuten – losgelöst von Zeit und Raum – wichtige persönliche, nicht aussprechbare Dinge betrachten und durchleuchten. Das vollzieht sich in aller Stille und hoher Intensität. Dabei wird sich vieles ordnen und regeln, ob Sie das bemerken oder nicht. Ich bleibe mit meiner ganzen Energie und Kraft dicht bei Ihnen. Die Fingerzeichen werden uns dabei immer auf dem Laufenden halten und wissen lassen, dass sich in der Tiefe der Seele heilsame Arbeit vollzieht.«
- Unterstütze, dass Fingerzeichen erfolgen: »Und immer wieder zeigt der »Ja«-Finger die fortschreitende Arbeit an.« FZ-»Ja«: »Sehr gut!« Ect.

- Lasse nach ein paar Minuten die innere Entwicklung mit dem Fingerzeichen für »Das Neue« rückbestätigen.
- Gib Suggestionen, die Zuversicht vermitteln, und leite die Trance aus.

3.3.15 Museum of Modern Dreams (MoMD)

Ziel: Ich-Stärkung, Verfolgung von Zielen, Verwirklichen von Träumen, Mobilisieren von Ressourcen
Technik: Altersprogression. Fantasievorstellung, wobei alle einzelnen Punkte mit individuellen Suggestionen angeregt werden sollen. Ideomotorische Rückkopplung kann bei jedem Punkt eingeholt werden, was den Effekt erhöht.

Interventionsschritte

- Induktion einer leichten Trance.
- Hinführen an einen schönen, sicheren Ort.
- Anregen, diesen Ort zu betreten und auszukundschaften.
- Suggerieren, eine Türe, einen Durchgang oder ein Tor zu entdecken.
- Diesen Durchgang durchschreiten lassen.
- Eine neue Landschaft taucht auf, sie strahlt Ruhe und Weite aus.
- Auf einer Anhöhe steht ein besonders interessantes Gebäude.
- Man nähert sich dem Gebäude.
- Es ist das Museum of Modern Dreams.
- Sie lädt zum Betreten ein.
- Das Museum of Modern Dreams beherbergt einen weitläufigen Saal.
- Natürlich tritt man ein ... und worauf trifft man dort?
- Auf Abbildungen der wahr gewordenen Träume.
- Mit Erstaunen sieht man Zeichnungen, Skizzen, Gemälde und Skulpturen.
- Bei genauerem Betrachten sieht man, dass die Kunstwerke die eigenen wahr gewordenen Träume darstellen.
- Es wird aufgefordert, Kontakt mit den Kunstwerken aufzunehmen, sich in sie zu vertiefen, sie zu verstehen und ihre Aussage und Tragweite zu verinnerlichen (hier auf jeden Fall FZ-Bestätigung!)
- In der Tiefe arbeitet das Unbewusste währenddessen an den Projekten Stärke, Kraft, Mut, Zielstrebigkeit, Ausdauer.

- Die Integration der neu wachsenden Fähigkeiten wird mit direktiven Suggestionen gefördert (hier auf jeden Fall FZ-Bestätigung einholen!).
- Irgendwann wird man das Museum of Modern Dreams wieder verlassen und nach Hause gehen, mit Stärke, Kraft, Mut, Zielstrebigkeit, Ausdauer (Bestätigung durch FZ für »Das Neue«).

4 Ideomotorik in der Praxis

4.1 Kompetenz

Vorwort: ... zum Beispiel beim Sprachenlernen, beim Musizieren, Golfen

Mein Verhältnis zu Bällen ist von jeher problematisch. Wenn ich einen werfe, landet der immer sonst wo, auch auf meinem eigenen Kopf. Muss eine tiefe Geschichte sein, an der ich auch lieber nicht rühre. Ich setze dafür Vermeidungsverhalten ein, und das recht erfolgreich. So spiele ich auch nicht Golf. Kommt nun einer, der durch Hypnose besser golfen will, lass ich mir genauestens erklären, wie das vor sich geht, worauf man achten muss, welches die Fallen sind und was daran überhaupt Spaß macht und Gewinn bringt. Das notiere ich akribisch. So kann ich dann mit dem Golfer in Trance über den Golfplatz wandern und die herrlichsten Suggestionen platzieren, den Pianisten im Konzert beflügeln und sicher auch dem Astronauten im Weltall beistehen. Ich muss ja nicht alles selber machen und können. Ich höre mir an, was dem anderen wichtig ist, male es in der Trance plastisch aus, lasse alles ideomotorisch bestätigen, gebe Hausaufgaben und die CD mit der Aufnahme der Hypnose mit.

4.1.1 Arabisch lernen wie im Traum

Sich etwas anzueignen hat mindestens zwei Aspekte: 1) Erprobte Lernstrategien sinnvoll anwenden, die eigenen Vorerfahrungen und bisher Gelerntes und Kompetenzen aus anderen Bereichen nutzbar machen. 2) Neues gut aufnehmen, in bisher Gelerntes integrieren und abrufbar machen.

Am Beispiel des Wortschatzes wird deutlich, wie viel Kompetenz oft schon vorhanden ist, wenn wir in der Hypnose den aktiven Wortschatz erweitern, indem wir das passive Wissen (den passiven Wortschatz) aktivieren, und Neues kann effektiver integriert werden.

Technik: einfache Ideomotorik

Anmerkung: Die Technik im Beispieltext bezieht sich zufällig auf das Lernen, hier einer Sprache. Die Technik ermöglicht aber generell Erfahrung, Veränderung, egal auf welchem Gebiet.

Zieldefinition in diesem Fallbeispiel: Miriam, eine Teilnehmerin des DGH-Ausbildungscurriculums, taucht begeistert im Roten Meer und

lernt seit langem Arabisch. Das Letztere möchte sie effektiver und zugleich leichter. Sie hat schon über viele Jahre viel Unterricht gehabt, bei unterschiedlichen, immer attraktiven Lehrern aus dem Lande von 1001 Nacht, und möchte jetzt die gelernten Fragmente sinnvoll zusammenfügen.
Hypnoseanleitung: wörtliche Wiedergabe einer Technikdemonstration mit Miriam während des Ausbildungsseminares.

Vorspiel

(mit Fokussierung auf das Thema)

Das ist doch fabelhaft: Lernen wie im Traum.

Dein Wunsch heißt: ernsthaft und systematisch lernen, trotzdem locker und mit Spaß ... prima!

Lernen, effektiv zu lernen und Lernfragmente logisch zusammenzufügen. Das ist das Ziel!

Sitzt du bequem? Ist der Sessel angenehm für dich? Du gehst nämlich gleich in eine tiefe Hypnose!

Und danke erst einmal für deinen Bericht mit verbalen und nonverbalen Informationen, der die ganze Freude über die arabische Sprache widerspiegelt und auch eine gewisse Belustigung über das, was inzwischen gelaufen ist bei deinem Anliegen, Arabisch zu lernen; verschiedene Lehrer, verschiedene Lehrmethoden. Das ist ja nun wirklich eine Sprache, die ganz anders ist als unsere europäischen Sprachen. Das ist ja was ganz Neues, neues Schriftbild, neue Laute, Sinnbild einer hohen Kultur ...

Und du versenkst dich ... und du weißt, dass manches sich einfacher regeln kann, wenn man loslässt und sich der unbewussten Instanz mit ihrem besonderen Kombinationsvermögen anvertraut.

[Pause.]

Tranceinduktion

(durch Erzählen eines eigenen Erlebnisses mit allegorischem Bezug)

Ich war neulich in einer sehr beeindruckenden Ausstellung in Berlin, im Pergamonmuseum: »Die geretteten Götter von Tell Halaf«.[3] »Tell« ist

3 »Max von Oppenheim gründete für seine Forschungen und Ausgrabungen die Max-Freiherr-von-Oppenheim-Stiftung. Den syrischen Anteil der Funde stellte Oppenheim in einem kleinen Museum in Aleppo zusammen. [...] Die nach Deutschland verbrachten Funde aus Tell Halaf plante Oppenheim dem Vorderasiatischen Museum gegen eine Aufwandsentschädigung zu übereignen. Nachdem in den Verhandlungen jedoch keine

das Wort für »Berg«, das weißt du ja sicher, und »Halaf« ist der Name dieses Berges in Syrien.

Der deutscher Forscher Max von Oppenheim hatte vor etwa 100 Jahren dort Ausgrabungen geleitet und anschließend die Funde nach Berlin gebracht. Für seine großen und klobigen Figuren, für diese Monster und auch seine angebetete Sonnengöttin, die Göttin »mit dem Lächeln aus der Vergangenheit«, hatte er aber kein besonderes Museum bekommen, sondern nur eine Fabrikhalle. Und diese Fabrikhalle ist in den letzten Kriegstagen bombardiert worden. Vieles verbrannte, der Rest zerfiel in Einzelteile. Diese Fragmente wurden in einer Unzahl von Kisten eingespeichert und an die 60 lange Jahre in tiefen Kellern gelagert. Erst viele Jahre nach der »Wende« hat ein Team von Archäologen sich darangemacht, das mal wieder ans Tageslicht zu fördern, um dann zu schauen, was da übrig geblieben ist und was verwertbar, um dann in ganz akribischer Arbeit, nach und nach, Stücke zusammenzusetzen und – so weit möglich – die Figuren wiederherzustellen. Das war ungemein viel Arbeit, alles zu sichten und zu systematisieren, einander zuzuordnen, das richtige Teil zu dem anderen richtigen Teil, damit wieder etwas Ganzes daraus entsteht. Es gab natürlich alte Zeichnungen und auch Fotografien von den Skulpturen, als sie noch in Syrien standen, damals. Und so hat man einen Großteil dieser Skulpturen wieder restaurieren können. Das muss große Freude gemacht haben …! Und diese Göttin, die Götter, Monster und Ungetüme haben jetzt einen wunderbaren Platz gefunden. Was für eine prachtvolle Ausstellung ist daraus entstanden!

Vorankündigung der Arm(!)levitation

(d. h. Levitation des gesamten Armes)

Und während du tiefer und tiefer in Hypnose sinkst und dein Unbewusstes jetzt schon beschäftigt ist mit diesem Thema, werde ich in

---

Einigung erzielt werden konnte, bekam Oppenheim von der Technischen Universität Berlin […] in Berlin-Charlottenburg eine ehemalige Fabrikhalle zu Verfügung gestellt, in der er die Funde vom Tell Halaf ausstellen konnte. In der dort am 15. Juli 1930 eröffneten Dauerausstellung inszenierte Oppenheim u. a. auch eine Rekonstruktion der Fassade des Palastes des Kapara.

Das Museum wurde in der Nacht vom 23. auf den 24. November 1943 von einer Brandbombe der British Royal Air Force getroffen und brannte bis auf die Grundmauern nieder. Die Exponate aus Kalkstein und Gips verbrannten restlos. Die Kunstwerke aus Basalt barsten, nachdem sie zunächst der Hitze der Phosphorbomben, dann dem Löschwasser und anschließend der Winterkälte ausgesetzt waren, in rund 27 000 Bruchstücke. Oppenheim sorgte dafür, dass die Reste geborgen und in das Kellergewölbe des Pergamonmuseums gebracht wurden. […] Die Trümmer galten als nicht restaurierbar und gerieten in Vergessenheit.

Von 2002 bis 2009 wurden die Bestände der Sammlung von Max von Oppenheims der Staatlichen Museen von einem Forscherteam […] neu gesichtet und katalogisiert. Dabei wurden die teilweise monumentalen Bildwerke in akribischer Feinarbeit aus Tausenden von Bruchstücken wieder zusammengesetzt« (http://de.wikipedia.org/wiki/Tell_Halaf [16.12.2012).

geraumer Weile deinen Arm hochheben – bevorzugterweise rechts, weil ich an der rechten Seite sitze – und ihn ein wenig halten, bis er von alleine dort in der Luft bleibt, an einem Ausgangspunkt, der genau der richtige ist, um von hoch oben die Dinge in der Tiefe zu sichten, zu prüfen und zu organisieren und anzufangen, einen Plan zu machen: zusammenfügen, was an verschiedenen Orten lagert, ein Puzzle von Wissensteilen, von Gelerntem, Behaltenem, bewusst Vergessenem, aber unbewusst Bewahrtem – und wo man wahrscheinlich nachher erst merkt, dass man besser ist, als man dachte. Und so hat man auch bei dieser Ausstellung herausgefunden, dass damals nach dem Transport aus Aleppo in Syrien die Archäologen in Berlin einiges sogar falsch zusammengefügt haben und dass es jetzt erst wieder richtig ist und die Skulptur so ist, wie sie früher im Original war.

Gut, und während meiner Geschichte von Tell Halaf hat sich das Unbewusste eingestellt, um dich zu unterstützen und deine Begeisterung zu nutzen und etwas mit mehr Leichtigkeit zu machen, was dir bisher als schwierig erschien.

[Armlevitation, d. h., der Therapeut hebt langsam und sanft den ganzen Arm, bis er möglichst senkrecht steht, streicht mehrere Male an ihm entlang, wie um ihn dort zu versteifen.]

Und ich erlaube mir einmal, deine Hand auszuleihen, und du kannst sie mir auch einfach überlassen ... genau ... und auch den Unterarm, dein Ellbogengelenk, und nicht nur das, sondern den ganzen Arm bis zum Schultergelenk, und deshalb fasse ich mal hier unter das Handgelenk und das Ellbogengelenk und hebe sachte den Arm hoch, und der Arm hebt sich selber auch ein bisschen. Und während ich ihn noch höher hebe, kannst du noch tiefer in Trance gehen ... und ich bin ganz entspannt ... und gehe auch selber etwas in Trance, und meine Trance begünstigt deine Trance. Und während die Siebengeißleinuhr draußen schlägt ... zwölf ruhige, besonnene, nachhaltige Schläge ... gehst du weiter in Trance, tiefer und tiefer und tiefer ... sehr schön ... und der Arm kann dann hier oben bleiben ... wie eine antike Säule, die sehr ruhig und entspannt dasteht, für einen Zeitraum, von dem sie selber nichts weiß.

[Erläuterung für die Ausbildungsgruppe:] Gut, und jetzt ist es wichtig, dass ich den Arm leicht streichend berühre, so wie ich es hier jetzt bei ihr mache, um dem Arm vermehrt das Gefühl zu geben, der steht hier tatsächlich von alleine, der hält sich hier, der bleibt da ganz von alleine eine kleine Weile in der Luft stehen.

[Zu Miriam:] Und der Arm beginnt erst dann, langsam, wirklich sehr langsam – langsamer als in Zeitlupe – zu sinken, wenn du in einen Traum sinkst, der dich lehrt, wie du etwas leichter schaffen kannst. Aber der Arm bleibt erst mal da oben stehen ... alles braucht seine Zeit ... mhm ... langsam, langsam.

Utilisationsphase

Und ich lass jetzt mal den Arm hier los, und der bleibt hier stehen ... sehr schön ... mhm ... Lass dir Zeit, zu träumen, dem nachzugehen und die Hypnose zu vertiefen, um zu lernen, wie im Traum, wie du traumhaft lernst und dich vielleicht wunderst, dass du dir das nicht immer schon so einfach gemacht hast ... [Pause] ... und er sinkt nur langsam tiefer ... ganz langsam, wie gehalten ... der Traum beginnt ... und dauert an ...

[Lange Pause.]

Und erst wenn der Arm später, vielleicht nach vollen drei Minuten äußerer Zeit, ganz anderer innerer ... unten angekommen sein wird ... auf diesem Schaffell ... und sich alles Wissen in dir breitgemacht hat ... werden alle Fragmente, die bewusst und unbewusst gelagert sind und nur einer Ordnung bedürfen, zusammenfügt werden. Denn du bist weiter, als du glaubst ... sehr schön ... sehr gut!

[Pause.]

Du machst das sehr gut ... mhm ... und aller gelernte Stoff fügt sich zusammen. Das, was du siehst, das Schriftbild, und das, was du hörst, das Klangbild, das, was der Kopf umsetzt in die Bedeutung zu dem Gesehenen und Gehörtem und zu dem, was das Gesamte auslöst an Gefühlen.

[Pause.]

Und wenn ich sage »Alf leila wa leila«, »Tausendundeine Nacht«, ist ein ganzer Schatz an Märchen lebendig, von denen du vielleicht eines am schönsten findest ... und in diesen Märchen werden immer Hindernisse überwunden und Gefahren bezwungen, und selbst der alte Scheich hat noch was dazugelernt ...

[Pause.]

Jetzt lässt du dir noch viel Zeit, volle fünf Minuten äußerer Zeit, ganz anderer innerer Zeit, um Wichtiges zu erledigen, sodass du dich freisetzt für ein freudiges, produktives Aufnehmen einer Sprache einer so schönen, alten Hochkultur ...

Und ich bin still, damit ich das mit meiner Sprache jetzt nicht störe.

[Pause.]

Tranceausleitung

(nach längerer Pause, der Arm liegt wieder entspannt auf der Armlehne)

Und jetzt schauen wir mal, ob die Miriam genug gelernt hat und sich langsam hierher orientieren möchte, sich wohlfühlen hier in diesem Raum ... ob sie gleich erwachen mag und sich etwas bewegt, den Kopf wieder in die Geradeaus-nach-vorne-Position bringt, vielleicht ein bisschen den Fuß bewegt, sich über die Augen streicht und sich reckt und streckt wie eine ägyptische Katze, die in der Sonne gedöst hat, aber erst, wenn die Arbeit zur vollen Zufriedenheit abgeschlossen ist.

Erklärender Kommentar für die Ausbildungsgruppe

Ich habe anfangs überlegt, wie ich sie einstimmen kann, und dann fiel mir diese Ausstellung in Berlin ein, das hat letztendlich auch mich eingestimmt auf dieses Thema.

»Entspannter, ernsthafter und auch mit Spaß«, hat sie gesagt, und mit dieser drolligen Vorgeschichte, die wir hören durften, ist ja deutlich geworden, wie dieser Lernprozess schon seit einiger Zeit abläuft. So habe ich das aufgegriffen, auch als Tranceinduktion natürlich, aber auch als Metaform, wie sich zu einem Ganzen zusammenfügt, was in versprengter Form bereits vorhanden ist. Und davon ist ja auszugehen, wenn Miriam verschiedene Kurse bei verschiedenen Lehrern gemacht hat. Und: Hypnose wirkt immer integrativ.

Der Arm ging leicht hoch, hatte dann so eine gewisse Schwere und die Neigung, auch leicht wieder abzusinken. Das ist völlig in Ordnung. Manchmal bleibt der Arm länger da oben stehen, manchmal bewegt er sich auch überhaupt nicht von seinem Platz in schwindelnder Höhe, dann muss man sehen, dass er wieder herunterkommt. In dem Fall muss er per Suggestion die Erlaubnis bekommen zu sinken. Hier habe ich nur gesagt, dass er sicher auf dem Schaffell (der breiten Armlehnen) aufkommt. Und dann wird der Traum erst richtig breit und voll und bunt und gibt all das her, was man lernen kann und will und soll, um seinem Ziel näher zu kommen.

Rückmeldung nach vier Monaten

Sie lernt anders: ernsthaft und systematisch, trotzdem ganz locker und mit Spaß – und jetzt auch noch arabische Kalligrafie.

4.1.2 Performance auf den Flügeln der Hypnose

Wie Musiker durch gezielte Hypnoseintervention – idealerweise mit reichlichem Gebrauch der Ideomotorik – ihr Üben optimieren, ihr Spiel genießen und den Zuhörer in Atem halten können.

Von Musikern geäußerte Wünsche an Hypnose

Sinnvolles und ergiebiges Üben, physische Belastbarkeit und Ausdauer, emotionale Ausgeglichenheit (mindestens für den Zeitraum des Übens und Auftritts), mentale Ausdauer, Ausblenden von Störungen, d. h. fokussierte Konzentration, gesetzte Ruhe bei dynamischer Energie, Vertrauen in die eigene gesangs- bzw. spieltechnische Fähigkeit, innere Erlaubnis für spielerischen Umgang mit dem Werk, seelische Präsenz, Verschmelzung mit der Musik, geistige Freiheit, Ausleben und gleichzeitig Schützen der Feinsinnigkeit, Lust am Gesang bzw. Spiel an sich, Freude am Austausch mit den Zuhörern, Gefühl von Sicherheit, Kompetenz und einer fröhlichen Überlegenheit; was die Präsentation anbelangt: »Purzelbaumfreiheit« auf der Bühne.

Für diese Ansprüche bietet der Musiker meist schon ein ganzes Kompetenzmosaik aus *nützlichen Hypnosephänomenen* an:

- Trancefähigkeit bei geöffneten Augen
- mentale Absorption
- mentale Fokussierung
- konzentrierte Aufmerksamkeit
- veränderte Zeitwahrnehmung, in dem Fall Zeitverlangsamung
- negative Halluzination (Ausschalten von unerwünschten Außenreizen und Störfaktoren wie Husten)
- positive Halluzination (Kraftfigur, Muse, Energiekugel)
- Suggestibilität für Neugier, Beobachtung von Überraschendem
- Suggestibilität für direktive Aufträge an das Unbewusste
- Altersprogression zur Integration und Nutzung positiver Bilder, Gefühle und Visionen zur Unterstützung der Zielsetzung
- hypnotisches Träumen
- Ressourcenaktivierung
- Dissoziation von z. B. störenden Gedanken, eventuellen aktuellen Problemen und Belastungen
- Assoziation: bei sich sein, im Spiel sein, in der Musik sein
- Amnesie für schlechte Erinnerungen, Gefühle, Misserfolge
- Hypermnesie – klare Erinnerungsfähigkeit bezogen auf das Musikstück
- Ruhe, Entspannung und zugleich gestraffte Energie für die Performance
- unbewusstes Abspeichern von hilfreichen Tranceerlebnissen
- Rapportfähigkeit
- Nutzen von Ideomotorik, auch in der Selbsthypnose, zur Absicherung und Rückbestätigung.

Diese Trancefähigkeiten werden in den Textbausteinen »Ganz Mozart« beispielhaft angesprochen und zur Wirkung gebracht.

»Angststellen« (= besonders gefürchtet)

»Angststellen« sind bei Musikern ein bekanntes Phänomen. Der Grund für das Entstehen von Ängsten im Spiel sind oft Erfolgsdruck und zu großer Ehrgeiz. Wodurch genau kann es zu »Angststellen« kommen, wie bauen sie sich auf, und wie kann der gezielte Einsatz von Hypnosetechniken helfen?
Beispiel: Ein Pianist erhält einen Anruf mit der Bitte um kurzfristiges Einspringen für ein Konzert, Druck baut sich auf. Beim Einarbeiten in das Konzertprogramm werden schwierige Stellen zu »Angststellen«, es entwickelt sich Angst vor:

- Gedächtnislücken
- plötzlichem Verlust der spieltechnischen Kontrolle
- emotionaler Leere, was bedeutet: »nicht in der Musik sein«
- Flash-backs.

Angststellen erweisen sich häufig als schlechte, behindernde Selbstsuggestionen, denn wenn ein zweiter Anruf mit der Info kommt, das Konzert finde doch nicht statt, laufen die gleichen Stellen – wie auch vor dem Anruf – wieder vollkommen reibungslos.

Natürlich können sich Angststellen auch »verselbstständigen« und »wie aus dem Nichts« wieder auftauchen, also völlig unerwartet. Als Flash-backs können sie nach Misserfolgen ein ganz turbulentes Eigenleben führen.

Konstruktive Grundhaltung

- Der Musiker dient dem Werk, nicht umgekehrt.
- Das Werk selbst bestimmt den Ablauf des Einstudierens und wann sich die »Konzertreife« einstellt.

Beitrag der Hypnose zum Auflösen oder Minimieren von Angst:

- Im entspannten und mental offenen Bewusstseinszustand einer guten und therapeutischen Hypnose kann eine solche konstruktive Grundhaltung verankert werden, denn ein rein intellektuelles Verständnis eines Musikstücks wird sich im Ernstfall möglicherweise als nicht tragfähig erweisen.

- Die individuell zugeschnittene Selbsthypnose stellt eine Art Versenkung dar, die das Wohlbefinden fördert und den Karrieregedanken den Platz zuweist, der ihnen zusteht.
- Das tägliche Üben wird dann nicht zum karriereorientierten Vorbereiten, sondern zur Beschäftigung mit dem Werk um seiner selbst willen.
- Spielerisches Einstudieren der Werke – ein »Sich-dem-Werk-Überlassen« – ist der Haupteffekt.
- Angststellen oder Ängste allgemein verschwinden zwar nicht, verlieren aber an Bedeutung und somit an »Macht«.
- Flash-backs können mit speziellen hypnotherapeutischen Interventionen (Screen-Technik) gut und nachhaltig aufgelöst werden.
- Suggestion: »Und so, wie der ›Ja‹-Finger auf alle guten Anregungen so positiv reagiert hat, werden sich alle Finger ganz spielerisch leicht durch die Musik bewegen.«

»Ganz Mozart«

(optimale Nutzung von Trancephänomenen zur Wappnung gegen Angststellen und Vorbereitung für höchstes Spielvermögen)

Das Beispiel beschreibt die einmalige Hypnoseintervention für einen Pianisten, der kurzfristig den Klavierpart des Konzertes Nr. 24 c-Moll, KV 491, von Mozart übernehmen sollte. Im Vorgespräch wird seine Vorstellung von dem perfekten Ablauf deutlich, und so kann ich diese Schilderungen in Hypnose aufgreifen, wenn es um direkte, auf das Spielen bezogene Suggestionen geht. Meine Fantasien und Ideen haben mehr in Bildern, begleitenden Worten und Empfindungsbeschreibungen Platz und runden die Hypnose ab.

Es handelt sich um ein klar umgrenztes Problem und somit eine eindeutige Aufgabenstellung:

- zeitlich unter Druck, nur sechs Wochen zum Einstudieren
- auf einmal »störende kleine Wolken«, eben Angststellen
- Nervosität und Unruhe.

Wünsche an die Hypnose:

- Ruhe und Gelassenheit erwerben
- der Musik wegen spielen
- »in der Musik sein«

- synchron mit dem Orchester sein
- mit dem Geist ganz im Augenblick, dem Spiel der Finger immer einen Moment voraus.

Ideomotorisch gestützte Suggestionen

Aus dem Gesamttext sind Bausteine mit der wörtlichen Wiedergabe wichtiger Abschnitte extrahiert. Die ideomotorisch gestützten Suggestionen sind zum besseren Verständnis didaktisch aufgeschlüsselt. »Ideomotorisch gestützt« heißt hier, dass ich mir nach jeder Suggestion per Fingersignal bestätigen lassen kann, dass sie »sitzt«. Auf die jeweilige Person zugeschnitten, können diese Textbausteine als Grundlage für Interventionen bei Musikern verwendet werden (siehe auch Kap. 2.10).

Nach Tranceeinleitung Zeitverlangsamung:

- Und das Ausatmen wird langsamer und ruhiger ... und dadurch gibt es eine vegetative Umstellung auf Ruhe ... und Gleichmaß ...
- ... und ein besonderes Auskosten der Zeit ... wo Zeit sich streckt ... und deeeehnt ...... so, wie wenn man ... durch ... Wasser ... waaaatet ...
- ... und wenn man auf den Sekundenzeiger einer Uhr schauen würde, würde dieser Zeiger erstaunlich langsam v o r w ä r t s g e h e n ... Guuuut.

Klare, direktive Suggestion:

- du schläfst in den Nächten vorher sehr ruhig, gut und tief.

Hypnotisches Träumen:

- Das Unbewusste verhilft dir zu Träumen, die dich stabil und sicher machen.

Ressourcenaktivierung:

- ... das *Für*-die-Musik-Spielen ist wichtig ...
- ... das kannst du, du weißt das, das ist deine Bestimmung, von Kindesbeinen an.

Mentale Absorption:

- ... diese Verschmelzung ... die Musik ganz synchron ... alles verbunden innerlich ... in sicherer Ruhe ... das ist *in* dir.

Mentale Fokussierung:

- du bist in einer tiefen inneren Klarheit ...
- ... losgelöst von allem anderen gibt es nur noch die Stimmung dieses herrlichen Werkes in dir ...
- ... die vollkommene Konzentration ... das in dir ruhende Wissen – perfekt, seelendurchdrungen ...
- ... innere Ruhe ... und feste Überzeugung, gut zu sein ... und im Besitz äußerster Freiheit!

Ruhe, Entspannung und zugleich gestraffte Energie für die Performance:

- Ja! ... und diese Freude belebt und beschwingt dich ... macht dich besser und besser ...

Rapportfähigkeit:

- Gut ... gut ... und du spürst, du hältst das Publikum in Atem ... es durchlebt, was du ihm erzählst.

Trance bei geöffneten Augen:

- du siehst ganz klar die Tasten und das Spiel deiner Finger
- du fühlst das jetzt ... das betörend schöne Spiel ...

Negative Halluzination:

- Alles um dich herum ist unwichtig ... nur noch das Orchester und du!

Altersprogression:

- Und der wichtige Tag bricht an. Du fühlst dich fabelhaft.
- Die Stunden vor deinem Konzert vergehen auf angenehmste Weise.
- Und so kommt der Zeitpunkt ... wo du dich an den Flügel setzt ... Orchester ... Dirigent ... grüßen ...
- du lässt dich diese Freiheit richtig spüren, jetzt ...
- du glaubst an dich ...
- du fühlst die Erlaubnis, ganz frei für die Musik zu spielen ...
- ... und spürst das Zusammenspiel mit dem Orchester in vollkommenem Fluss.

Suggestion für die Einspeicherung der guten Hypnoseerfahrung:

- Gut, und nun beobachte einfach!
- Und das Unbewusste ordnet, speichert und macht alles abrufbar, am richtigen Ort, zur richtigen Zeit, im richtigen Maß.

Hypermnesie – konzentrierte Wachheit mit klarer Erinnerungsfähigkeit, was das Musikstück betrifft:

- du brauchst nichts zu tun, es tut sich alles von alleine … beobachte … wie es sich spielt … und wie du voller geistiger Klarheit, Beherrschung und Gefühl bist …

Assoziation zum Geschehen der Musik:

- du bist in deinem Raum … in einem Raum aus Licht, Luft und Energie … erfüllt von Klang … wie verzaubert …
- du hast die tragende Rolle … in Klarheit und ruhigem Zeitmaß … in guter Kontrolle … und geistig immer ein bisschen weiter als die Aktion der Finger …
- Mit Überblick und ganz dabei und ganz darin … bist selbst die Musik.

Klare, ruhige und stimmige Gefühlslage:

- Die Musik ist da … und drückt sich im richtigen Moment auf die ersehnte Art und Weise aus …
- … genießen … das Spielen genießen …
- … ein Vogel, auf der Luft getragen, himmlisch frei …

Suggestionsfähigkeit für posthypnotische Suggestionen (Seeding):

- Und du wirst wundervoll spielen … mit allem Schmelz … in aller Vollendung des Werkes!
- Glück, Stolz und Zufriedenheit erfüllen dich
- Das Spiel leicht, lustvoll.
- Ganz Mozart.
- Sei neugierig!

Altersprogression:

- Und dann: Applaus, Applaus, Applaus!!!

Wie es ein professioneller Musiker formulierte: »Lampenfieber erlauben, beim Spiel die Freude am Werk erleben.«

4.1.3 Skizzierung eines beispielhaften Hypnosetrainings für einen Pianisten in sechs Szenen

»... spielend üben [einatmen] ... für das Werk an sich [ausatmen] ...«

Erste Szene (Sitzung):

- Wünsche: mehr Ruhe, mehr Freude.
- Darstellung typischer Stress- und Angststellen.
- Innere Dialoge: »Es rutscht hoch ...« »Ja, jetzt kommt die Stelle!« »Hast du alles im Kopf?« »Weißt du überhaupt, was da kommt?« »Jetzt laufen die Finger davon ...«
- Folge: Kontakt zur Taste wird weniger, Spielen auf Sicherheit, nicht auf Risiko, wie mit angezogener Handbremse, Energie verringert sich, Selbstzweifel, Versuch, sich auf Melodie zu konzentrieren, dann geht es wieder, fängt aber eventuell wieder gleich von vorne an.
- Ideomotorische Aussage: Symptom ergibt keinen Sinn, ist Gewohnheit.
- Hypnoseintervention: schöner Ort, Entspannung mit guten Suggestionen.
- Zieldefinition für die Hypnosesitzungen und Organisation (Anzahl, Honorar etc.).

Zweite Szene (Sitzung):

- Finden einer Selbsthypnoseinduktion über die Atmung mit einem Sinn ergebenden Spruch: »... spielend üben [einatmen] ... für das Werk an sich [ausatmen] ...«
- Hypnoseintervention »Aussteigen aus pathologischen Ich-Zuständen« (Kaiser Rekkas 2011a, S. 127, 2011b, S. 159).

Dritte Szene (Sitzung):

- Anleitung in Selbsthypnosetechniken zur schnellen Beruhigung und Stabilisierung.
- Hypnoseintervention: Überschreiben einer alten Szene, Aufräumen von Altlasten.
- Umarbeitung innerer Dialoge (vgl. 2.9).

Vierte Szene (Sitzung):

- Hypnoseintervention: Flug mit der Möwe (vgl. 3.3.4), Zeitverlangsamung, stabilisierende Suggestionen.

Fünfte Szene (Sitzung):

- Hypnoseintervention: Kristallkugeln – Arbeit mit Altersregression und Zukunftsvision.

Sechste Szene (Sitzung):

- Ideomotorische Aussage: »Das Alte ist nicht mehr aktuell.«
- Ziel und Ergebnis: »Üben tut einfach gut, belebt.« Spielend üben ... Hypnoseintervention: Verankerung der Fortschritte.

Ergebnis: »verblüffende« Ruhe und Zuversicht bei erhöhter Präsenz und Beglückung beim Spiel, ja sogar beim Üben.

4.1.4 Golfen: Der kleine, weiße Ball fliegt ...

Markus, mein Nachbar, ist leidenschaftlicher Golfer. Schon immer wollte er eine Hypnose bei mir erleben, um noch besser zu werden. So packen wir's an: Focus ... relax ... and trust!
Ziel: Der perfekte, wundervolle Schlag (beim Schlagen, hoch konzentriert, fokussiert auf das Ziel und trotzdem entspannt in jeder Situation)
Technik: Körpergedächtnis aktivieren, verlangsamten Ablauf in Hypnose trainieren, dann Geschwindigkeit steigern

Seine im Vorgespräch geäußerten Angaben und Wünsche an die Hypnose: »Ein Turnier steht an. Ich beherrsche die neue Technik. Aber ich lasse es nicht ›passieren‹. Unbewusst kommt die falsche Bewegung ... unbewusste Schranke ... gewisse Anspannung ... Fehler ... ›Psycholöcher‹ ... ich haue den Ball genau dahin, wo er nicht hinsoll ... Zweifel ... Eigentlich kann ich gut reagieren, wie neulich beim Autounfall. Der Rhythmus im Golfschwung, der Schlag muss sitzen.

Das gute Treffmoment ist das Wesentliche. Ich visualisiere schon den Flug und das Ziel, aber ... – Kontrolliert und präzise muss es laufen ... und trotzdem entspannt. Der perfekte, wundervolle Schlag ... Punches auf das Grün!«

Seine Vorteile: Obwohl nicht vom Fach, redet er vom »Unbewussten«, hat also eine Vorstellung davon, ist ein natürlicher, angstfrei souveräner, sportlicher Typ und ohne Frage voller Ressourcen.

Der kleine, weiße Ball fliegt in vollendeter Bahn und voller Freude seinem Ziel entgegen: neue Technik ... optimales Spiel ... Treffsicherheit für den perfekten Schlag.

- Vorwort zur Hypnose, Markus sitzt entspannt mit geschlossenen Augen da:

Wir haben eine Premiere, wir machen eine Hypnose zusammen, das ist ganz toll! Eine Hypnose mit einem großen Ziel. Ah, sehr schön! Und das Wichtigste ist, zu wissen, du brauchst überhaupt nichts zu tun für die Hypnose, nichts zu verstehen. Du brauchst mir nicht einmal zuzuhören ... und wir können davon ausgehen, dass in unserem Gespräch, in dem du mir auch so schön viel erklärt hast zum Golfspielen ... eine Instanz noch mitgehört hat und aufgepasst hat, und das ist dein Unbewusstes. Und es hat vielleicht schon – im Wissen, dass es um Hypnose geht – einen Plan entworfen, um uns jetzt mitzuhelfen, damit es eine erfolgreiche Session wird, die dir weiterhilft, dich freizusetzen, denn eigentlich kannst du das ja schon alles.

- Induktion über Augenrollen:

Als Erstes, du sitzt jetzt schon ganz relaxt da, konzentrier dich doch mal auf deine immer ruhiger werdende Atmung.

Und nun lässt du deine Augen beim Einatmen unter den geschlossenen Lidern nach oben schauen, als wenn du deine Stirne von innen anschautest ... beim Ausatmen nach unten, als wenn du zu deinen Füßen blicktest.

Die Augenbälle (!) drehen sich in der Augenhöhle nach oben ... und ... nach unten ... im immer ruhiger werdenden Takt ... gleichmäßig ... tranceartig ... der Atmung folgend ... rollen die Bälle hin ... und her ... und hin ... und her ... bis sie irgendwann ihre Mitte finden ... ihre Ruhe ... sehr gelöst ... sehr entspannt ... [von draußen sind Sirenen zu hören] ... und alles um dich herum ist unwichtig, alles Tatütata und was auch immer sonst noch ... ganz entspannt und gelöst ... ganz entspannt und glatt ... die Schläfen ganz entspannt und glatt ... und in konzentrischen Kreisen breitet sich diese Gelöstheit über dein ganzes Gesicht aus ... über die Stirn ... die Schläfen ... über Nase und Wangenpartie ... und selbst in die Kaumuskulatur hinein, entspannt und gelöst ... und über das Hinterhaupt, über die Schläfen nach hinten bis zum Nacken hinunter ... und über die Wangen zum Hals hinunter ... entspannt und gelöst ... und die Atmung wird ruhiger und vor allen Dingen das Ausatmen ... das Ausatmen wird langsam und ruhiger ... und bei jedem Ausatmen ... erklingt innerlich so ein Satz wie: »Ich lasse los, und ich entspanne mich.« ... Ich lasse los, und ich entspanne mich ... ich lasse los, und ich entspanne mich ... ich lasse los, und ich entspanne mich ... sehr gut ... und diese Entspannung fließt auch im Kopf herum ... und du kennst das angenehme Gefühl von Trance ... beim Laufen ... nach dem dritten, vierten Kilometer ... wo es sich von selber läuft ... aber auch in anderen Situationen ... und das ist genau das, was jetzt eintreten kann, auch weil der Körper sich erinnert ... und von Körpergedächtnis war viel die Rede ... und du kannst mir auch jederzeit etwas sagen oder erzählen, wenn du magst, und du kannst auch einfach ruhig sein ... wenn sich das besser anfühlt.

- Therapeutische Dissoziation:

... und während du hier sitzt, auf diesem Stuhl ... kannst du gleichzeitig woanders sein ... und nehmen wir mal an ... auf einer schönen Wiese in einer schönen Landschaft ... dass du so dasitzt ... und es einfach genießt, auf dieser Wiese zu sitzen ... und der Wind dich umfächelt und irgendwo ein Vogel zwitschert ... so viel Sonne, wie du gerne hast ... so viel Schatten, wie dir guttut ... genau richtig die Temperatur ... und du kommst ins Träumen ...

- Provokation der Handlevitation:

Und was nun interessant ist, ist, dass da Luftballons herumschweben, die du vielleicht erst jetzt entdeckst ... eine Reihe von Luftballons direkt über dir, ja, über deinem Handgelenk ... rechts, ich berühr dich mal hier rechts ... oder links neben deiner Uhr, ich berühr dich mal links ... und dass so ein paar besonders schicke, kräftige, gut aufgeblasene Luftballons direkt über deinem Handgelenk schweben ... und ihr Band herunterlassen ... und das um das Handgelenk schlingen ... die Luftballons sind mit Helium gefüllt ... die steigen in die Höhe ... und nehmen deine Hand mit ... und du beobachtest vielleicht mit einem gewissen Amüsement und mit Neugierde, wie deine Hand leichter wird ... leichter und leichter ... genau ... und mit dem Luftballon ... ganz gut ... langsam höherkommt ... höher ... und höher ... und höher und höher ... und du kannst ihn vor allem auch sehen, die Farbe ... und die Kontur, die Form ... wie die Sonne auf der glatten Fläche des Ballons schimmert ... und dein Arm leichter und leichter wird ... Und je leichter der Arm wird ... umso tiefer ... – so wie es für das Ziel heute richtig ist und für die Situation – ... kannst du in Trance gehen ...

- Installation der Fingersignale:

Sehr gut, gut ... und wo wir jetzt schon so weit sind, können wir ja mal fragen, ob du Fingersignale hast ... das heißt, dass ein Finger von alleine – ich gucke mal, ob ich alle sehe – ein Finger von alleine für »Ja« ein Zeichen gibt ... genau, da hast du schon einen »Ja«-Finger, Markus, du bist super! ... und einen Finger für »Nein«? ... Der dritte, super! ... Und einen für »Ich will nicht antworten« ... Der kleine. ... Das ist schon die halbe Miete! Sehr gut!

- Nutzung der Ideomotorik:

Jetzt frage ich als Erstes mal: Geht's dir gut? Das frage ich die Finger ... Geht's dir gut, alles klar? ... [Markus antwortet mit »Mhm«.]

[FZ: Ja.]

Ja, o. k., das ist lustig mit der Hand, gell? Steht alleine, oder hältst du? ... Kannst einfach mal loslassen, die bleibt alleine stehen ... du bist Klasse mit Hypnose! ... Also, hier haben wir »Ja«, hier »Nein« und da »Ich will nicht antworten«, o. k.!

Und als Zweites frage ich: Ist das Unbewusste willig, dich zu unterstützen, damit du so richtig gut wirst? Vielmehr, du bist ja richtig gut im Golfen, aber dass du das auch erleben kannst?

[FZ: »Ja.«]

- Trancevertiefung:

Guck mal, da kommt dauernd ein »Ja«! Ist doch klasse! Super, gut ... mhm ... gut ... o. k. ... jetzt gehst du einfach, damit du das noch mal trainierst, sieben Stufen tiefer in Trance ... dass du das jetzt, was ich dir vorhin erzählt habe, trainierst ... dass du dich einfach runtersinken lässt ... und jedes Mal, wenn's eine Stufe tiefer geht, zeigt der »Ja«-Finger das an, der Daumen, und eins ... zwei ... drei ... vier ... fünf ... sechs ... sieben ... perfekt!

- Beginn der unbewussten Lernprozesse durch Aktivieren des Körpergedächtnisses:

Sehr gut ... und du bist da, auf deiner Wiese ... und du kannst in der Ferne diesen schönen Golfplatz sehen ... und erblickst in der Ferne einen Mann ... und du ahnst vielleicht, wer dieser Mann ist ... Der Name fängt mit »M« an ... und hört mit »s« auf ... und du beobachtest ihn ganz relaxiert ... von hier ... wie er, und du wirst es nicht glauben ... das alles ausführt ... wie du es dir wünschst ... und über das Feld wandert ... und mit dieser richtigen Mischung ... und dem richtigen Wechsel ... von »focus« und »relax« ... sein Spiel plant ... und ausführt ... du beobachtest von außen ... und vielleicht sogar ein bisschen von oben ... und vielleicht ist es sogar schon fortgeschritten in der Zeit und heute Nachmittag ... Die Zeit in seinem Spiel verläuft langsamer, sodass du genau beobachten kannst, wie er optimal – weil er weiß, wie's geht – sein Spiel ansetzt und den Schlag führt ... und der Körper das wie von alleine macht ... mit Konzentration und zugleich genau der richtigen Entspannung ... und jedes Mal, wenn du jetzt von dem Markus lernst ... kann der »Ja«-Finger das anzeigen ...

[FZ: Ja.]

... gut ... und du lernst dieses »Ich lass es passieren ...«

[FZ: Ja.]

... »der Schlag darf sitzen ...«

[FZ: Ja.]

... »kontrolliert und präzise ...«

[FZ: Ja.]

... »im Rhythmus rund ...«

[FZ: Ja.]

... und du beobachtest – die anderen ausgeblendet – nur den Markus ... und folgst seinem Spiel ... und der »Ja«-Finger zeigt immer an, wenn du lernst. Bei jeder Anzeige wird gleichzeitig Untaugliches ausgeblendet ... und gelöscht ... weil jetzt das Neue installiert wird wie ein Programm ... das jetzt dran ist ...

[FZ: Ja.]

Gut! ... zeitgemäß ... was den neuesten Entwicklungen entspricht ... dann nutzt man nicht mehr Altes ...

[FZ: Ja.]

Schön! Und du kommst näher zu ihm hin, und es wird heller ... du siehst sein vollkommen entspannt, aber aufmerksam konzentriertes Gesicht ... wo sich widerspiegeln: Selbstvertrauen ... Klarheit ... Freude am Spiel ...

[FZ: Ja.]

... mhm ... und das Ziel vor Augen ...

[FZ: Ja.]

Und jedes Mal, wenn sich etwas löscht von den alten Reaktionsweisen und störenden Gedanken ... kann der »Nein«-Finger ein Zeichen geben. Genau, gut ... »delete« ... Vergangenheit ...

[FZ: Nein.]

... und »install« ... das Neue ...

[FZ: Ja.]

Du bist so im Flow ... bist auf einmal selber dieser Spieler ... alles ist so selbstverständlich ... dein gut trainierter Körper ... dieser optimale Bewegungsablauf des gesamten Körpers ... diese Feinabstimmung der Muskulatur zwischen den großen, kräftigen Muskeln ... und den kleinen, feinmotorischen ... klar berechnet ... mit allen Bedingungen ... um den Ball sicher ... auch über weiten Flug hinweg einzulochen ...

Du bist genau auf dem Platz von heute Nachmittag ... und von morgen ... und spielst jetzt selbst ... weißt diesen Markus in dir ... der das einfach übernimmt ... und dir jedes Mal, wenn ein störender Gedanke kommt, zuruft: »Markus, focus ... relax! ... and trust!« Der störende Gedanke löst sich dann blitzschnell in ein wunderbares Nichts auf.

Ja, vertrau dir ... deinem Training ... deiner Kraft ... und der unglaublichen Freude am Spiel ... und jedes Mal ... wenn jetzt irgendein neues Element dazukommt, was dir hilft ... kann der Finger für »Das Neue«, da haben wir noch zwei Finger übrig, den Zeigefinger und den vierten, anzeigen, dass sich hier etwas Neues freischaltet ... für genau das, was du noch brauchst ... um das Beste zu geben.

[FZ: Finger für Das Neue.]

... gut ... und ich bin einfach mal ein bisschen still, damit du das für dich in Ruhe machen kannst und ich dich nicht störe ... und der Finger für »Das Neue«, der Zeigefinger, wird dir einfach rückvermitteln, wann immer sich etwas freisetzt: neue Technik ... optimales Spiel ... Treffsicherheit für den perfekten Schlag ...

[FZ: Finger für Das Neue.]

... gut ... install!

[FZ: Finger für Das Neue.]

... gut!

[FZ: Finger für Das Neue.]

... super ... super ... gut ... mhm ... mhm ... gut ... mhm ... gut ... bravo!

Und der »Nein«-Finger, der kleine, kann anzeigen, wenn das Spiel zu Ende ist ... wenn du für heute genug gelernt ... um dich selber zu überraschen heute Nachmittag.

[FZ: Nein.]

Ich kann ja nun noch fragen: Ist es dir innerlich erlaubt, ab jetzt so richtig gut zu sein, heute und morgen und auch in der Zukunft?

[FZ: Ja.]

Super! Klasse! ... Wunderbar ... Und du speicherst jetzt das alles gut ab.

- Posthypnotische Suggestion:

Und du wirst immer in eine gewisse Trance kommen ... während des Spiels heute und morgen ... eine ganz aufmerksame Trance ... die genau die richtige Dimension, Tiefe und Dichte hat und dich völlig entlastet ... damit du frei so spielen kannst ... dass du deine ganze Technik, Kraft, dein Wissen und deine Fähigkeit unter Beweis stellst ... und stolz auf dich sein kannst ... und zufrieden ...

Jetzt macht sich die Hypnose rund wie ein Ball ... und heute Nacht im Schlaf ... kann sich im Traum noch etwas dazulernen und trainieren, sodass du alle Handlungsfreiheit hast ... genauso wie vorhin im Gespräch beschrieben ... wo du mir das gezeigt hast ... wie du die Körperbewegung führst ... und wie sie sich sogar von alleine führt ... optimal ... hundertprozentig ... Genau das träumst du, um dich morgen wohl und sicher und ruhig und optimistisch zu fühlen. Und wenn du das Gefühl hast, du hast genug erfahren ... dann kannst du diese sieben Stufen langsam, langsam wieder hochsteigen ... und kommst ruhig und ausgeglichen, ganz frisch und munter wieder hierher!

Markus: Also mit dem Arm, das war interessant! Du hattest ein bisschen nachgeholfen.

Agnes: Ja.

M: Dann warst du eigentlich schon weg, und ich habe immer noch gedacht, dein Finger wäre hier.

A (lacht): Du, du hast ja optimal reagiert. Die Hypnose wirkt schon.

M: O. k. Aber irgendwie hatte ich das Gefühl, ich krieg das ja alles bewusst mit.

A: Ja. Klar!

M: Dann kommen manchmal Gedanken: O. k., wie ist das jetzt? Machst du das jetzt so bewusst, oder was passiert jetzt wirklich?

A: Mhm.

M: O. k.

A: Also, von den Fingersignalen her war das immer optimal. Und diese Frage: »Mach ich das bewusst oder nicht?« Das ist normal. Total richtig.

M: Das ist normal, aha, mhm.

Als eher rationaler Mensch hinterfragt Markus das Geschehene. Hier ist es wichtig, den »Zauber« zu wahren und dahin gehend posthypnotische Wirksuggestionen zu geben.

Nach dem Turnier behauptet Markus, er habe noch nie so entspannt gespielt. Er war super drauf. Dieser Ball ist geflogen ...

4.2 Angstbewältigung: ideomotorisch schneller, effektiver, haltbarer

4.2.1 Sieg über das Monster

Beispiel: didaktisch ausgearbeitete Intervention zur Technik »Frozen Enemy« (3.1.7) (wörtliche Wiedergabe einer Technikdemonstration/Therapiedemonstration mit einer Teilnehmerin während des Ausbildungsseminares im DGH-Ausbildungscurriculum; Name geändert)
Ziel: Auflösung einer traumatisierenden Erfahrung

- Sicherheit schaffen:

Agnes: Liebe Franka, du bist hier im total geschützten Kreis. Der Raum ist hell und licht.

Auch draußen wird es gerade ein bisschen heller ... du siehst das wahrscheinlich auch hinter den geschlossenen Augenlidern, dass die Sonne etwas zwischen den Wolken hervordringt, und dieses Licht wird dich begleiten ... jetzt ... und die ganze Zeit, während du ruhig und tief atmest und ich an deiner Seite bin ...

- Wiederholung des im Vorgespräch aufgestellten therapeutischen Zieles:

Agnes: Und es geht um Befreiung ... und darum, sich zu lösen von dem, was beängstigt ... um innere Befreiung ... und Handlungsspielraum ... um Sicherheit ....

Das Wort »ängstigen« kommt ja von »eng«. Also, frei werden von der Enge, frei und weit werden für gute Gefühle ... guten Schlaf ... und gute Träume ... für Gelassenheit ... und den Zugewinn an Kompetenz ...

- Hypnoseinduktion und Betonen der spielerischen Freiheit in der hypnotischen Arbeit:

Agnes: Und auf deine ganz eigene Art und Weise lässt du dich so weit in Hypnose sinken, wie es für dich richtig ist. Es braucht nicht so tief zu sein, denn es geht ja um eine Vorstellungsübung, in der du aktiv spielen darfst. Das spielerische Element bei der Hypnose ist ja ein wichtiges. Du brauchst nur mitzuspielen ... dann geht alles von alleine. Und du sinkst tiefer und tiefer und fühlst dich dabei sicher. Eine gute therapeutische Hypnose ist ein Zustand der Sicherheit.

- Abfrage der ideomotorischen Signale (FZ):

Agnes: Und es wäre ganz schön, wenn sich der Finger für die Antwort »Ja« zeigen würde …

[FZ: Ja.]

Sehr gut, der Mittelfinger. – Und der Finger für ein »Nein« …

[FZ: Nein.]

Gut, der Daumen. – Nun noch der Finger für »Ich will nicht antworten«.

[FZ: Ich will nicht antworten.]

… sehr gut, der kleine Finger.

- Beginn der ideomotorischen Arbeit:

Agnes: Und wenn dein Unterbewusstes bereit ist mitzuarbeiten, kann der »Ja«-Finger ein eindeutiges Zeichen geben.

[FZ: Ja.]

»Ja«. Sehr gut … Weiß das Unterbewusste schon, worum es geht?

[FZ: Ja.]

»Ja« … sehr schön.

- Nochmalige Formulierung des Zieles und Auswahl der inneren Szenerie für die Arbeit:

Agnes: Es geht darum, dass du freier wirst, insbesondere gegenüber einem bestimmten Menschen … und seinem Verhalten … und du darfst dir nun auswählen: den Raum, die Stelle, wo du diesem Menschen – unter sicheren Bedingungen, hier in der Trance – begegnen willst. Du wählst diesen Raum aus oder, besser: Dein Unterbewusstes wählt diesen Raum aus, wo du dann am besten lernen wirst, anders zu empfinden, dich anders zu verhalten …

- Abfrage bezüglich der inneren Bilder und Vorgänge:

Agnes: Sag mir mal kurz, wo das ist …
Franka: Es ist der »schwarze Raum« …
Agnes: Wie geht's dir jetzt?

Franka: Ein bisschen angespannt.
Agnes: Eine gewisse Spannung ist normal für den Beginn einer Hypnose. Das ist in Ordnung.

- Verstärkung der Sicherheit durch meine dichte Anwesenheit:

Agnes: Ich bin bei dir, du spürst mich jetzt hier ... [ich berühre Franka leicht am Arm].

- Anleitung zur Gestaltung der Begegnung mit der beängstigenden Situation/Person:

Agnes: Ein zweites Ich geht nun in diesen Raum, und es macht dir den Raum so eng und so weit, wie es sich für dich richtig anfühlt.

- Therapeutische Dissoziation:

Agnes: Und während die eine Franka hier vollkommen gelassen und entspannt auf dem Stuhl mit dem gefleckten Pelzchen und dem gelben Kissen im Rücken sitzt ... und meine Hand auf ihrem Unterarm spürt ... geht gleichzeitig die andere Franka ... voller Mut ... und voller Kraft in diesen dunklen Raum.

- Beginn der Arbeit:

Agnes: Und dann lässt du den X auftauchen ... in dem Abstand, wie es für dich in Ordnung ist ... Und wenn er da ist, kann der »Ja«-Finger ein Zeichen geben ...

[FZ: Ja.]

Agnes: Wie viel Meter ist er weg jetzt?

Franka: So viel, wie der Raum hergibt, drei Meter.

Agnes: Wie ist das im Moment für dich?

Franka: Es geht gerade noch ...

Agnes: Prima! Und jetzt experimentierst du: du lässt ihn mal einfrieren und ... ich weiß nicht ... *wie* das passiert ... ob auf einmal ein kristallisierender Wind den X umweht ... oder ob er durch andere Kräfte auf einmal einfriert ... ob er vielleicht überpudert ist mit Raureif ... du weißt am besten, wie du ihn gefrieren ... einfrieren lässt ... Und für X bleibt die Zeit stehen ... [Franka holt tief Luft] Genau ... ein guter Atemzug ... Und wenn der X wie eingefroren ist ... für ihn die Zeit vollkommen stillsteht ... kann der »Ja«-Finger das wieder anzeigen ...

[Pause. FZ: Ja.]

... sag mir bitte mal kurz, wie dein inneres Bild jetzt aussieht ...

Franka: Er ist wie schockgefrostet, und es ist nicht mehr ganz so dunkel im Raum ...

Agnes: Gut ...! – Während ich still bin, damit ich dich nicht dabei störe, probier dich mal ein bisschen aus ... geh ein Stück von der Wand weg ... und geh wieder zurück ... geh hin ... und geh um ihn herum ... steig vielleicht auf einen Stuhl ... guck von oben auf ihn runter ... fass ihn mal an ... zieh ihn am Ohrläppchen, kneif ihn ... mach, wonach dir ist!

[Pause.]

Ich bin still. Lass dich ruhig ein bisschen rumspinnen und ausprobieren, was du machen möchtest ... um zu merken: Es ist eigentlich völlig harmlos ... du nimmst dir jetzt Zeit zum Erproben und Spielen ...

[Pause.]

Und du achtest darauf, dass es immer o. k. ist für dich. Du gehst nie über die Schmerzgrenze! – Und wenn du dich genug ausgetobt hast ... dann kann der »Nein«-Finger das signalisieren.

[Pause. FZ: Nein.]

Nun erzähl doch mal kurz ...

Franka: Da steht die Liege in diesem Raum, dahinter ist ein Fenster, das auch schwarz angeklebt oder zugemalt ist. Dieses Fenster habe ich jetzt aufgerissen und bin auf seiner Couch rumgesprungen, habe Tonbänder rausgerissen und runtergeworfen. Er war immer total pedantisch und ein Despot.

Agnes: Hervorragend! Da fühlst du dich ja eigentlich relativ kräftig, ja?

Franka: Ja.

Agnes: Wenn sich dieses kräftige Gefühl richtig ausbreitet in dir, bitte ich mal um ein »Ja«-Zeichen.

[Kleine Pause. FZ: Ja.]

Agnes: Sehr gut! Erlaube dir nun mal, dass er so ein bisschen auftaut, vielleicht eine Hand ... oder ein Fuß ... oder auch das Gesicht, vielleicht ist da etwas zu sehen von der Mimik ... vielleicht Verärgerung ... Beleidigung ... probier mal aus ... du kennst den Blick, wenn er empört ist oder beleidigt ... Es liegt in deiner Hand, ihn jederzeit wieder einzufrieren, ganz, oder teilweise ... du kannst jetzt so weit wie möglich die Schmerzgrenze austesten ... und, vor allem, erweitern. Ich bin wieder still, und du experimentierst ... – – – ... Und jedes Mal, wenn etwas Neues an Kompetenz, Freiheit und Handlungsspielraum dazukommt, kann der Finger für »Das Neue« das anzeigen ...

[Pause. FZ: Der Neue.]

Aha der Finger für das Neue, das ist der Zeigefinger ... sehr gut ... Und schon hast du etwas Neues gelernt und nutzbar gemacht ... Sehr gut ...

[FZ: Der Neue.]

Genau ... Nummer zwei ... und aller guten Dinge sind drei ... vielleicht sehen wir den Finger für »Das Neue« noch ein weiteres Mal ...

[FZ: Der Neue.]

Sehr gut ... Und wenn du genug gelernt hast, in dieser Sequenz, dann kann der »Ja«-Finger das anzeigen.

[FZ: Ja.]

Gut ... Erzähl noch mal kurz, was du dir zugetraut hast! Lass dabei die Augen ruhig geschlossen, dann bleibt das Erleben intensiver.

Franka: Erst wollte ich gar nichts auftauen lassen. Dann habe ich es mit den Füßen probiert. Das ging. Dann die Hände. Das war nicht gut, und ich habe sie wieder eingefroren. Am schlimmsten war es mit dem Gesicht: So vorwurfsvoll angeguckt zu werden. Vor allem die Augen! Das konnte ich nicht ertragen. Ich habe ihn dann wieder eingefroren. Am unschädlichsten waren der Bauch und die Haare. Die habe ich aufgetaut gelassen.

Agnes: O, là, là! Gut. Wie geht es dir jetzt damit?

Franka: Ganz gut.

- Verstärkung und Verankerung des therapeutischen Effektes, positive Suggestion, »Ja«-Welle:

Agnes: Entspann dich ... ruh dich aus ... und geh in eine angenehme Trance ... Gut ... diese Atemzüge sind immer sehr, sehr gut ...

[Pause.]

Und du bist eine erwachsene Frau ... hast einen guten Beruf ... bist eine fabelhafte Ärztin ... bildest dich weiter ... auch jetzt und hier ... bist ehrgeizig ... hast einen festen Willen ... offensichtlich viel Kraft ... hast eine gesunde Familie um dich ... ein gesundes Familiensystem ... liebevoll ... mit allen Entwicklungsmöglichkeiten. Und ich bitte dich jetzt, wobei du weiter friedlich neben mir sitzt, deine ganzen kompetenten ... souveränen ... klaren ... tüchtigen Persönlichkeitsanteile um dich herumzusammeln und mit allen in diesem schwarzen Raum zu sein ... und während du vorhin mehr Schabernack gemacht hast ... auf der Couch rumgesprungen bist ... die Bänder und CDs rausgeholt hast ... und eine herrlich-heillose Unordnung fabriziert hast ... *bist du jetzt eine erwachsene, souveräne Person* ... auch mit Humor ... aber einem erwachsenen Humor ... Fühlst du diese Kompetenz jetzt?

Franka: Ja.

Agnes: Fingerzeichen?

[FZ: Ja.]

Wunderbar! Natürlich, sie ist da. Und jetzt probier einfach noch mal, wie du als erwachsene Person in diesem Raum bist und diesem Menschen X begegnest, der einfach nur ein anderer erwachsener Mensch ist ... vielleicht sogar in vielen Anteilen seines Wesens schwächer als du ... bedürftiger ... unausgefüllt ... weniger geliebt ... und deshalb so abartig in seinem Gehabe und in seiner Ausstrahlung. Du bist da – eine patente, schöne Frau –, deine Schutzhülle um dich ist undurchdringlich ... und jetzt spielst du ebenso ... lässt ihn auftauen, soweit es dir tauglich erscheint. Vielleicht wird er sogar ein bisschen kleiner ... es gibt da ein Märchen ... vom Rumpelstilzchen ... ...

[Pause.]

Und du bist die standhafte Frau, die schon so vieles in ihrem Leben geregelt hat ... so viele wichtige Entscheidungen getroffen ... so viel Schwieriges überwunden hat ... und du wirst dich auf überraschende Weise immer sicherer fühlen ...

[Pause.]

- Unwiderstehliche, klare posthypnotische Suggestionen:

Mag er schauen, wie er will ... das gleitet an dir ab ... tun und sagen, was er will ... das lässt dich völlig kalt ... Und der Finger für »Das Neue« zeigt an ... wenn du eine neue Kompetenz und Sicherheit fühlst ... und in deiner Strategie immer sicherer wirst ... und wenn wie automatisch an dir abgleitet, was dir nicht guttut ...

[FZ: Der Neue.]

Sehr gut, der Finger für das Neue ... Sehr schön ... Ein guter Atemzug, und das Unbewusste hält dich an der Hand ... während ich rechts bin ... ist es vielleicht links? ... und sagt: »Komm, das meistern wir jetzt!« Du kannst das ... und wenn du das machst, merkst du vielleicht: Natürlich kann ich das, und ich gewinne diese Situation, und die Angst fällt von mir ab wie ein Schatten ... Gut!

[Pause.]

Erzähl grad mal, wo du jetzt bist, damit ich dich weiterhin sicher begleiten kann und wir Bescheid wissen und alles optimal zu Ende bringen.

Franka: Es ist ein gutes Gefühl, eine erwachsene, kompetente Frau zu sein, und ich fühle mich völlig anders als vorher. Ich konnte ihn ganz auftauen lassen auf einmal, und er ist in sich zusammengesunken, wie verwelkt, blass und verwelkt, wie wenn man Gefriergut aufgetaut hat. Wir haben uns angeguckt, aber diesmal konnte *er* den Blick nicht aushalten und *nicht ich*, und ich bin aufgestanden und rausgegangen aus dem Raum, was ich mich vorher auch nicht getraut hätte, einfach aufzustehen und rauszugehen ...

- Nochmalige Betonung des Erfolges und Implantierung der Selbstsuggestion in klaren Worten:

Agnes: Bravo! Jetzt bleib noch einen Moment dabei: Er ist in sich kollabiert, und zwar in deinem inneren Bild, in deinem Erleben. Der kann ja äußerlich der Gleiche sein, aber es ist wichtig, was in dir ist und was du für dich bist. So sagst du zu dir: »*Ich bin Franka*, und ich bin eine kompetente, erwachsene Frau. Ich kann mich abgrenzen, und ich kann mich zuwenden gemäß meiner eigenen Entscheidung. Ich habe die Kontrolle über mich. *Ich bin frei!*«

[Pause.]

- Rückgabe der therapeutischen Führung an Franka selbst:

Agnes: Diese Sätze sinken in dich ein, in deiner Sprache, sodass es für dich wirkt ... jetzt ... und in Zukunft ... um aus dieser Geschichte das höchstmögliche Maß zu lernen ... für deine Entwicklung ... hin zu Wohlbefinden ... Gesundheit ... gutem Schlaf ... und schönen Träumen. Und ich bin jetzt einfach still, und du rundest alles ab ... und integrierst das Wesentliche von dieser Arbeit hier. Und der »Ja«-Finger wird anzeigen, wenn alles abgespeichert ist, und dir somit ein Zeichen geben, dass du dich wieder hierher zurückorientieren kannst, um dann in blendender Verfassung im Wachbewusstsein in unserer Runde einzutrudeln.

[Ca. sieben Minuten Pause und selbstständige Ausleitung der Trance.]

- Nachgespräch:

Franka: Ich musste noch mal sicherstellen, dass er mit seinen Energien da drinnen bleibt im »Schwarzraum« und nichts nach draußen dringt. Ich habe das Institut zugeklebt mit Frischhaltefolie, fest umwickelt. So kann nichts herauskommen. Eine kompetente Frau zu sein hat mir sehr gutgetan. Das war sehr erlösend. Vorher war ich nur das Kind.

- Nachwirkung am nächsten Tag, aufgezeichnet von Franka:

»Eine Idee am Morgen, kurz nach dem Aufwachen: Ich hatte gelesen, dass Lachen Schmerz ausschaltet. So bin ich in meinen inneren Bildern wieder im ›Schwarzraum‹, und X liegt vor mir am Boden als kleine, verschrumpelte Hülle, zusammengeschrumpft … Ich fange an zu lachen, erst hämisch, dann mitleidig, erlöst und locker. Er richtet sich auf bis zu voller Größe und steht vor mir, und ich werde mir erstmals bewusst, dass ich groß und erwachsen bin. Ich lache nun erleichtert und über mich selbst, und er ist einfach nur ein alter Mann, der da vor mir steht und der nichts mit mir zu tun hat. Ich schüttle den Kopf über mich, lächle und verlasse das Institut. Ich brauche den Klebestreifen, die Frischhaltefolie nun nicht mehr. Ich kann gehen ohne Angst.«

- Befinden drei Wochen später, aufgezeichnet von Franka:

»Die Angst ist weiterhin weg. Die Bedeutung des Ganzen wird mir immer klarer, aber auch die Gefahr, in der ich geschwebt bin. Der Groll wandelt sich weiter in Abstand und Klarheit und den Blick auf Gelerntes. Aber vor allem habe ich eindeutige Hinweise für mein eigenes therapeutisches Vorgehen erhalten. Ich bin wie gewachsen.«

4.2.2 Der Parabolspiegel und die Festtafel

Diese Hypnoseanleitung ist für die Dame mit dem weißen Cabrio aus Kap. 2.12, zweite Sitzung. Ihre Themen: seit zehn Jahren depressive Verstimmung, soziale Phobie, Neuropathie, leichtes Übergewicht.
Ziel: Selbstschutz, Selbstverständnis und Selbstsicherheit, Stimmungsaufhellung und gesundes Essverhalten

- Prolog:

Und als Erstes ist es wichtig, ein ganz großes, tiefes Dankeschön hinabzusenden in Ihr Unbewusstes, das es Ihnen erlaubt hat, gleich nach der ersten Stunde und dank des weißen Cabrios eine so große Verbesserung zu erzielen, mit so einer Stimmungsaufhellung und mit gutem Gefühl sogar am Morgen! Das heißt doch, dass das Unbewusste ganz bereit war für Veränderungen und Fortschritte und das Tor aufgemacht hat.

- Hypnoseinduktion:

Sonne herein, Luft, Licht herein, der Wind in den Haaren und dieses Wohlgefühl im Körper und die wachsende Energie und Kraft! Und danke schön, dass das so geschehen durfte und ich mich wohler fühlen darf, auch wenn noch nicht alles verändert und verbessert wurde. Aber eins nach dem andern. – Und Sie sitzen da und haben die Augen geschlossen und dürfen sich einfach wohlfühlen. Sie haben erzählt, ich habe Sie gefragt, wir waren ernst, wir haben gelacht, haben uns ausgetauscht, und das ist wichtig für die Hypnose selbst, weil das diese Plattform bildet, auf der sich Hypnose entwickelt, und wenn sich die Hypnose entwickelt, ist Veränderung möglich.

Und Sie atmen einfach ruhig und tief, ganz zufrieden, diese wunderbare, durchsonnte Frühlingsluft herein in Ihre Lungen und wieder hinaus und erfrischen sich mit jedem Atemzug zunehmend mehr. Sie brauchen nichts zu tun und nichts zu verstehen, Hypnose geht nur ohne Anstrengung, und alles ist richtig in der Hypnose, und alles ist wichtig und alles in Ordnung. Man kann nichts falsch machen, und das ist doch ein himmlischer Zustand, den man nicht oft hat im Leben. Wenn man einfach so gelassen dasitzt, ist alles unwichtig, die Geräusche, das andere Leben da draußen. Sie sind ganz bei sich und fühlen sich zunehmend pudelwohl mit der inneren Aufmerksamkeit, wo Kontrolle ganz angenehm wächst, ganz anders als diese äußere Kontrolle, wo man sich beobachtet und kritisiert. Diese innere Kontrolle unter einer guten Hypnose ist wertschätzend und akzeptierend, als wenn man sich sagen würde: »Ich darf so sein, wie ich bin!«

Und dieser Vogel zwitschert voller Begeisterung, der stimmt bei. [Draußen im Hof nämlich inbrünstiges Frühlingsvogelgezwitscher]. Und ich zähle langsam von eins bis sieben, und bei jeder Zahl gehen Sie tiefer und tiefer in Hypnose, noch weiter in diesen wunderbaren Zustand, wo Sie einerseits hier sein können und meine Stimme hören und andererseits auch woanders sind, wo Sie so gerne sind, an diesem Ort, der Ihnen so gut gefällt und der genau der richtige ist für Veränderung und Wachstum, während die Glocke draußen schlägt, viermal und dreimal ... genau siebenmal [= 3 Uhr].

Eins und zwei, Sie fühlen sich wohler, Sie hören mir vielleicht nur noch mit dem rechten Ohr zu und mit dem linken schon ganz andere Geräusche. Diese kräftigen Glockenklänge [nun fangen auch noch volles Rohr die anderen Kirchenglocken an!] geben uns jetzt einen Hinweis, wie man Störungen ausgrenzen kann, indem man einfach die Balkontür schließt. [Ich schließe die Balkontür.]

- Bilder und Suggestionen zum Thema soziale Phobie:

Aber auch wenn man selbst auf dem Balkon ist [und genau das beschrieb sie im Vorgespräch, dass sie ihren Balkon nicht mehr benutzt aus – panischer, nicht wahnhafter! – Angst vor den Blicken der anderen], kann man die innere Türe schließen, aber die innere! Sich abschirmen gegen das, was einen stören könnte. Mit einem Energievorhang, der sich ganz von alleine aufspannt zwischen Ihrem Balkon und anderen Balkons und der alles abschirmt, was Ihnen nicht guttut oder was andere nichts angeht. Ein Schirm aus purer Energie spannt sich automatisch auf wie ein Regenschirm, ein Sonnenschirm. Ein Energieschirm mit einer robusten Haut, keiner kann da durchschauen. Sie sind vollkommen geschützt, und so wie die Glocke langsam leiser wird und verhallt, werden die Störungen leiser und verhallen ... und die Blicke blass und unwichtig. Und Sie genießen Ihren Balkon, machen dort, was Sie wollen, denn es ist das, wofür Sie bezahlt haben. Um das zu bezahlen, haben Sie gearbeitet, und um arbeiten zu können, haben Sie eine Ausbildung gemacht und sind früh aufgestanden und haben Ihren Beitrag geleistet, und so kann man das immer weiter zurückverfolgen. [Gerade fällt mir ein, dass ich nicht weitergezählt hatte, aber macht nix ...]

Zwei und drei ... und wieso sollten Sie nicht ein volles Recht haben ... vier ... wozu auch der Balkon gehört ... fünf ... leben zu dürfen ... sechs.

- Provokation der Handlevitation:

Und nicht bevor die »Sieben« erklingt, wird eine Hand leichter und leichter werden, ganz leicht, weil sich das so ungeheuer leicht anfühlt, loszulassen, freizugeben und Luft reinzulassen und sich geschützt zu fühlen unter diesem Energieschirm, der beliebig groß werden kann und sich ausbreitet und die schönsten Muster hat, die Sie sich vorstellen können. Und sei es nur ein zartes Himmelblau, mit einem kleinen noch himmelblaueren Schmetterling drauf. Und die Hand hebt und hebt sich. Sehr schön! Sieben!

[Die erhobene, ausgestreckte Hand symbolisiert einen Parabolspiegel, der alles Beängstigende reflektiert.]

Steigt höher und höher, sehr schön, und je höher die Hand kommt, umso tiefer gleiten Sie in die Hypnose, sicher gehalten, sehr schön ... und so wunderbar geschützt. Und diese Hand streckt sich in die Höhe, breitet sich aus und symbolisiert und ist der Schutzschirm, ein Parabolspiegel, der sagt:

»Halt, bis hierher und nicht weiter!«

»Ich sorge für mich, und es geht mir gut!«

Sehr gut, sehr schön, und das Selbstbewusstsein wächst und stärkt sich, und das weiße Cabrio fährt selbstbestimmt, von Ihnen gelenkt, Ihre Hände am Lenker, die Füße bedienen die Pedale und geben die Geschwindigkeit an, genau die, die Sie brauchen. Das ist doch wirklich richtig schön! Sie bestimmen Ihr Fortkommen, und der Finger für »Ja« kann mal ein Zeichen geben.

[FZ: Ja.]

... der kleine Finger, gut, und der Finger für »Nein«?

[FZ: Nein.]

... und der Finger für »Ich will nicht antworten«?

[FZ: Ich will nicht antworten.]

... sehr schön, und ich frag mal die Finger: Sind Sie eigentlich schon weiter in der Entwicklung, als Sie das bewusst bemerkt haben?

[FZ: Ja.]

Ja, Sie sind nämlich noch weiter, das ist doch eine gute Nachricht! Und ist das Unbewusste bereit, heute zu helfen, um noch stabiler zu werden?

[FZ: Ja.]

... »ja« ... und das mit der Nahrungszufuhr besser zu regulieren?

[FZ: Ja.]

Ja, sehr schön, das habe ich mir gedacht, hervorragend, sehr gut, sehr schön!

- Bilder und Suggestionen zum Thema »Gesundes Essverhalten«:

Dann sausen Sie mit Ihrem Cabrio doch mal an Ihren schönen Ort, steigen aus und gehen ein bisschen spazieren. So irgendwie in einer schönen Erwartungshaltung, dass Sie gleich etwas erleben werden, was Ihnen besonders gefällt. Und Sie gehen und gehen, die Füße rollen sich ab, die Arme schwingen, der Blick nach vorne gerichtet, die Gedanken frei, der Körper harmonisch. Und weit vorne sieht man in der Ferne, dass da irgendwas steht, mitten in der Landschaft, was Schönes für sie. Genau da, wenn Sie näher kommen, sehen Sie, es ist ein großer, langer Tisch, und dann kommen Sie noch näher, und dann sehen Sie, es ist sogar ein sehr schöner, gedeckter Tisch, eine Tafel, wie man sagt, und da ist alles aufgetafelt, was das Herz begehren kann, vielmehr der Magen. Alles von »Feinkost Käfer« und von Dallmayr [wir sind ja in München], alles, was man sich nur wünschen kann, und wenn Sie das sehen, kann der »Ja«- Finger das wieder anzeigen.

[FZ: Ja.]

... ja, prima ... die feinsten Speisen, üppig, pikant, Fleisch, Gemüse ... bis zu Cremes ... süß und fruchtig ... kuchig ... überbordend ... verheißungsvoll! Geschmackvoll dekoriert ... genussvoll verziert!

[FZ: Ja; hatte ich gar nicht abgefragt.]

- Einführen der indirekten Ansprache in der dritten Person, der Patient wird lernender Beobachter:

Und die Heidi nähert sich dieser Tafel, und was sie erstaunlicherweise tut, ist, einfach erst einmal nur diesen Anblick zu genießen, wie wunderbar das alles aufgebaut ist. Farbenfroh, manche Speisen glänzen im Licht, sie glitzern. Die anderen Speisen sind ganz satt (!), ein bisschen dunkel gehalten. Es duftet intensiv. Und das ist einfach so schön zum Anschauen, zum Herumgehen, um den künstlerischen Aspekt dieser ganzen Pracht zu erfassen. Und die Heidi nimmt einen Teller. Und man könnte sich nun vorstellen, einen riesigen Suppenteller, wo man alles aufhäufen und draufschaufeln kann, aber nein, erstaunlicherweise wählt sie einen kleinen Teller, und vorsichtig nimmt sie eine kleine Portion, ohne diese Pracht zu zerstören. Und eine andere kleine Portion, und jedes Mal, wenn der »Ja«- Finger anzeigt, nimmt sie eine kleine Portion von diesem herrlich gedeckten Tisch, und das Unbewusste sucht für sie aus nur das, was ihr guttut, nur das, was ihr bekommt, nur so viel, wie gut ist, nur so viel, wie bekömmlich.

[FZ: Ja. FZ: Ja. FZ: Ja. FZ: Ja.]

Sehr schön, sehr gut, und der »Ja«- Finger zeigt das klar an. Und erstaunlicherweise ist der Teller gar nicht so voll, aber die Heidi wirkt sehr zufrieden und wandert weg zu einem Stuhl und einem Tischchen mit herrlicher Aussicht, ein bequemer Stuhl, ein Bistro-Tischchen, vielleicht aus Marmor, ganz entzückend. Und sie stellt ihren Teller mit den von ihr gewählten Delikatessen darauf ab, auch ein Glas frisches Wasser, und bevor sie anfängt, genießt sie die Aussicht, taucht ein in die Schönheit der Landschaft, in diese Sommerluft, die Farben und ist schon fast satt davon.

[FZ: Ja.]

Gut, sehr gut, sehr gut ... und dann fängt sie an, bedächtig zu speisen und diese wunderbar köstlichen Dinge länger als üblich im Mund zu behalten und wirklich zu genießen. Ganz langsam und bedächtig kaut sie, um zu merken, wie sich das anfühlt im Mund, der Geschmack sich verteilt und intensiv wird, so angenehm sättigend. – Und immer wieder lehnt sie sich zurück mit dem schönen Geschmack und den feinen Dingen im Mund und genießt die Landschaft, diesen Sitz, den Ausblick und das angenehm warme Körpergefühl.

[FZ: Ja.]

Sehr schön! Und erstaunlich ist, sie ist viel schneller satt, und sie hat viel mehr von *den* Sachen gegessen, die wirklich auf optimale Weise nähren, mit den ganzen gesunden Bestandteilen. – Süßes ist unwichtig geworden. Gemüse ist gut, Früchte sind gut, das alles ist sehr angenehm. Das

Süße vergisst sie. – Reste liegen auf dem Teller. Es ist erstaunlich, dass sie das nicht interessiert. Sie steht auf und reckt sich und ist so froh, so satt und so wohlig, dass sie auch gar nicht merkt, dass ein kleiner Piepmatz kommt und mit großer Wonne was stibitzt. – Sie nimmt nur das wirklich Gute zu sich, Gesunde, was ihr guttut und was hilft, wieder ihre Figur zu bekommen, mit der sie sich rundum wohlfühlt. – Sehen Sie den kleinen Spatz?

[FZ: Ja.]

- Posthypnotische Suggestionen für gesundes Essen:

Und Sie haben so vieles bewältigt in Ihrem Leben. Sie haben sogar mit dem Rauchen aufgehört, alleine mit einem Buch. Da werden Sie auch mithilfe des Unbewussten ihr Essverhalten ändern. Zum Gesunden hin, zum Natürlichen, ganz einfach sehr angenehm. Und Sie werden von jetzt ab alleine mithilfe des Unbewussten herauswählen, was Sie essen und was nicht, was Sie in den Mund stecken und was Sie liegen lassen, und das, was Sie in den Mund stecken, werden sie sorgfältig kauen und ausgiebig genießen und – und es wird Sie so unglaublich gut satt machen, dass Sie nur so viel zu sich nehmen, wie es wirklich richtig ist. Und so kommt eins zum andern, denn die schöne Figur macht gute Stimmung, und die gute Stimmung macht schöne Figur. Genau das können Sie jetzt mit der Atmung koppeln und innerlich sprechen [die Sätze passe ich der Atmung an – Pacing]:

Beim Einatmen: »Schöne Stimmung ...« ... beim Ausatmen: »Gute Figur ...« ... beim Einatmen: »Schöne Stimmung ...« ... beim Ausatmen: »Gute Figur ...« ... beim Einatmen: »Schöne Stimmung ...« ... beim Ausatmen: »Gute Figur ...« ... beim Einatmen: »Schöne Stimmung ...« ... beim Ausatmen: »Gute Figur ...« ...

Fühlt sich das stimmig an?

[FZ: Ja.]

- Posthypnotische Suggestionen für Stimmungsaufhellung, Aktivierung und Lebensbejahung:

Und die Depression war viel zu lange, hat viel zu lange Ihr Leben beraubt. Und jetzt kommt der Durchbruch, die Depression fällt ab, wie ein Schatten, dafür haben Sie diesen Schutzschirm. Den können Sie jederzeit flexibel aufspannen und wieder schließen, auf ... und wieder schließen, und diese harte, krustige Hülle der Depression verliert mehr und mehr ihre Funktion. Denn Sie haben ein Recht darauf, jetzt wo der Frühling anfängt und der Mai bald kommt, ein schönes Leben zu haben, die Tage zu genießen und die Sonnenstrahlen zu spüren, und jeder Sonnenstrahl, der Sie trifft, wird mehr dafür sorgen, dass die Depression schwindet, wenn er hereinstrahlt und sie hell und gesund ausleuchtet, sodass Sie gut schlafen, gute Träume haben und gut durchschlafen und morgens erfrischt und fit aufwachen und Ihr Leben gestalten. – Wird das Unbewusste Sie darin unterstützen?

[FZ: Ja.]

- Posthypnotische Suggestionen für Schutz, Sicherheit, Selbstverständnis:

Und auch die Angst schmilzt, schwindet. Sie brauchen die Angst nicht mehr, und die Angst braucht Sie nicht mehr! Und Sie planen Ihren Tag ganz natürlich, das Essen wird unwichtiger und unwichtiger. Der Gedanke an Essen kommt Ihnen nur von Zeit zu Zeit, und dann bereiten Sie etwas Gesundes, was Ihren Körper nicht belastet, und genießen das ausgiebig. Der Schutzschirm ist immer dabei, natürlich völlig unsichtbar für andere, der kann sich blitzartig aufspannen, das brauchen nicht Sie zu tun. Der hat seine Funktion, das geht über Fernbedienung aus dem Unbewussten, zack!, ist er offen und schirmt alles ab. Und Sie fühlen sich pudelwohl und genießen Ihr Leben und sinken für jetzt in einen schönen Traum, tun noch dieses und jenes, erledigen, was wichtig ist zu erledigen, damit Sie wirklich, wirklich vorwärtskommen und sich wohlfühlen. Ist das möglich?

[FZ: Ja.]

Sehr schön – und die Glocke schlägt zwei Schläge [30 Minuten sind vergangen], und das ist der richtige Hinweis, dass Sie jetzt nochmals ein bisschen Ruhe haben für sich, dass sich alles sehr gut einspeichert und integriert und ein kleiner Traum folgt oder einfach ein Bild von Heidi, die sich so ganz wohlfühlt, stark und kräftig, und auch die Klara [Kap. 2.12] in ihr hat sich entwickelt hat als ebenbürtige, starke, gefestigte Frau.

Sie werden dann von alleine merken, wenn es genug ist. Genug gelernt, genug getan, genug gefahren, genug, damit es Ihnen besser geht. Und Sie werden das Bedürfnis bekommen, die Hypnose rund zu machen und abzuschließen. Sie werden innerlich von sieben bis eins zurückzählen und dann bei eins ganz klar, ganz wach, ganz frisch und munter, ja fast wie ausgewechselt, sonnendurchleuchtet, ins Hier und Jetzt zurückkommen.

Und ich bin einfach still und Sie lassen sich alle, alle Zeit.

Aus zwei Brezeln mach eine: Ergebnis: Sie mampft nicht mehr in sich rein, während sie Zeitung liest, gleich zwei Butterbrezeln ratzeputz weg, d. h. ernährt sich gesünder, fragt sich öfter, ob sie wirklich Hunger hat, und isst nur dann. Sie fühlt sich stabiler, geht mehr raus und darf die Antidepressiva reduzieren. Ihr Schutzschild ist ein weißes Sonnensegel, das prima funktioniert. Bloß, im krachend vollen Biergarten ist es ihr noch zu heiß. Ja, mir eigentlich auch …

In der dritten Sitzung schneidere ich das »Medaillon des Lächelns« (Kap. 6.6) – natürlich in der Sie-Form – auf sie zu.

Als Hausaufgabe soll sie »Das Schatzbuch« nach Schulz-Weiling (in Kaiser Rekkas 2013) führen. *Ziel ist* dabei die Auflösung der Symptomfixierung bzw. -fokussierung, wobei es im Einzelnen um Folgendes geht:

- Änderung der Aufmerksamkeitsfokussierung weg von der Symptomatik und den Defiziten und hin zu positiven Gefühlen, Inhalten und Zielen.
- Förderung der Selbstständigkeit. Kleine Fortschritte werden wahrgenommen, was den Therapieerfolg stabilisiert.
- Ressourcensammlung – in schlechten Phasen kann sich an gute Zeiten erinnert werden und daran, was man dafür getan hat, um einen guten Zustand zu erreichen.
- Positivere Stimmung, Entspannung, besserer Schlaf vor allem durch abendliches Schreiben.
- Herstellen eines Bindegliedes zwischen Patient und Therapie und/oder Therapeut.
- Nach Beendigung der Therapie kann das Schatzbuch weiter Halt geben.
- Sammlung wahrer Schätze für die inhaltliche Gestaltung von Hypnoseanleitungen.

Anleitung Schatzbuch:

Ich möchte, dass Sie sich heute noch, am besten gleich, wenn Sie aus der Therapiestunde kommen, ein Schatzbuch zulegen. Ein Schatzbuch ist ein kleines Heft in etwa Postkartengröße, das Sie immer bei sich tragen können. Im Gegensatz zu einem Tagebuch gehören in ein Schatzbuch nur positive Dinge, und zwar aus drei Kategorien:

Kategorie 1: Ich habe mich über etwas gefreut, etwas, das von außen kommt wie z. B. ein nettes Gespräch, eine Anerkennung, das gute Wetter, die Sonne, die Natur o. Ä.

Kategorie 2: Ich habe gut für mich gesorgt, z. B. Pausen gemacht, genügend getrunken, gut gegessen, ausreichend geschlafen, Sport ge-

macht, mir Zeit für Selbsthypnose genommen, mir etwas gegönnt (eine Tasse Tee, ein Bad oder einen Spaziergang o. Ä.).
Kategorie 3: Ich bin auf dem Weg zu einem meiner Ziele ein Stück weitergekommen.

Sie brauchen nicht viel zu schreiben. Ein Satz reicht oft. Sie sollten einfach wissen, worum es ging, wenn Sie es später wieder lesen. Es soll hilfreich sein und keine große Mühe machen. Wichtig ist, dass Sie jeden Tag drei positive Dinge notieren.

4.3 Krisensituation

Eine Krise basiert meist auf einem Psychotrauma oder einer Abfolge von großen Belastungen, einer seelische Wunde mit oft heftigen vegetativen Begleiterscheinungen, die auf einzelne oder mehrere Ereignisse zurückgeht, bei denen im Zustand von extremer Angst und Hilflosigkeit die Verarbeitungsmöglichkeiten des Individuums überfordert waren. Solch ein traumatisierendes Ereignis führt bei etwa 20 % der Betroffenen zu offensichtlichen posttraumatischen Belastungsstörungen. Die drei diagnostischen Kriterien sind Einbrüche von Traumamaterial in den Alltag wie Flash-backs (Intrusionen), Vermeidungsverhalten (Avoidance) und Übererregung (Hyperarousal).

Die psychovegetative Übererregung wie starke Angst, Beklemmung und Schreckhaftigkeit gehört zusammen mit körperlichen Symptomen zum Symptomenkomplex »Hyperarousal« und kann sowohl im Wach- als auch im Schlafzustand erheblich belasten. Denn auch in den nächtlichen *Träumen* kann sich die intrusive Symptomatik widerspiegeln.

Es ist aber nicht das Ereignis selbst, das traumatisiert. Wurde eine traumatische Erfahrung gemacht, hängt die Art der Bewältigung, Verarbeitung und Integration sowohl vom Ereignis als auch von dem betroffenen Menschen ab, weshalb sich Störungsmuster von vielfältigem Ausdruck entwickeln können. Aus diesem Grunde beschäftigt sich die Resilienzforschung mit den persönlichen Schutzfaktoren und Fähigkeiten einer Bewältigung extremer Ereignisse. Unser therapeutisches Ziel ist Heilung, Meisterung, Zukunftsorientierung.

In der ersten Intervention geht es um schonende, schnelle Erleichterung: Zuhören, Verständnis und Akzeptanz der Stressreaktion, Zuspruch, emotionale Unterstützung, Entspannung, Orientierung. Motivation zur Veränderung der entgleisten Situation. Aufgeschlossenheit gegenüber therapeutischen Interventionen, d. h. Wille zur

Kooperation, und auf jeden Fall hohe Suggestibilität erleichtern die Arbeit. Und Hypnose ist das Mittel der Wahl, weil zustandsabhängiges Wiedererinnern in gut geführter therapeutischer Trance die Möglichkeit bietet, den Einprägungskontext (»State Dependent Learning«) erfolgreich zu verändern.

Die darauffolgende Informationsvermittlung beruhigt und erdet: »Sie sind in einer Krise. Das wirkt sich so aus, wie Sie es zurzeit erleben.« Die Auswirkungen und Nachhalleffekte des Erlebnisses (oder der Erlebnisse) produzieren eine pathologische Trance. Diese Trance ist gekennzeichnet durch Trancephänomene, die ein Aus-der-Rolle-geraten-Sein anzeigen wie: veränderte Zeit- und Körperwahrnehmung, Veränderung des Körperschemas, stark erhöhten oder abgeflachten Energiepegel, starren, eingekreisten Fokus der Aufmerksamkeit, hilflos machende innere Dialoge und Selbstsuggestionen, Gefühl der Zeitregression oder -progression (wie sich uralt oder klein fühlen), Abkopplung der sonstigen Ressourcen, momentane Amnesie bezüglich Bewältigungsmöglichkeiten, Hypermnesie, d. h. eventuell Erinnerungen an alte Tragödien, Angst vor Kontrollverlust.

Und: »Das lässt sich auflösen und verändern! Krisen haben passageren Charakter, sind also vorübergehend. Aus meiner Erfahrung kann ich Ihnen sagen, dass Sie letztendlich gestärkt daraus hervorgehen werden. Dafür steh ich Ihnen bei. Ich schlage für heute Folgendes vor: ...«

Die therapeutische Arbeit beinhaltet: Fokussierung, Entspannung, Ressourcenfindung, Stärkung fürs Heute und Morgen, eventuell Traumbearbeitung bei Albträumen, Flash-back-Behandlung, »Aussteigen aus pathologischen Ich-Zuständen« (nach Kaiser Rekkas 2011a, S. 127), Zielorientierung, später Ausleuchtung und Bearbeitung eines eventuellen seelischen Hintergrunds. Alles immer ideomotorisch. Das ist am schonendsten und behandelt Dinge auch in der Tiefe, ohne dass alles bewusst werden muss.

4.3.1 Alfredo singt nicht mehr!

»Opern sind so wichtig, weil sie das Unterbewusstsein auf die Bühne bringen. In der Oper werden ganz grundlegende Gefühle gezeigt, deswegen hat Oper auch so ein großes Publikum. Wenn sich auf der Bühne zwei Figuren ineinander verlieben, dann ist das wie ein Mise en Scène des Gefühls, das du hast, wenn du dich in deinem eigenen Leben verliebst. Allerdings hörst du im realen Leben keine Violinen oder Trompeten dazu, und du schreist eine Liebeserklärung auch nicht laut heraus.«

Rolando Villazón (2008)

Der Arzt hatte gewarnt, die Halsinfektion war noch nicht ausgeheilt, der Arbeitgeber aber drängt. Sollten die Opernbesucher den Heimweg antreten, ohne mitgelitten, mitgerungen, mitgesungen zu haben?

Eigentlich ist es Violetta, die, dem Tode nahe, nach Luft ringt. Aber es ist Alfredo, dem die Stimme versagt, mitten in einer der berührendsten Arien. Das Schlimmste, was einem Sänger passieren kann. Es ist wie Weltuntergang. Schlechter Film. Nicht nur ein schwerer Rückfall in die Krankheit folgt, sondern absolute Krise. Verheerende körperliche Schwäche, Gewichtsverlust, allein in einer fremden Stadt mit fremder Sprache. Ein aufblühender, viel gepriesener und mit Preisen versehener Stern am Opernhimmel. Panikattacken bei den nachfolgenden Auftritten, zugeschnürte Stimme, Schwäche, Ängste, Schlaflosigkeit, Depression. Er kann nicht mehr, will nicht mehr, sein Leben ist in Gefahr. Singen? Karriere? An den Nagel! Das geht über drei Monate. Er hat Substanz verloren. Alfredo singt nicht mehr!

Seine Mutter arbeitete nach dem frühen Tod des Vaters an drei Arbeitsstellen, um das Kind zu fördern. Umsonst? Umsonst auch sein ganzer Ehrgeiz, sein Einsatz, na, und das Talent?

Ein befreundeter Arzt empfiehlt ihn an mich. Ich spreche seine Sprache nicht wirklich gut, wir reden in Englisch. Ein schöner Mann. Sein Gesicht weiß wie Schnee, umrahmt vom Schwarz seiner Haare. Die Statur mehr als schlank. Sein Verhalten eher schüchtern, vorsichtig, zurückhaltend.

Erste Sitzung: Krisen sind nicht stabil

Ich höre lange zu und lächle. Er erzählt, er öffne den Mund, aber kein Ton komme heraus. Ich höre lange zu und strahle Mut aus. Ich höre lange zu und zeige Verständnis. Ich berichte, dass ich oft mit Musikern arbeite, dass meine Mutter Pianistin war, ich selber spiele ...

- Er entspannt sich.

Ich definiere den Zustand als Krise. Und Krisen haben eine Dynamik, sie sind nicht stabil.

Und ich erkläre ihm diese für ihn so bedrohlichen Zustände als spontane, vorerst nicht steuerbare Trancezustände, eigentlich Traumatrancezustände (oder pathologische Trancezustände), in die er plötzlich fällt und die immer alle psychosomatischen Symptome des auslösenden Ereignisses aufweisen: zuschwellenden Hals mit

Verkrampfung der entsprechenden Muskulatur, Atemnot, Kreislaufprobleme, die erfolglose Bemühung, der Lage Herr zu werden, und dann diese bodenlose Blamage und schließlich der nervliche Zusammenbruch.

- Er fühlt sich verstanden.

Sicherlich ist die Art der Verarbeitung dieses Erlebnisses ein Teil seiner Persönlichkeit, seiner Geschichte, aber das soll jetzt keine Rolle spielen. Jetzt muss er erst mal wieder auf die Beine kommen, leben wollen, an sich glauben, nach vorne schauen und ... später ... wieder singen.

Für ihn war diese Erfahrung traumatisch, ich erkenne das an und verdeutliche, dass es sich um unwillkürliche Prozesse handelt. Und aus diesem Grunde kann man so genial mit Hypnose/Hypnotherapie arbeiten, denn sie bietet die schonendste und zugleich effektivste Möglichkeit, diese unbewussten Abläufe aufzufinden und aufzulösen.

- Er wird neugierig.

Nun sind die Ressourcen an der Reihe. Situationen, Orte, Erinnerungen.

- Ein wenig Farbe kommt in sein Gesicht.

»Tell me more! Erzählen Sie mehr! Was ist so schön an Ihrer Insel? Wie genau schaut es dort aus?« Aha, das Weiß der Strände, das tiefe Blau des Meeres mit den kleinen Schäfchen, den Schaumkronen. Die Weite des Blickes, das Land silbriggrün durch Milliarden von in der Sonne schillernden Olivenblättchen. »Und was für ein Gefühl haben Sie dabei?« Natürlich: Weite, Wärme, Wind, willkommen! »Und der Körper?« Gelöstheit, Duft von Oregano und Thymian. Erdung. Zuhause.

- Eigentlich ist er schon in Trance.

»Close your eyes!« Atemvertiefung. Mehr sensorisches Erinnern. Der Wind in den Haaren, voller Pinienduft und Oregano. Die Hand, sie streift über die kratzige Macchia. Der Geschmack von Seesalz auf den Lippen. Sonne im Gesicht. Zikadenzirpen.

Aber neu, unerwartet: Luftballons. Die ziehen farbvoll munter die Hand höher und höher, und gleich geben die Finger Zeichen für den Zugang zum Unbewussten. Ja, und dieses Unbewusste ist höchst kooperativ: will mitarbeiten, weiß, wo's langgeht, will beim Stärken helfen, nachts therapeutisch träumen lassen und jetzt noch ein Stärkebild in Szene setzen. Und alles in voller unbewusster Erlaubnis.

- Er lächelt in Trance.

Und dann volles Sortiment gute Suggestionen. Ich lasse die Fingersignale jeweils die Ankunft der einzelnen Suggestionen in der Tiefe bestätigen.

- Er kehrt zurück. Wirkt gut. Die Insel ist in ihm.

Wir vereinbaren einen nächsten Termin eine Woche später mit dem Hinweis, jederzeit mit mir in Kontakt treten zu können. Er bekommt noch eine CD von mir, den »Tropischen Wasserfall« für guten träumerischen Schlaf und »Die Nacht mit dem Wunder«. Ist auf Deutsch. Aber das Unbewusste spricht und versteht viele Sprachen.

Zweite Sitzung eine Woche später: Promise of Summer

Technik: »Gehirnwäsche und -massage«, »Aussteigen aus der Symptomtrance« (Kaiser Rekkas 2011a, S. 127)

Mit offenem Blick kommt er in den Raum. »Yes, much better!« Prima! Will er richtig arbeiten heute? »Yes.« Ich biete ihm ein volles Programm an. Erstens haben wir Zeit, ich nehme mir ja immer zwei Stunden Zeit, und zweitens will ich ihn richtig raushieven aus der Krise.

Erst »Gehirnwäsche«, dann »Gehirnmassage« und danach die Technik »Aussteigen aus der Symptomtrance«. Das müsste sitzen. Er findet das gut.

Die Technik »Gehirnwäsche« mögen eigentlich immer alle, um ein Problem loszuwerden. Und bis jetzt war sie immer erfolgreich. Was das ist? Die abwechselnde Rechtslinksbeschallung mit Tönen. Ich benutze dazu ganz unorthodox die CD mit EMDR-Tönen von meinem Freund und hochkarätigen Traumatherapeuten Karl-Josef Sittig.

Ich finde mit dem Klienten eine Ressourcensituation, in der er sich »bärig« fühlt, ein echtes Super-Ich. Dies wird fest verankert. Auch das Datum von heute, der Ort von hier und jetzt sowie das Alter von heute werden deutlich und immer abrufbar deklariert. Seine Ressourcenperson sitzt rechts vom ihm, ich links. Jetzt werden die für die schreckliche Situation passenden Töne ausgesucht (meist eine der ersten drei Spuren) und die Lautstärke bestimmt. Die Töne sollen gut hörbar sein, aber ebenso auch meine Stimme, wenn ich zu dem Klienten spreche. Noch ohne Töne soll jetzt im ganzen Schutz des Super-Ichs und meiner Energie die Traumasituation durch Sichwiedererinnern, Drandenken und Sichvertiefen wieder lebendig werden. Wenn sie intensiv da ist, soll das ein Kopfnicken anzeigen. Erst dann (!) Kopfhörer aufsetzen, zurücklehnen, durchatmen und »einfach die Töne arbeiten«, d. h. »waschen« lassen. Ich begleite das mit meiner Energie, Fragen – ob alles o. k. – und guten Suggestionen für den Verlauf. Eine Spur dauert circa vier Minuten. Danach Kopfhörer ab, kurzes Gespräch, Frage, wie es geht und wie es ist, jetzt noch mal an die Situation zu denken. Sie ist immer weiter weg, harmloser, bedeutungsloser, fast schon ein bisschen Geschichte, lange her.

Die ideomotorischen Fragen lauten: »Ist das Problem kleiner? ... weiter weg? ... unwichtiger? ... blasser?«

Es gibt drei Durchgänge. Na, und genau das machen wir (er hat kein Problem mit den Tönen, gottlob, ich dachte schon, Musiker etc. ...): einmal für die auslösende Situation, einen zweiten Durchgang bei einer anderen Oper in einer anderen Stadt und dann noch eine Situation, die hab ich aber vergessen.

Für ihn rückt alles wie in weite Ferne. Gut.

Jetzt kommt das Angenehme: »Gehirnmassage« nenne ich die letzten zwei Spuren mit Meereswellen, die durchs Hirn rauschen. Es ist absolut trancefördernd, um nicht unprofessionell zu sagen: geil, mal von rechts sechs Minuten, danach von links auch so lang. Die totale Tiefenentspannung, gespickt mit meinen sehr suggestiven Zugaben von Reinigung, neuronaler Plastizität, Umschaltung bis Umorientierung, Weite, Freiheit.

Er mag gar nicht aufhören, die Wellen durch seinen Kopf rauschen zu lassen.

Danach muss er mit der Technik »Aussteigen aus der Symptomtrance« kräftig arbeiten, seine Ego-States von absolutem Wohlbefinden (alle Hypnosephänomene im grünen Bereich) bis zum Kollaps auf der Bühne (alle Hypnosephänomene außer Rand und Band) durchspielen und sich immer wieder von außen als Lichtgestalt, väterlicher Freund oder was auch immer beistehen und erlösen.

Ein Opernsänger ist immer auch Schauspieler, und so kann er sich fabelhaft einlassen, Ich-Zustände wechseln, einsteigen in die und aussteigen aus der Symptomtrance, geradezu filmreif! Er hat keine

Probleme, sich alles zu geben, was er braucht, und wirkt anschließend richtig glücklich. Back to life again!

Er hat losgelassen, aufgeräumt, sich selbst gestärkt und weiß jetzt auch noch, wie er aus einem miserablen Trancezustand aussteigt, falls er da noch mal reinfällt.

Ich gebe ihm noch eine CD auf Englisch von mir mit, »Promise of Summer«, ich denke, es kann nichts schaden. Vertraute Stimme kann – zur Not – auch Halt sein. Er möchte auch die »Töne«, und da will er das Meeresrauschen hören.

Dritte Sitzung nach weiteren zwei Wochen: Journey to Y

Technik: Kraftort, ausführlicher

Er wirkt kräftiger, als er sich den Motorradhelm vom Kopf zieht.

»Big Chaos!«, sagt er.

»Oh! That sounds interesting! Tell me!«, sage ich.

Kuddelmuddel mit den Ladies um ihn herum. Na, kein Wunder, bei einem solch attraktiven Mann. Gefühle rauf und runter, rein und raus ... Ich komme nicht ganz mit, hört sich aber nicht schlecht an. Er hat halt wieder gesungen mit ihr und dann ...

»Was? Gesungen? Ja, hervorragend!«

Ja, ja, er singt wieder. Keine Panik mehr. Die Stimme o. k. Pläne und Engagements für Sommer in Europa auf einer gigantischen Open-Air-Bühne, im Winter auf einem anderen Kontinent. Er hat sein Target, wie er sagt, erreicht.

Schon? Wie hat er das geschafft?

Er hat erfolgreich Ego-States gewechselt, immer raus aus der Symptomatik, na, Rollenspiel kann er ja. Und eingeschlafen ist er nie ohne das Meeresrauschen der »Gehirnmassage«. War er im Traum immer auf seiner Insel, hat Kraft getankt? Das habe ich ausnahmsweise mal nicht ideomotorisch abgefragt.

Eigentlich habe ich andere Pläne. Möchte noch so richtig deutschschweizerisch ordentlich aufräumen mit »Überschreiben einer Szene«, d. h. den Alfredo im inneren Film weitersingen lassen, also über den Zusammenbruch hinaus. Ich hatte sogar das Libretto der Traviata aus meiner Bibliothek gekramt, um gut informiert zu sein.

Ist aber heute nicht mehr aktuell, nicht nötig. »Sagen« auch die Fingerzeichen.

Jetzt wünscht er sich »the powerbeast inside, I mean the positiv one«, zu wecken und »a journey to Y«, seiner Insel.

So reist er, reist tief und weit.

Der Wind flüstert ihm zu, wie man Sorgen verweht und sich leicht fühlt. Die weißen Kieselstrände erzählen ihm klickernd, wie jede Nacht das Meer sie reinwäscht, sodass sie morgens taufrisch in der Sonne schimmern. Die Olivenbäume tragen ihm zu, wie sie die Gluthitze des Sommers sowie die Stürme des Winters ertragen und dabei so köstliche Früchte reifen lassen. Die Erde verspricht, ihn sicher zu tragen, und der Himmel, sich schützend über ihm zu wölben. Dance your life.

Ich zeichne alles auf, damit er seine Reise immer wieder erleben kann und erfährt, wie er Kraft bekommt, wie starker, väterlicher Halt ihn umarmt, dass er Zeit hat und erst mal wieder in Balance kommen darf. Und leben!

Die *Hypnoseanleitung* ist direktiv formuliert in Anbetracht der fabelhaften Imaginations- und Suggestionsfähigkeit und der Absprache einer limitierten Stundenzahl ohne explizite Bearbeitung von Hintergründen. Eben, eine Krisenintervention mit fünf Sitzungen.

- Journey to Y:

Ziel: Stärke, Kraft Mut, Lebenswille, Handlungsfähigkeit, Zukunftsglaube, Lebensfreude, Abgrenzung, Abstand (Humor), Verspieltheit und Betonung der großen künstlerischen Ausdrucksfähigkeit
Technik: tiefe Trance, Fantasiereise mit stärkenden, klaren Suggestionen, ideomotorische Rückkopplung, trotz der Kürze des Textes Dauer der Hypnose 27 (!) Minuten

> And now, we travel to Y ... and as you already experienced a journey to Y you will remember the good feeling just by closing your eyes. You hear my voice, you know you are safe here and you are sitting very comfortably, leaning back. We know each other a little bit, you succeeded and learned and got back to life again. And life is rolling and is going on rolling and moving forward. And you don't even have to listen to my voice and to my words, you don't have to do anything, nor do you have to react, nor to understand. You just lean back and while the tram makes this terrible noise outside, you might already have started to listen to the winds of your island, feeling the sun, and breathing deeply and slowly. Your body is breathing, your body is caring for you and relaxing at the same time with the good feeling he has, when he is on this island. And he is feeling the wind, feeling the earth under your feet. Your body upright, perhaps your arms lifted, the wind circulating around you, blowing sorrows away. Too many sorrows, which burden you ... blown away easily.

And the nose will smell the refreshing air from the sea, the tasty aroma from origano and the vitalizing one from the pines, the fragrance of the flowers and sunheated soil. And your eyes are wide open, closed here, but wide open there, they look around and see all the beauty and they are so happy to see it. It didn't change, it is just as you know it from times when you grew up there. And you have this deep, deep healthy connection with this little piece of earth in the middle of the sea and so you extend yourself, you stretch yourself, you stretch your arms, you fill up with energy, with all the colours around you, the warmth, the beauty and you get connected with yourself.

[Pause.]

Everything is meaningful to you. The rock is speaking to you, saying: »You are strong, stable, nothing can harm you!« The beautiful beaches have a special meaning for you. They tell you precisely what is important for you to believe in yourself and to be clear each morning again after the sea washed the white sand and cleared up the dreamful beach again. And when you turn to the countryside the old olivetrees give you a message in by telling you how they live and survive for centuries in burning heat and so little water in summer and with storms and heavy rainfall in winter, offering such a unique fruit. And they tell you that you are stronger than you think.

And there is »o ouranos«, the sky above you, the blue sky of the isle. It tells you to trust and to relax, tells you from growing and going forward. And meanwhile you are so within yourself that you will be aware, that there is something very strong inside you. And you will be aware that your skin is getting stronger, thicker, like a double skin, triple skin. So you feel safer, with more respect for yourself. And you will know better what you want and what you do not want. You are doing very, very well!

[Pause.]

And now – while you sink deeper and deeper in hypnosis – your unconscious mind will offer you two dreams, they present new pictures for a successful life. And it is set on two levels. One dream is set on the professional stage, the other level with the second dream on the private stage. The dream on the professional stage shows you all the pictures and ideas you need to feel more selfsecure, to make the best decisions and to have the confidence you need to go your way. The way you choose is full of challenges, you know this. You have to be strong. And, you are strong.

[Pause.]

And the »beast« – as you say – »inside you« will grow in a very positive way, perhaps in a more humorous, charming, nice, but very productive way. And you will handle challenges very satisfyingly and successfully.

[Pause.]

The second dream? There will be many beautiful ladies around. Take your time. Realize that you are free. Dance your life! Enjoy love! Have sunny days and moony nights! Make yourself happy!

[Pause.]

And your unconscious mind will help you to go your way and always, when you are on your isle – and this perhaps just in your dreams – you will get to your power again. Your humor will flourish, your inner beauty develop and intelligence will shine brightly with a very wise look at life. You will feel a supportive trustful selfcontroll. And as you know this more and more you will feel more and more relaxed and secure and you live in the moment and enjoy the minute. Let yourself flow, go with the wind! And your voice will come from your heart. You swing with »focus and relax«: You use all your energy and then lean back again and play this wonderful time of life and enjoy it to the limits. So you will be best in your art.

[Pause.]

And now, just continue dreaming and learning, because hypnosis is a state of learning and changing inner pictures, a state of opening up and getting new visions.

[Pause.]

And whenever you will hear this recording again, you will go even deeper and learn more. And when you have learned enough, after a while, you will come back to normal life again, in a very good condition, strong, clear, and trusting in future and knowing that there is a strong part inside you, holding you by your hand, leading you. You are on your way. – And I stop my words right now, it's time not to talk anymore, it's time to be silent and just hear the own quiet breathing and feel a strong fingersignal which will let you know, that you get all support you need.

Vierte Sitzung: Der Flug mit dem weißen Vogel

Technik: Reise durchs Leben mit tiefer, unbewusster Heilarbeit (vgl. Kap. 3.4)

Er ist inzwischen richtig motiviert, an sich zu arbeiten. Er zahlt die Therapie aus eigener Tasche, was für ihn, zurzeit ohne Gage, trotz »Künstlersatz« sicher einiges bedeutet.

Wie selbstverständlich versteht er den Satz (vgl. zu Beginn von 4.3) »Es ist nicht das Ereignis selbst, das traumatisiert«, sondern die Art der Verarbeitung. So geht er spontan in Trance, handlevitiert und durch ideomotorische Signale bestätigt, wieder auf den Berg seiner Insel mit Ausblick. Während er dort sicher und komfortabel sitzt, fliegt ein großer, schöner, weißer Vogel, sein Unbewusstes, aufmerksam seine Lebenslinie entlang, vom Jetzt bis zum Beginn des Lebens. Der Finger für »Ja« zeigt an, wenn die Flugreise startet, der Finger für »Ich will nicht antworten« signalisiert, wenn der Vogel ein Erlebnis erspäht, das mit der Reaktion von heute in der Krise zu tun hat, und der Finger für »Nein« zeigt das Ende der ersten Reise am Lebensanfang an.

Natürlich gibt es einige Anzeigen für Erfahrungen, die mit der Art der Verarbeitung der Situation von heute zu tun haben: in der Jugendzeit, Kinderzeit ...

Nachdem der schöne, weiße Vogel sich in der Pause, die man nach Ankunft beim Lebensbeginn zwischenschaltet, ein paar Runden durch die Lüfte hat tragen lassen und sich dabei erholte, geht die Reise wieder langsam, bei der Geburt beginnend, Flugstunde um Flugstunde, Meile um Meile, Jahr um Jahr nach vorne. Und in der Dunkelkammer des Unbewussten wird (durch Suggestionen gespeist) bestens von alleine gearbeitet und werden ganz im Stillen Heilung, Nährung, Stärkung mit Suggestionen genau da infiltriert, wo es dringend nötig ist. Und genau das zeigt der Finger für »Das Neue« immer und immer wieder an.

Im Hier und Jetzt angekommen, Anzeige »Nein«, schwingt sich Alfredo auf den Vogel und macht mit ihm einen Flug in die Zukunft. Er sieht sich singen, er sieht sich zufrieden und stark. Auch das bestätigt der Finger für »Das Neue«.

Sehr glücklich kehrt er von der Reise zurück. Wir reden über einige Erfahrungen, die er mit dem Vogel aus der Höhe gesichtet hat. Die ruhige Art, wie er berichtet, spricht für eine geklärte Betrachtungsweise. Vorsichtig fragt er an, ob er in Abständen – und auch ohne Krise – noch mal kommen dürfte. Alfredo singt wieder. Juhu!

Abends wirft er noch eine CD in den Postkasten, auf der ich ihn singen höre. Große Arien, eine überwältigend energische, prachtvolle Stimme. Ich erhalte einen völlig neuen Eindruck von diesem Mann. So unterschiedlich können Ich-Zustände sein! Fast habe ich Mühe, den gleichen Menschen darin zu erkennen. Ich bin beeindruckt und berührt.

Fünfte Sitzung, Thema: Der nackte Sänger

»Der Sänger steht immer so nackt da.« Er hat nur seine Stimme, kein Instrument, nichts.

Da ich inzwischen etwas eingetaucht bin in das mir bislang fremde Innenleben eines Tenors, kommen mir viele Fragen, die ich ihm auch stelle: Weshalb singt er? Für wen singt er?

Weshalb? Ja, mit 20 Jahren hätte er noch geantwortet: »Ich fühle mich frei. Ich fühle mich schön. Es macht mir Freude.« Heute, mit Anfang 30, gelte das nicht mehr. Warum? Leistungsdruck? Fehlende Inspiration? Die Beantwortung der Frage fällt schwer.

Für wen? Früher, ja, da habe er immer für die Dame seines Herzens gesungen. Aber das stimme nicht mehr. Er müsse wohl für sich singen. Müsse ...

Der Stoff, aus dem die Hypnose ist, war schon das Thema in Kaiser Rekkas (2013): In Kurzform heißt es, ich notiere alles und bastele dann daraus eine Hypnose mit allen Elementen, Wünschen, Zielvorgaben. Nach einem langen, eigentlich sehr heiteren Gespräch mit ernsten Inhalten zeige ich ihm den »Energietorbogen« (Kaiser Rekkas 2011b, S. 168) und arbeite dann ideomotorisch weiter mit folgenden Inhalten:

- Aufbau bzw. Stärkung der äußeren Schutzhülle
- Auflösen von bedrängenden Gefühlen
- Installation eines Fingers, der das Symptom übernimmt und ein Zuviel an innerem Druck oder Lampenfieber anzeigt
- innere Erlaubnis für Selbstentfaltung
- Freiheit, Schönheit, Freude am Singen dürfen sich wieder einstellen, natürlich auf einer reiferen Ebene als mit 20.

Danach kann er einfach besser durchatmen. More oxygen. Sehr gut!

Planung der nächsten Sitzung

Eine Reihe von Selbsthypnosetechniken für die kommende Zeit, wenn er örtlich weit entfernt von meinem »hypnotic smile«, wie er es nennt, sein wird:

- Balance herstellen zwischen der Schwäche und großen Stärke. Intervention: Stärke und Schwäche in je eine Hand, in Hypnose gehen, Hände sich aufeinander zubewegen lassen.
- Zwischen Aktion und Ruhe abwechseln – focus and relax.
- Mehr Selbstachtsamkeit (er hatte ja gesungen auf Drängen anderer).
- Fraktionierte Trance in gutes Gefühl.

- Spruch finden für eine gute Dissoziation von belästigenden Gedanken und Gefühlen, wie: »Ich möchte mich jetzt damit nicht beschäftigen!«
- Tresor installieren für eventuell noch auftauchende belästigende Gedanken.
- Verinnerlichen: »Das Schlimmste ist passiert, das ist hinter mir!«
- Und immer wieder 5 Minuten Hypnose mit Handlevitation, innehalten, Ruhe herstellen.

Aber da war die Therapeutin ängstlicher und weniger vertrauensvoll als ihr Sänger. (Passiert also auch mir.) Er sagt ab, hat eine *audition*, ein Angebot an einem der größten und wichtigsten Opernhäuser. Er ist es, der nun mich beruhigt: »... but don't worry ... because my mood is really at a very high level ... I'm full of energy ... positive thoughts ... maybe it's the spring!! ☺).«

»Oh, yes, my friend, let spring springle you up!« Er singt. Was? Den Alfredo natürlich! Und nicht nur. In Kritiken der Opernpremiere ist ein paar Wochen später u. a. zu lesen: »... war die Entdeckung des Abends: Sein Spinto-Tenor verlieh dem Don José dramatische Eindringlichkeit. Offene Höhen mit Schmelz und Kraft, lange Bogen. Alles scheinbar ohne Mühe.«

4.4 Genussvoll schlafen

Für guten Schlaf sind natürlich gute Träume wichtig. Deshalb bei Schlafstörungen immer abfragen: Gibt es während des Schlafes Träume, die Sie belasten, Albträume? (Vgl. auch Kap. 3.13.)

4.4.1 Floßfahrt in den Schlaf

Beispieltext mit wichtigen Elementen der Hypnose für guten Schlaf. Es ist die sechste Sitzung für einen Mann, der ursprünglich wegen einer Angstproblematik kam, aber auch empfindliche Schlafstörungen hat.

Prolog

Schlafen kann man lernen, das heißt, wieder erlernen! Der Körper kann Schlafhormone selber herstellen – das wissen Sie ja alles – und somit interne Schlafmittel, die uns noch gesünder als externe Schlafmittel in den Schlaf wiegen und dafür sorgen, dass der Schlaf dick ... und rund ... gemütlich ... und erholsam ist.

Natürlich muss man prüfen, ob es Störungen in der Nacht gibt, die den Schlaf ärgern und unruhig machen und Sie aufwecken. Das kann man alles über Fingersignale abfragen, denn bewusst kann man das ja nicht benennen, außer es gibt Träume, an die man sich erinnert.

Und jetzt lehnen Sie sich zurück, so wie Sie gerade liegen, und Sie wissen, Sie brauchen nichts anzustrengen … nichts zu tun … nichts zu verstehen. Es ist genau wie beim Einschlafen … das kann man nicht forcieren. Man kann nicht forcieren, in Hypnose zu sinken … man kann es sich einfach nur erlauben, nachdem man sich die besten Bedingungen geschaffen hat.

Auch der schöne … gute … tiefe … erholsame … erquickende Schlaf braucht ruhige Räume … Dunkelheit … Bequemlichkeit … braucht eine bestimmte Temperatur … und auch die Vorstellung, dass der Tag zu Ende ist … man loslassen kann … und sich auf den nächsten Tag freut, an dem man Arbeit und Aufgaben wieder mit neuer Kraft begegnen wird.

Hypnoseinduktion

Aber jetzt erlauben Sie sich erst mal ganz einfach und wie zufällig in Hypnose zu gleiten … dabei tiefer … und tiefer zu sinken … mir mit einem Ohr oder mit einem halben noch zuzuhören und sonst vielleicht etwas ganz anderem zu lauschen … vielleicht dem Geräusch eines ruhig dahinfließenden Flusses in einer Mondscheinnacht …

Sie sitzen am Ufer und schauen auf das Wasser, das so langsam und träge vorüberfließt und vielleicht ein Blatt mit sich trägt … flussabwärts … oder ein Stück Holz … oder eine Ente, die noch ihren Schlafplatz aufsucht … etwas verspätet …

Mag sein, Sie sind schon einmal Floß gefahren. Die Isar ist ja berühmt dafür. Da könnte es sein, dass auf einmal … überraschenderweise … ganz langsam ein Floß auf dem Fluss dahertreibt … das ist ganz leer … und wie für Sie gezimmert, deshalb kommt es auch zu Ihnen ans Ufer … bleibt da ein bisschen an der Böschung hängen … und nur, wenn Sie wollen, besteigen Sie das Floß … nehmen bequem Platz …

Allgemeine Suggestionen zu gutem Schlaf

Der Körper erinnert sich an das Gefühl des Floßfahrens … dieses absolut ruhige Dahingleiten … und vielleicht können Sie es sich genau so breit und bequem machen wie jetzt, wo man gemütlich liegt … die Hände auf der Brust oder vielleicht hinter dem Kopf … und so gehen Sie tiefer … und tiefer in eine floßfahrende Hypnose, um etwas wieder zu erlernen, was Sie vor einigen Jahren noch … so sehr gut gekonnt haben …

Eine Fähigkeit, die schon ein Kind kann, sogar ein Baby … und erst recht ein Säugling: schlafen …

Schlaf … diese natürliche Fähigkeit der natürlichen Erholung … des Kräftesammelns … des gesunden Träumens, das dem Zweck dient, die Tagesreste zu verarbeiten … der sehr intelligenten Verwertung von Erinnerung, wo Dinge vom Kurzzeitgedächtnis ins Langzeitgedächtnis geschoben und dort archiviert werden … Wie viele interessante Prozesse, die sich nur im Schlaf ereignen können … die ganz in Ruhe ablaufen … ganz von alleine …

Und Sie sinken tiefer … und tiefer in Hypnose … auf dass Sie sich wieder erinnern werden, wie es ist … und wie es geht, wieder gesund und tief zu schlafen … mit drei Worten beim Einatmen … und drei Worten beim Ausatmen, die da heißen: Beim Einatmen: »Ich schlafe ein …« Beim Ausatmen: »Ich schlafe aus …«

Ich schlafe ein … ich schlafe aus … ich schlafe ein … ich schlafe aus … ich schlafe ein … ich schlafe aus … ein … aus … ein … aus … Sehr gut … Und die Ruhe wird immer größer und tiefer und ruhiger …

Abfrage der ideomotorischen Signale

Und es wäre ganz schön, wenn der Finger für die Antwort »Ja« sich zeigen würde …
[FZ: Ja.]

Sehr gut, der Zeigefinger … Und der Finger für ein »Nein« …

[FZ: Nein.]

Gut, der Daumen. Nun noch der Finger für: »Ich will nicht antworten« …

[FZ: Ich will nicht antworten.]

… sehr gut, der kleine Finger.

Arbeit mit den ideomotorischen Signalen, Frage nach Belästigung des Schlafes durch Träume

Geht es ihnen jetzt gut?

[FZ: Ja.]

Weiß das Unbewusste etwas, was den guten Schlaf fördern kann?

[FZ: Ja.]

Wird das Unbewusste Sie unterstützen, besser und besser zu schlafen … und sich an guten Schlaf zu erinnern … und diese Erinnerung zu nutzen?

[FZ: Ja.]

Und jedes Mal ein klares »Ja«-Signal … sehr schön … Gibt es irgendetwas in Ihnen, was den Schlaf stört?

[FZ: Ja.]

Ist das Unbewusste fähig, das zu klären, sodass es den Schlaf nicht mehr stört, sondern fördert?

[FZ: Ja.]

Und dann sinken Sie einfach noch tiefer in Hypnose und lassen das Unterbewusste genau das tun ... damit aus den bisherigen Störern, aus den Störenfrieden ... friedvolle Schlafhelfer werden, und ich bin einfach still, und das Unbewusste betrachtet die Lage ... es systematisiert und ordnet ... sortiert aus ... und fügt neu zusammen, sodass der Schlaf reibungslos läuft ... mit einem gesunden ... natürlichen Ablauf ... und ich bitte den »Ja«-Finger um eine Anzeige, wenn sich da etwas verarbeitet hat ...

[Lange Pause. FZ: Ja.]

Ja ... Sehr gut ... Schon geschehen ... Und noch eine wichtige Frage ist immer: Ist es Ihnen erlaubt, richtig gut und tief zu schlafen? Ist es Ihnen erlaubt in der Tiefe?

[FZ: Ja.]

Prima, ein »Ja«. Die Fähigkeit ist da ... die Erlaubnis ist da ... wichtige Dinge sind getan ... und es ist sehr angenehm, nachts so erholsam zu schlafen und morgens erfrischt aufzuwachen ...

Verkürzte Version der Traumbearbeitung

Und ich frage deshalb noch einmal zur Sicherheit: Gibt es nachts Träume, die Sie belasten und die den Schlaf durcheinanderbringen?

[FZ: Ja.]

Aha, und ist es auch hier möglich, etwas zu verändern?

[FZ: Ja.]

Interessant! Dann bitte ich das Unbewusste, jetzt mal so einen Traum aus dem Traumarchiv zu holen ... und per Fingersignal anzuzeigen. Der »Ja«-Finger zeigt an, dass der Traum aufgegriffen wurde ...

[FZ: Ja.]

Gut ... ja ... Und jetzt bitte ich, wo wir hier nicht im Schlaf sind, sondern in einer Hypnose und ich zu Ihnen rede ... dass der Traum sich im Zeitraffertempo abspielt ... vielleicht innerhalb von zwei bis drei Minuten: Der »Ja«-Finger« zeigt an, wenn der Traum anfängt zu spielen, wie ein Film ... und Sie erleben den Film im ersten Durchgang wie aus weiter Ferne ... Der Finger für »Ich will nicht antworten« zeigt an, wenn das Belästigende, Quälende kommt. Der »Nein«-Finger schaltet den Traum wieder aus ...

Der »Ja«-Finger schaltet ihn jetzt ein, und er fängt an zu spielen ...

[FZ: Ja.]

Und der Finger für »Ich will nicht antworten« zeigt jetzt mehrfach an, wenn etwas Sie in diesem Traum belästigt ...

[FZ: Ich will nicht antworten (mehrfach über 2 Minuten).]

Und der »Nein«-Finger schaltet ihn aus.

[FZ: Nein.]

Sehr gut! Und jetzt leistet das Unbewusste Arbeit und verändert diesen Film ... und macht einen neuen ... produktiven ... klärenden Film daraus ... einen neuen Traum, in dem Sie etwas bewältigen, lernen ... sich etwas öffnet ... klärt ... ein Traum, der Sie einfach beschwingt und befreiend belebt ... Und wenn das Unbewusste seine Arbeit getan hat, kann der »Ja«- Finger das anzeigen ...

[Pause. FZ: Ja.]

Super! Und jetzt bitte ich darum, dass genau dieser neue Film ... die neue Version an Ihnen vorbeizieht, die revidierte Version ... das, was Sie beschwingt ... und befreit ... und Ihnen guttut ... und der »Ja«-Finger schaltet es ein ... und Sie sinken in diesen Traum ... und Sie sind erfüllt von diesem Traum und genießen es, träumend zu schlafen und schlafend zu träumen, jetzt noch in Hypnose, bald schon im richtigen Schlaf während der Nacht ... Und Sie erleben viele gute, Schlaf fördernde Träume, die Sie nachts stärken für den kommenden Tag ... die sie beleben ... und die Ihnen Mut machen. Sehr schön ... Und der »Nein«-Finger schaltet ihn aus, wenn er zu Ende ist ...

[FZ: Nein.]

Gut ... sehr schön! Das ist das Beste, was geschehen kann. Und so können Sie Ihrem Schlafvermögen vertrauen ... und sind nicht mehr angewiesen auf äußere Hilfsmittel. *Und Schlaf wird wieder Ihr Eigentum!* Auch tagsüber, wenn's passt, kann ein angenehm tiefes Mittagsschläfchen [das war sein Wunsch] sehr erholsam sein. Und Sie lassen einfach los ... und sinken ... und sinken ... und genießen ... und genießen ... für kurze Zeit, aber sehr erquickend ... ein Schläfchen, eine enorme Erfrischung. Und um all das jetzt zu üben, sinken Sie einfach tatsächlich hinein ... ganz experimentell ... übungstechnisch ... und prophylaktisch ... in einen Zwei-Minuten-Schlaf ... von jetzt an ... und Sie beobachten, wie leicht und einfach das ist, einfach hineinsinken ... fallen lassen ... loslassen vom Tagesgeschehen ... sich hingeben ... in die Arme des Schlafes ... und sich in Minuten erholen ...

[Pause, in der der Klient offensichtlich eingeschlafen ist.]

Sehr gut ... optimal ... Sie vertrauen sich Ihrem eigenen Schlaf an ... und wenn jetzt etwas Neues in der Tiefe geschehen ist, was Sie dahin gehend unterstützt und trägt, bewegt sich der Finger für das Neue ...

[FZ: Der Finger für Das Neue.]

Das nehmen Sie mit ... und immer, wenn Sie diese Hypnoseanleitung hören, wird Sie das weiterhin bestärken und Ihren Schlaf noch befriedigender machen ... noch tiefer ... runder ... und die Träume besser ... und kreativer ... heller ... und freudvoller ... und natürlich wird der anschließende Tag gut starten ... und abends geht's dann weiter mit: Weck dein Schlafgedächtnis!

Ihr Floß kommt an, die Sonne geht auf. Sie steigen aus, strecken und recken sich ... und kommen gestärkt ... und ausgeglichen ... ... in diesen frischen, jungen Tag.

4.4.2 Wühlkiste der Träume

Ziel: schlechte Träume aussortieren und entsorgen
Technik: Fingersignale, aber auch einfache Ideomotorik (Bewegen einer Hand)

Bei einem »Schlechtschläfer« konnte ich per Fingerzeichen belastende, mühsame Träume, deren er sich aber nicht bewusst war, ausfindig machen. In relativ tiefer Hypnose bat ich ihn, mit der levitierten Hand in die Wühlkiste der Träume zu fassen. Dann bat ich per Ideomotorik das Unbewusste, seine Hand zu führen, um die Träume zu sortieren, und zwar die guten auf die eine Seite, die schlechten auf die andere:

»Ist das Unbewusste bereit, die Träume zu sortieren und die schlechten rauszufinden und zu entsorgen, damit Sie endlich gut schlafen können?«

Nach der »Ja«-Anzeige kam die Aufforderung, und ... die Hand fing an, sich zu bewegen, zu drehen, zu fassen, zu schieben ... eben: zu sortieren. Danach kamen die schlechten Träume in eine Kiste, die sich gut verschließen ließ, der Mann ging im inneren (guten!) Traum auf eine Isarbrücke und leerte den Inhalt in den Fluss. Dort schwammen die Träume wie Fische flussabwärts, einer neuen Bestimmung entgegen.

Alle Aktionen waren immer von feinen Bewegungen der Hand begleitet, die die sich vollziehende Handlung eindeutig erkennen ließen.

4.4.3 Aufwachen, bevor der Albtraum kommt

Manche Leute wachen auf, ohne dass vorher ein Traum sie terrorisiert hat. Sie wachen nämlich vorher auf, d. h., bevor der Traum »zuschlägt«. Ist praktisch, aber auf Dauer auch nicht ergiebig und kann vor allem bewusst nie geklärt und korrigiert werden.

Das ist nur ideomotorisch zu erforschen: »Lässt das Unbewusste Sie aufwachen, bevor ein quälender Traum kommt?«

Falls ein »Ja« erfolgt: »Ist es möglich, das zu ändern, damit Sie gut durchschlafen können?«

Falls FZ-»Ja«: »Gut, beschäftigen wir uns mit dem Traum, damit er sich auflöst!«

Jetzt geht man nach der Technik »Auflösen von Albträumen« vor (3.14).

4.5 Sex: schön, wild und heiß

4.5.1 Befreiter Sex

Natascha ist eine superhübsche, junge, sehr weibliche Frau. Sie hat einen Freund, den sie liebt. Und sie hat ein Riesenproblem. Verzwickten Sex. Keine Freude, kein Vergnügen, kein Verlangen, stattdessen Schmerz, Angst, Krampf, Vermeidung, Depression. Keine Lust, totaler Frust.

Sie kommt von sehr weit her zu mir angereist, nachdem sie vor Ort Anläufe für Therapien gemacht hatte, in denen sie sich nicht wohlfühlte.

Diagnostisch ist, im Gespräch jedenfalls, vorerst kein tieferer Anhaltspunkt für das Problem zu finden. Ihr Therapiewunsch bezieht sich auch ausschließlich auf das Symptom.

In der *ersten Sitzung* reaktivieren wir, nach einem ausführlichen Gespräch, ihren Ressourcenort. Das ist Australien, wo sie vor Jahren eine herrliche, unbeschwerte Zeit verbrachte. Ich nehme in der Hypnose alle von ihr genannten Details von »Australien« und modele sie für unser Projekt, ihre Sexualität zu befreien, ein. Außerdem gebe ich gute Suggestionen bezüglich Auflösung der Symptomatik, immer begleitet von ideomotorischer Rückkoppelung: »Weiß das Unbewusste …? – Ja! – Kann es, will es, ist es erlaubt …?« [FZ, mehrfach: »Ja.«]

In der hier aufgezeichneten *zweiten Sitzung* bin ich mit der Technik »Leichter geht's nicht« (3.1) vorgegangen und habe wiederum viel gute Suggestionen implantiert. Vorsichtshalber bette ich auch tragende, indirekte Suggestionen und einen Ausspruch von Alice Miller für eine eventuelle Hintergrundgeschichte in der Kindheit und Jugend, die mit dem Problem zusammenhängen könnte, ein. Natascha tippt diese Hypnose selber ab und fügt auch eine Bemerkung ein.

Nach Tranceeinleitung

Und ich weiß, Sie können Hypnose, und Sie sind sogar sehr talentiert darin, und das Einfachste, um Ihr Problem zu lösen, wäre natürlich, nur in Hypnose zu gleiten und einfach in Hypnose Liebe zu machen, in Hypnose die Lust zu erleben, sich zu öffnen und tief im Inneren Lust zu erfahren und diese ganzen Reaktionen, die der Körper … der weibliche Körper … abspielen kann, sich von alleine abspielen zu lassen.

Aber machen wir es uns ruhig ein bisschen schwer und erledigen unser Programm, welches wir uns im Vorgespräch vorgenommen haben … bevor Sie das nächste Mal und das übernächste Mal und bei den vielen anderen Malen, wo Sie Liebe machen oder wo Sie manchmal auch nur Sex machen, weil auch Sex allein Spaß macht, einfach in Trance gleiten. Aber jetzt sinken Sie erst einmal in eine angenehme Ruhe, wandern zu sich hin. Während Sie hier ganz gemütlich liegen, können Sie gleichzeitig irgendwo anders sein, wo Sie sich ganz wohlfühlen, wo es für Sie herzerfrischend fröhlich und einfach ist, wo es gut duftet und Blumen blühen, Schmetterlinge flattern und die Natur sich von ihrer besten Seite zeigt.

Und während ich von 1 bis 10 zähle, gehen Sie mit jeder Zahl mehr und mehr und tiefer und tiefer in diesen unverrückbar angenehmen, stabilen und schützenden Zustand einer wohlig sicheren und vollkommen kontrollierten (!) Hypnose.

… 1 … und 2 … alles hinter sich lassen … 3 … und Abstand nehmen … 4 … und sich wohlfühlen … 5 … und Leichtigkeit verspüren bei 6 … Spielerisches bei 7 … und bei 8 der Beginn einer Handlevitation, wo eine Hand leichter wird und leichter, verbunden mit der Erinnerung, der körperlichen Erinnerung an den letzten wirklich guten Trancezustand, und die Hand wird noch leichter und leichter bei 9 … [*Natascha schreibt dazu:* »Diese Sequenz wurde begleitet von dem Glockenschlag der Kirche. Während der Trance war ich mir nicht sicher, ob ich das tatsächlich höre oder mir nur einbilde zu hören, und auch bei den späteren Malen, bei denen ich die Hypnoseeinleitung hörte, war mir nicht klar, dass es ein zufälliges Ereignis war, da es sich so gut in das Hinunterzählen eingliederte und mir das Gleiten in den Trancezustand sehr vereinfachte«], und irgendwann beugt sich der Ellbogen an, sodass, nachdem die Zahl 10 gefallen ist, eine ganz angenehme leichte und für Sie unverwechselbare Handlevitation eintritt, weil die Hand ihr Gewicht vergisst und das unbewusste Zeichen gibt für aktive Mitarbeit. [Der letzte Glockenschlag erklingt.] Und Sie brauchen nichts zu tun und nichts zu verstehen und fühlen sich vielleicht weit entfernt, weiter und weiter, und beobachten amüsiert, was von alleine geschieht … und alles ist richtig, alles ist vollkommen richtig, in einer guten, kontrollierten Hypnose kann nichts falsch sein … sehr schön …

Nach Abfrage der Fingersignale
Und ich frage Sie jetzt: Geht es ihnen gut, jetzt, hier?

[FZ: Ja.]

Sind Sie woanders, oder sind Sie ganz hier? [*Nataschas mündliche Antwort:* »Ganz hier.«) »Ganz hier«, gut, o. k., dann bitte ich mal das Unbewusste, Sie an der Hand zu nehmen und Sie einfach noch ein bisschen tiefer in Trance gleiten zu lassen, nicht in Schlaf und nicht in Dösen und nicht in Schlummern, sondern in eine gute Arbeitstrance, und der »Ja«-Finger kann anzeigen, wenn Sie jeweils ein Stückchen tiefer sinken, in eine gute, produktive Arbeitstrance, wo Sie Abstand nehmen ... und der »Ja«-Finger macht drei Zeichen ... und Sie sinken über drei Ebenen tiefer, genau so tief, wie es wichtig ist, damit das Problem gelöst werden kann. Und vielleicht, wenn Sie es gar nicht erwarten, geschieht es ... vielleicht, wenn Sie mal am Strand von Australien spazieren gehen, die Wellen beobachten und in der Ferne ein Segelschiff vorüberziehen sehen und einer Möwe folgen, bewegt sich der Finger, der »Ja«-Finger, um anzuzeigen, dass Sie tiefer, tiefer, tiefer in Trance gehen, sehr gut, mhm, sehr schön. [Es sind keine Fingerzeichen zu sehen.] Und es gibt unsichtbare Fingerzeichen, das ist auch gut, und die drei Stufen sind längst geschehen, und die drei unsichtbaren Fingerzeichen haben durchsichtig Auskunft gegeben, und Sie merken nur, wie alles weiter weg ist und Sie mehr bei sich sind und lernen, was Sie wissen müssen, um Ihr Problem zu lösen. Und Sie haben das bis jetzt auf wunderbar kreative Weise getan ... sehr effektiv und erfolgreich, und dass die Verbesserung wieder weniger wurde, ist nur ein Hinweis, dass noch etwas zu tun ist, und das ist doch spannend und aufregend!

Sehr gut, und während die linke Hand nun auch leichter wird ... und sie war auch eben schon leicht ... widmet sich das Unbewusste den Aufgaben, leichter und leichter, höher und höher, ja genau, super, und irgendwann wird die Hand von alleine in die Position von der anderen sein ... und das Unbewusste forscht in der Tiefe, wo da noch Hindernisse sind, Begebenheiten oder Erfahrungen, die das getriggert haben, was heute immer wieder ausgelöst wird. Und das Unbewusste durchläuft die Jahre ... immer in dem Bewusstsein ... jetzt ist Mai 2011, und die Natascha ist die große, erwachsene Frau ... und betrachtet das, was da von früher auftaucht, mit erwachsenen Augen, mit erwachsenem Verstand, mit erwachsenen Fähigkeiten und findet genau dahin ... im Schutz der Hypnose ... wo die Situationen waren, die das Symptom ausgelöst haben. Und Sie schauen dem Flug der Möwen nach ... während auf einer tieferen Ebene ... unsichtbar durchsichtige Arbeit geleistet wird ... während die Hand höher und höher wandert ... [die linke Hand steht inzwischen fast in der Position der rechten] ... sehr schön ... [Kirchenglocke, d. h., es sind 15 Minuten vergangen] ... und die Hände können beginnen, sich aneinander anzunähern, und in der Zeit kann tiefe Arbeit geschehen … genau so, wie wir es vorbesprochen haben … damit Sie befreit werden.

Schon Alice Miller hat gesagt: Wir können unsere Vergangenheit nicht im Geringsten verändern, die Schäden, die uns in der Kindheit zugefügt wurden, nicht ungeschehen machen. Aber wir können uns verändern, uns »reparieren«, unsere verlorene Integrität wiedergewinnen [Miller 2008].

Und wenn die Hände sich annähern, mehr und mehr, in diesen ruckartigen Bewegungen, die typisch sind für Trance, und schließlich zusammenfinden, kann die erwachsene Natascha dem Mädchen in sich genau das geben, was es braucht, um gesund zu sein … und gesund zu reagieren … gedanklich – seelisch – körperlich … und die Hände kommen sich näher und näher … durch eine unsichtbare Kraft angezogen … und die Hände nähern sich und nähern sich und nähern sich … Sie machen das wirklich sehr gut! Und während ich von 1 bis 7 zähle … beginnt in der Tiefe ein wichtiger Prozess mit dem Ziel, das Symptom aufzulösen und die Ursache zu bereinigen, weil heute eine andere Zeit ist und die Konstellation eine neue … 1 … 2 … 3 … 4 … 5 … 6 … 7 …

[Lange Pause.]

Und irgendwann werden die Hände sich ganz gemütlich und warm und weich auf den Bauch legen und die ganze Trance, die Sie entwickelt haben, in den Bauchraum schicken und da ausstrahlen lassen, sodass die Organe dort sich erholen … entkrampfen … entspannen … und sich erlösen … angenehm warm und weich werden … den Verhältnissen angemessen, gut befeuchtet … so wie es bei den Schleimhäuten normal ist … und schön in der Farbe … gesund im Aufbau … sehr schön … sehr schön … warm … feucht und angenehm … und mit einer guten Unterscheidung zwischen dem, was sich im Kopf abspielt, und dem, wie der Körper reagiert und funktioniert … denn der Körper lässt sich nicht beirren durch die Gedanken des Kopfes … und der Kopf steht bei allen Fantasien im Schutz der unbewussten Kontrolle, die genau auswählt: Wo bleibe ich bei den Fantasien, und wo lebe ich meine Fantasien? Wann lebe ich meine Fantasien im Traum und in den Gedanken, und wie lasse ich diese Fantasien die Realität beflügeln … auf eine gute und faire und sehr schöne Art und Weise?

… und während Sie daliegen mit den Händen auf dem Bauch … kann sich so viel tun … und das Unbewusste hat die Lage gesichtet … aufgeräumt … und Neues strukturiert … und in die Wege geleitet für die Zukunft. Ich weiß das nicht, aber Ihr Unbewusstes weiß, was zu tun ist, damit Sie frohen und unbeschwerten Sex haben mit Ihrem Freund, den Sie lieben … damit Sie froh und unbeschwert Liebe machen können mit Ihrem Freund, den Sie als Partner schätzen … und dass Sie zunehmend Frau darin werden können … dass Sie Ihre Gefühle leben bei aller

Sicherheit, dass Sie Gefühle im Zaum halten können und dirigieren und das spüren ... und dann loslassen ... die Gefühle fließen lassen und gleichzeitig dirigieren können ... genau so, wie Sie jetzt die Trance laufen lassen können und wissen, Sie können sie jederzeit abbrechen, wenn das richtig wäre ... aber es ist ja so viel schöner dabeizubleiben!

So genießen Sie diesen Zustand und lernen dazu und gewinnen. Und nun kann ein neuer Finger ... vielleicht ist er ja bei der linken Hand ... durch ein Heben anzeigen, dass in der Tiefe das Neue in die Wege geleitet wurde.

[FZ: Das Neue.]

Genau ... sehr gut ... sehr schön ... super ... genau das Richtige, um Sie weiterzubringen. Und nachts im Schlaf werden Ihre Träume dafür sorgen, dass das Problem vollkommen überwunden wird. Und Ihr Weinen nach der Liebe kann immer befreiender werden ... weil die Trauer und die Verzweiflung der Vergangenheit angehören.

Und während Sie in Hypnose bleiben, schreibe ich Ihnen das auf, was wir verabredet haben [therapeutische Hausaufgabe] ... und Sie nutzen den schönen Zustand der Hypnose, um ganz in Ruhe zu erledigen, was noch zu erledigen ist. Ich habe das alles für Sie aufgenommen, und immer, wenn Sie es anhören, können Sie die Hypnose noch tiefer erleben und effektvoller, und ich nehme auch an, dass dann immer kleine Fingerzeichen erfolgen und Ihnen Rückkoppelung geben werden, um Sie zu bestärken.

4.5.2 Tanz mit dem Engel

Dritte Sitzung: Beim Lesen wird mir klar, dass ich so was wirklich nur in (Therapeuten-)Hypnose erzählen konnte. Also, ich meine, wenn beide in Hypnose sind, Therapeutin und Klientin.

- Kontrolle ist erlaubt:

Liebe Natascha, das ist ja wie Briefchenschreiben ...

Sie brauchen nichts mehr zu tun, aber Sie dürfen natürlich immer alles noch kontrollieren und überwachen und immer in diesem kleinen Kontrollzentrum sitzen und gucken, ob alles in Ordnung ist. Aber am besten machen Sie dafür die Augen zu. All diese Klänge der Klangschalen [es läuft die Klangschalen-CD »Nada Himalaya« von G. Deuter] werden Sie einhüllen, und Sie können anfangen, nachzulassen, sich hinzugeben, ganz im Vertrauen, das ist vollkommen in Ordnung. Aber fangen wir von vorne an.

- Bestätigung, dass sie eine feminine, hübsche Frau ist:

Sie sind eine wunderbare, schöne junge Frau, mit Elan, Disziplin, mit Willenskraft und einer Vorstellung vom Leben. Und die kleinen Dinge, die noch im Werden sind, wo es einfach noch hapert, die kann man peu à peu, nach und nach, piano, piano, verändern, aber jetzt gehen Sie erst mal in Hypnose, so ganz gemütlich, während die Sonne draußen scheint, eine wunderbare Sommersonne, und über Ihnen eine große, prächtige, perlmuttfarbene Wolke schwebt, die Hypnosewolke, die einen Tropfen nach dem anderen auf Sie herunterfallen lässt, sachte und liebevoll mit jedem Ton.

- Hypnose umhüllt:

Diese Tropfen umhüllen Sie mit ihrer ganzen Zauberkraft ... da ist wieder einer, hier und da, hier, das ist ein ganz hoher, klarer Ton für eine zarte, helle Farbe des Tropfens ... dies ein dunkler, satter ... und noch ein dunklerer, satterer ... Diese Hypnosetropfen fallen aus der Wolke heraus und schweben langsam auf Sie herunter ... und hüllen sie ein ... und bilden einen wunderbar sicheren Schutzraum um Sie herum ... und Sie sind ganz lebendig bei sich. Nur Sie sind wichtig, und irgendwann, wenn Sie vollkommen umhüllt sind ...

- Hypnose fließt ein:

... treffen diese Hypnosetropfen ganz sachte auf Ihrem Körper auf und rollen zu der Mulde hin, wo der Bauchnabel ist, und fließen durch den Bauchnabel hinein in den Körper und breiten sich dort genüsslich aus, im ganzen Körperraum. Und Sie brauchen nichts zu tun, nichts zu verstehen und auch nicht den Duft der Rosen zu genießen, der sich langsam in der Luft verteilt. Sie sind einfach da und merken, wie Sie mehr und mehr ins Schweben kommen und sich wohler und wohler fühlen und schwebend sinken und sinkend schweben, und diese Hypnosewolke auf einmal unter Ihnen schwebt und Sie anhebt und Sie sich da so hineinsinken lassen ... [Kirchenglocken – schon wieder beim Sinken, wie schon in der letzten Hypnosesitzung, fängt der Schlag genau mit dem Sinkenlassen an – faszinierend] wie in einen großen Wattebausch, der so wundervoll weich ist und wo das Unbewusste genau da und dort und hier und jetzt Sie lernen lässt.

- Lernen beginnt:

Und die Klänge pflanzen sich fort und bilden das feine Material für neue Ideen, inneres Wachstum und für mehr innere Freiheit und Handlungsspielraum. Und während ich bis 7 zähle, sinken Sie in Hypnose, so tief, wie es sich für Sie richtig anfühlt. So viel Kontrolle, wie gut ist, so viel Loslassen wie sinnvoll, 1 … 2 … 3 … 4 … 5 … 6 …7 …

- Aufgreifen ihres Berichtes:

Und Sie haben mir viel erzählt, Sie haben mich von Ihren Gefühlen viel wissen lassen. Sie haben Schwieriges durchgestanden, aber die Betonung ist auf »durchgestanden«. Sie haben schwierige Zeiten gehabt, Sie haben nicht an sich glauben können, und andere haben Sie zu wenig unterstützt. Und dann ist es auf einmal heller geworden in Ihrem Leben, weil ein Mensch in Ihr Leben trat, der an Sie geglaubt, der Sie gehalten hat und der notwendig war für Sie … das ist einige Zeit her … Ein lebensrettender Engel [*Nataschas* Ausdruck], in Gestalt eines ganz normalen Mannes, eines Mannes aus Fleisch und Blut. Und Engel sind keine sexuellen Wesen, und mit Engeln kann man schlecht Liebe machen. Und jetzt ist wichtig, dass die Frau in Ihnen den Mann in dem Engel erkennt [Stimme der Therapeutin wird anders, tiefer, rauer, schneller, scherzhafter], auch wenn er nicht immer ein Engel ist … er ärgert Sie und so weiter, das weiß ich schon … eben ganz normal: Fleisch und Blut … [lachend] …

- Einführung der therapeutischen Dissoziation auf zwei Positionen: auf der »Schwebewolke«, um sich und den Mann im Engel aus Distanz zu beobachten, und auf der »Tanzbühne«, wo sich Erstaunliches abspielt:

Und das ist schön, sich auszumalen: Sie verbleiben auf der Schwebewolke, beobachten aus sicherer Distanz und führen vielleicht auch ein wenig Choreografie.

- »Aus der Perspektive der Schwebewolke«:

Lassen Sie mal die Frau in Ihnen und den Mann in dem Engel auf einer Bühne unterhalb der Wolke erscheinen, und beobachten Sie, wie diese zusammen mit der Musik aus zwei verschiedenen Richtungen kommen, ganz vorsichtig, aufeinander zugehen und Blicke tauschen und ein schönes Gefühl dabei haben. Und Sie schauen nur …

- »Erster Akt auf der Tanzbühne«:

… wie die beiden sich sehr zart, sehr leicht berühren … an der Hand … an der Schulter … an der Stirne … wie auf einer Bühne, wie ein Ballett …

nur Blicke tauschen ... Gefühle haben, wie im Film in 3-D, wie im Film »pina« [über die Choreografin Pina Bausch] ... und da sind Mann und Frau, herausgelöst aus dem Engel der Mann und die erotisch vibrierende, quirlige Frau aus Natascha ... sie gehen umeinander herum ... sie entfernen sich wieder etwas, und dann kommt die Sehnsucht ... und es kommt ein neues Gefühl, und das ist unerwartet ... ein ziehend sehnsüchtiges Gefühl ... dieses Gefühl ist nicht nur im Herzen, ist nicht nur im Kopf, nicht nur in den Händen ... sondern es ist auch ganz woanders, in der Körpermitte ... und ein bisschen unterhalb der Körpermitte ... und dieses Gefühl ist da, und auf einmal ... mit einem Ton [die Klangschalen-CD spielt mit einem langgezogenen Ton, wie sehnsüchtig, weiter] wird der erste Schritt aufeinander zu gemacht, und eine Zärtlichkeit und eine Freude ... und ich weiß nicht, durch was dieses Paar es dort ausdrückt und wie man das genau erkennen kann, dieses Begehren, das der Körper ausdrückt: »Ich begehre dich! Ich will dich, ich habe eine tiefe Sehnsucht, mit dir näher zu sein!« Und der andere auch: »Ich begehre dich, ich will dich, ich habe tiefe Sehnsucht, mit dir nahe zu sein ...!« Und dieses Wie-im-Tanz-Umeinandergehen, Vorsichtig-sich-Umeinanderschlingen, langsam inniger und inniger ...

- »Aus der Perspektive der Schwebewolke«:

Und die anderen Ichs der Natascha, die abwägen und kontrollieren, beobachten und bewerten und die meinen, dass das doch nicht gehe, und sagen: »Ich will, aber kann doch nicht, der ist für das nicht der Richtige« usw., die sind alle auf der Schwebewolke und halten entsetzt die Hände vor die Augen ... spähen aber durch die schmalen Ritzen zwischen den Fingern ... neugierig ... vielleicht ... nach einiger Zeit ... nicht ganz, ohne selber in ein gewisses Vibrieren zu geraten ...

- »Zweiter Akt auf der Tanzbühne«:

Aber auf der Bühne, die pure Frau und der pure Mann, die ziehen sich so stark an, und während diese hellen Klänge erschallen, beginnen sie, sich langsam, vorsichtig aneinanderzuschmiegen, weil sie so eine Sehnsucht danach haben und solch herrlich sinnliche Begierde ... und so eine Lust ... und reiten in einem langen Kuss wie auf einer gemeinsamen Welle, mit dem Wunsch, das möge nie enden ...

- »Aus der Perspektive der Schwebewolke«:

... und die anderen Anteile, die schweben auf der Hypnosewolke und betrachten, vielleicht mit inzwischen zunehmendem Vergnügen und ungenierter Gelassenheit, wie sich alles von alleine abspielt und sie die kleinen Seufzer hören ... die Atmung und dass sich alles das so lustvoll anhört, so einfach und verspielt ... weil der Körper das ganz von alleine macht. – Und der Schmerz kann weichen, denn jetzt ist der Tag, um dazuzulernen: »Ich darf mich fühlen, ich bin richtig, ich bin erlaubt, ich bin es wert, ich bin ebenbürtig!!« Und wenn Sie tiefer und tiefer in Hypnose gehen, mit jedem weiteren Klang, mit jedem weiteren Tropfen, beobachten Sie ...

- »Dritter Akt auf der Tanzbühne«:

... wie diese junge Frau mit dem schönen Körper, den sexy langen Beinen, wohlgeformten Brüsten, mit dem hübschen Gesicht und dem dichten Haar, mehr und mehr Lust empfindet ... wenn nach langem, heißem Spiel dieser Mann in sie eindringt und es für sie eine einzige Wonne ist ... und wie das von außen so schön aussieht und so passt ... und die Vereinigung, je tiefer, umso sinnlicher wird ... so erfüllend, mit diesen Bewegungen im stimmigen Rhythmus ... tiefer und tiefer in Trance ... langsam höher und höher schwebend ...

- »Schwebewolke« und »Tanzbühne« nähern sich:

... und vielleicht entsteht ein bisschen Neugierde, daran teilzuhaben, das auszuprobieren und zu merken, dass die Gewalt [wahrscheinlich bezogen auf Fantasien, von denen ich Ihnen in dieser Sitzung erzählte] dabei keine Rolle mehr spielt, weil dieses Gefühl viel gewaltiger ist, ausgefüllt zu sein, bewegt, umarmt, geliebt und sich dem Höhepunkt so ganz alleine nähernd, ganz von alleine nähernd, dass es gar nicht anders möglich ist, als es laufen zu lassen, und das Gefühl viel gewaltiger als alles andere ist.

- Und, jetzt geht's zur Sache:

So sinnlich und so schön und so kräftig und überwältigend und ein wunderbares Erlebnis, wenn sie sich erfährt als eine vollkommene Frau ... erst mal aus der Beobachtung ... und tief innen zugleich. Dieses Stöhnen, diese Bewegungen, die ganz von alleine passieren und die ästhetisch schön sind und vollkommen unverkrampft, sinnlich heiter, stimmig lebendig. Und alles ist möglich, und Sie können das.

Und schon jetzt kann dieses »Ich kann das, und ich will das, und ich bin bereit« ein tiefes, befriedigendes Gefühl auslösen. Es kommt wie ein wogendes Meer. Mit herrlichen Wellen, die sich stetig nähern und dann durch den Körper fluten. Der Herzschlag pulsiert, das Blut in höchster Wallung. Spannung von unfassbarer Intensität. Bis zu diesem Punkt der »orgiastischen Unvermeidbarkeit«. Kein Zurück ist jetzt mehr möglich noch gewollt. Nichts kann dieses einzigartige Gefühl noch stoppen, nichts diese Wogen der Lust aufhalten, die über einem zusammenschlagen. Und die Welle des Orgasmus rauscht einfach heran und spült einen mit wundervoller Kraft hinweg ... zutiefst glücklich und gelöst.

Danach? Stille. Und ja: auch Glück. Gefolgt von himmlischer Entspannung bis in die Zehenspitzen.

Und diese sinnliche junge Frau wird immer Teil in Ihnen sein, diese Frau, die das will und die das zulässt und genießt, und dieser Teil wird immer größer werden und mehr Raum in Ihnen einnehmen ... auch schon jetzt ein bisschen ... ganz natürlich ... und gesund.

- Posthypnotische Suggestion:

Sie werden es spüren, jetzt, und Sie werden es ausleben, vielleicht ganz überraschend in der nächsten Zeit, vielleicht in drei Wochen, vielleicht in den nächsten Tagen, vielleicht heute Abend und heute Nacht, wenn Sie erwachen. Und diese Frau wird stärker werden und ganz normal natürlich ihren Raum einnehmen, und das wird Ihnen guttun, und sie wird sich in einer wunderbar genussvollen Art mit Ihnen verschmelzen und der Beziehung eine ganz neue Dimension geben. Mit Selbstwert und mit Stolz werden Sie auf Ihren schönen Beinen stehen und merken, der Mann, der hat auch diese Seite für Sie, die Sie jetzt entdecken.

- Klare Suggestion:

Körperliche Liebe, Sexualität, hat zu tun mit seelischer Liebe, mit Spaß, mit Spiel, auch ein bisschen mit Kampf, aber so wie eine Kissenschlacht, lustig und freudig und spaßig, nie mit Gewalt! Mit Frohsinn, mit Lust, Überrumplung, Verführung, aber nie mit Gewalt! Ein bisschen Aggression ist gesund, ein bisschen Kraft, aber nie Erniedrigung, immer mit dem Schätzen des Partners, immer mit Achtung.

- Suggestion bezüglich der CD-Aufnahme:

In Zukunft, wenn Sie diese Hypnose-CD hören, werden Sie tiefer in Hypnose gehen und mehr erfahren. Es werden die gleichen Worte sein, die ich spreche, aber Sie werden andere Fantasien bekommen, Sie werden heilen und sich jedes Mal besser fühlen und mehr als Frau. Und das wird Ihr Leben bereichern, und sie werden immer wieder neue gute Fantasien auslösen. Und Sexualität zu genießen wird Ihnen immer mehr eröffnet durch dieses kleine, prächtige Weib, das in Ihnen steckt und sich manchmal von seiner besten Seite zeigt, manchmal Radau macht, um Sie aufzuwecken. Und so werden Sie immer mehr diese Frau, die lustvoll genießt und kraftvoll liebt und die es toll findet, wenn der geliebte Mann in sie eindringt und sie mit seinen tiefen Stößen mehr und mehr befriedigt, bis zum Höhepunkt und darüber hinweg ... und inniglich verschmolzen danach, liegend oder stehend oder wie auch immer beisammen sein und das Geschehene nachklingen lassen.

- Ausleitung:

Und Sie speichern alles ab oder lassen es abspeichern, noch besser, gehen noch mal tiefer in Hypnose und runden diese Erfahrung ab, fügen noch hinzu, was wichtig ist, und kommen dann, wenn Sie fühlen, es ist in Ordnung so, die sieben Schritte wieder hierher zurück, ganz in Ihrem Tempo, schließen die Hypnose ab, frisch und klar, vielleicht mit einem vorwitzigen Gefühl im Bauch und ... ..., nein, ich spreche es lieber nicht aus ... Frisch und wach und klar!

Nataschas Bericht über den Therapieerfolg

»*Schmerzen:* Nach der allerersten Sitzung sind die Schmerzen, die ich bis dann beim Geschlechtsverkehr empfand, verschwunden, ausgeblieben, waren einfach nicht mehr da. Das war für mich eine unglaubliche Motivation und gab mir Hoffnung auf baldige Besserung. *Die Fantasien:* Die Vorstellung sexueller Gewalt war zu Beginn der Beratung/Therapie die einzige Voraussetzung, Lust zu empfinden. Dieser Weg war aber für mich sehr beschämend und somit auch belastend, sodass ich mir jegliche Fantasien verboten hatte. In den Monaten vor unserer ersten Sitzung fühlte ich mich mehr und mehr als ein asexuelles Wesen. Inzwischen bediene ich mich der Fantasien immer noch gelegentlich, weil sie immer noch der zuverlässige und schnellere Weg zum Orgasmus sind, dennoch mit einem Unterschied. Meine Haltung zu den Fantasien hat sich geändert, aber auch diese selber. Sie verlieren mehr und mehr den für mich sehr bedrückenden Aspekt der Gewalt. Sie sind für mich nun einfach eine Möglichkeit, Verantwortung und Kontrollhaltung gefahrlos abzugeben. Mit der Akzeptanz der Fantasien kam auch allmählich und unbemerkt eine weitere Veränderung. Ich werde zunehmend mutiger in den Fantasien, kann es mir erlauben, mit meinem Körper offensiver umzugehen, meine Lust offen zu zeigen, denn das habe ich erkannt, es ist ja meine Fantasie, also verhalten sich die erwünschten Partner nach meinen Regeln, und ich habe keine Zurückweisung zu erwarten. In meinem Kopf habe ich sehr schönen Sex, mehr und mehr gelingt mir der Transfer in die Realität.

Die Frau in mir: Sie scheint zu wachsen. Ich glaube, sie braucht noch Zeit, um mutiger, stärker und größer zu werden. Auch wir anderen (wenn man von einem Teile-Modell ausgeht) brauchen Zeit, um sie kennenzulernen und zu integrieren und unsere Angst vor ihr abzulegen.

Die Lust? Natürlich ist der Sex nicht immer fantastisch, aber es gibt Tage, an denen er genau das ist: lustvoll. Ich kann mir erlauben, Sex zu genießen, kann mir erlauben, meine Lust zu genießen, mir überhaupt erlauben, Lust zu empfinden, ohne Scham oder das Gefühl, mich bloßgestellt zu haben. Ich glaube, dieses Gefühl – ›Ich bin gut, wie ich bin, ich bin wertvoll, und ich bleibe es auch, wenn ich Lust empfinde, und, noch wichtiger, ich bleibe wertvoll, wenn ich auch mal keine Lust empfinde‹ –, dieses Gefühl für den Wert meiner selbst zu erhalten, zu stabilisieren und zu stärken hat mich im letzten Jahr sehr beschäftigt, und ich glaube, dass ich mich inzwischen akzeptieren kann, alle Teile von mir und den lustvollen Teil der ›Frau in mir‹ zunehmend auch.«

Ein halbes Jahr später

Ich lege Natascha »ihre Geschichte« zur Begutachtung vor. Sie schreibt zurück:

»Ich finde die Abschnitte über mich sehr gelungen, für mich alles stimmig und rund. Ich fand es auch sehr spannend, die dritte Sitzung unter dem Aspekt der Dissoziation zu lesen. Seltsam, das war mir sowohl während der Hypnose und selbst noch während des Abtippens hinterher nicht aufgefallen.

Mit dem jetzigen Abstand habe ich beim Lesen auch entdeckt, wie viel sich inzwischen verändert hat, peu à peu, piano, piano ... und wie viele der positiven Suggestionen sich bereits erfühllt [!] haben.

Die Entwicklung meiner Weiblichkeit ist gut vorangeschritten und befindet sich weiter im Entwicklungsprozess. Mein Freund ist sehr erstaunt, was Hypnose bei mir bewirkt hat, und ich denke, auch ein Stück weit glücklicher, weil ich jetzt auch Spaß am Sex mit ihm habe und es keine Pflichtveranstaltung mehr ist. Es ist jetzt alles viel entspannter und lockerer und spaßiger. Ich hätte nie gedacht – obwohl ich von Hypnose insgeheim ja doch ein bisschen ein Wunder erwartet hatte –, dass sich so schnell so viel verändert, vor allem die Schmerzen, die ja schon nach der ersten Sitzung weg waren. Liebe Grüße, Natascha«

4.5.3 Ultimate Performance

Ziel: ultimate trance
Technik: eine Gutenachtgeschichte

Vorgeschichte

Absolut soll es sein. Unerbittlich. Verwegen. Unerschöpflich. Ekstatisch. Feucht wie ein tropischer Regenwald, heiß wie ein Sonnenrad, glimmernd wie die Südsee im Vollmond ... er, der Sklave, der alle Wünsche erfüllt ... ultimate performance ... dionysisch orgiastisch ...

Die Geliebte wartet, amüsiert und angeregt durch vitale Energiestöße direkt vom Server rein in ihr Gemüt und Fleisch ... das Notebook glüht ... und da ... die letzte Mail. Absage: »Unvorhergesehenes Ereignis.«

Sie? Irritiert.

Er? Erschöpft. Hochbegabt, gewohnt, das Beste zu geben, immer *ultimate performance,* im Höchstmaß aktiv, nicht nur im Beruf, im Leben, nein, auch im süßesten Bereich des Lebens, sich Unerfüllbares abverlangend. *Salti mortali.* Sex funktioniert hervorragend im Kopf, auch geschrieben ... aber gesprochen ... physisch ... herzlich ... seelisch?

Ich verstehe. Auch die Frau. Ich schlupfe in die Rolle der Frau und erzähle die schönste spannend entspannendste Gutenachtgeschichte in meinem *homemade Carribean English,* weil es sich um eine englischsprachige Person handelt. Damit verfremdet sich diese vollmundige, heiße Hypnose glücklicherweise auch etwas. Man kann sie auch einfach verschlafen. Er muss es sogar: schlafen. Man darf sich, falls man wach wird, auch rein gar nichts anmerken lassen ... nur nicht regen ... keinesfalls reagieren ... nur hingeben ... nur genießen ... passiv sein ... wirken lassen ... und lernen ... in Trance ... und nur der »Finger für das Neue« zeigt die Entwicklung an ...

The sleeping slave – eine Gutenachtgeschichte

... sorry, it is not the slaves business to turn the play off!

It is a mistake to leave a most beautiful sexy woman just shivering in the air, having no skin to touch and no sweetness to kiss and not being able to feel by kissing how it is getting bigger and bigger ... by so much excitement ... excitement, the sweetness never experienced before.

So this beautiful sexy lady will look for revenge. She won't care about disturbing, duties and time. And the punishment will be hard, very hard!

As soon as you will fall asleep tonight she will be there, right next to you ...

But you will not smell her flowery perfume ...

You will not see the erotic and seductive little piece of cloth she is wearing ... letting her perfect shape shine through ...

You will not notice how she begins to suck a little bit at the fingertips of the one hand which is not covered by the sheet ...

You will not be aware of how she softly creeps up your arm and tenderly touches your shoulder ...

nor will you hear her breathing ... or feel her refreshing breath on your neck, which will tickle you and start to provoke little showers deep inside your body ...

So sorry, but the punishment will be really hard: You will just sleep and perhaps even – very unsexy – snore ...

I have to go on: Her tongue will dance a Vienna waltz in your right ear and make it melt ... while she is whispering some really dirty words ... I have no idea, what exactly ... but precisely the ones which excite the ear the most ... and the left one will get jealous and freak out ...

But she doesn't mind, and, carefully she will ... little by little ... slip away – not waking you up – the blanket ... and ... will begin to caress your back, playing around with her curly hair on it ... – so please fall asleep laying on your belly!! – ... which will start a sensational trembling reaction ...

She will be overwhelmed by pretty feelings concentrating on your bumbum and perhaps kneading it like making two little tasty breads ... or polishing them patiently like two well shaped coconuts ...

Perhaps – still unwillingly – she will slip in this little fold in between ... but you will not feel it, you sleep ...

She will massage your feet, each toe will feel great, happy about the knowing fingers which touch them ... and, surprise, a special piece of your body wishes urgently to be a the little toe, too ...

You are sleeping.

Than ... softly ... softly ... she will turn you around, or you turn by yourself, I don't know ...

Perhaps, you feel like turning ... or your body is aware of all that is going on and turns by itself ... like waiting curiously for something to happen ...

She will softly kiss your right shoulder ... ... than make her way to your breast ...

She seems to know exactly what you like and how you love a little splendid kiss and sucking on the nipple and will not forget the other side ... while her sweet little really not unprofessional hand with the red fingernails – which you do not see, because you are sleeping – is touching your belly ... so nicely ... so harmoniously ... sensuously ... that you would already feel like you are in heaven, if ...

... if you were not sleeping so deeply and perhaps have some boring dreams. Oh, so sorry for you!!

And then – you don't do it, but you could feel, if you were able to face her – her breath on your belly ... at your hip ... and her tongue sweetly wettening you ... just very close to the most excited part of your body ... ... and perhaps just now will start a dream of heavy rainfall in the tropical rainforest of a small island in the middle of nowhere ... parrots in the air ...

You would feel almost like in a next dimension ... if ...

After a while .... her pretty red mouth will start to give precious but demanding kisses ... first only on his top ... than ... but much later ... her lips will enclose his body, only half of it ... till now ... He will react suddenly, like in high sexual fever, strongly longing for more ...

She's taking her time ... caressing smoothly and playing sweetly with two little balls ... like if dreaming ...

Finally ... she will take him totally in her wonderful juicy warm and soft deep mouth ... suck him ... make him a hell-joy – of course avoiding that he is bursting ...

She will lick him like a strawberryicedream ... and suck him like a delicious ripe tropical mango, just picked up from the tree ... deep in her throat ...

It's hard for him not to go crazy.

But, thank God, the slave is sleeping like a baby, not realizing what is happening to him!!! This is the terrible punishment. Meanwhile we could feel sorry for him.

And than she will give a rest to her mouth ... and will cover his body with hers ...

She will hug him up with strong arms ... lift him up ... kiss him powerfully ... push his cock in her wet waiting cunt – no, not violently, he will wake up – but with so much passion ... trying not to make a noise ... but pulling him with her magic muscle deeper and deeper inside with each movement ...

... and in an orgiastic way she will bend against your hips ... making all kind of sweet nonsense for totally unknown strong and wild feelings ... ... in movements like waves in the ocean ... not little ones anymore ... high breaking waves!

Unbelievable excitement ... losing control ... ... being the wave ... being the ocean ... not knowing about time ... pulsating eruptions ... never ending, exploding ... fainting softly ... but being held in strong arms ... and feeling endlessly open ... and mellow ... and warm ... and touched ... and together with the other one ... smelling the hair ... the sweat ... and lovejuice ...

But ... ... you will not understand in the morning why you wake up in a bed wet like an ocean, just wondering why you feel so unbelievable melted. Your skin so soft, your mouth so juicy, your fingertips tickling, your heart happily jumping, your legs kind of weak, sorry for that, but your penis will be unbelievably fine with an adventurous expression, hard and never ending strong like an ancient column of marble.

So sorry, that she had to do this to the slave. But in a while he will love the nice leaned back way.

And, when you touch the little hole under your left clavicula you will feel some crusty perls like sand. These are her tears, meanwhile dried. She was regretting so much you couldn't smell her, see her, feel her, drown and break inside her. But she knows ... that her kisses are not to be washed or shaved off, they are undeletable ... and this is the punishment too ... poor slave!

... and she will come again and give you so much pleasure, that in a certain moment – she doesn't take enough care – you will wake up ... like by a floating call of your body ... but you will pretend to sleep deeply ... and just let her do her job ... you only relax ... nothing to do ... no reason to react ... just enjoying ... breathing deeply ... sighing a little bit like having a heavenly dream ... and feeling how you are getting softly closer and closer to the point of no return ... driven to the highest level of vibrating ... burning ... sweating ... not exploding jet ... wait ... not so impatient! ... enjoy it with time ... and enjoy deeply her joy too ... give you a chance to feel it physicly ... ... till total eruption ... and experience the total feeling ...

Every night you will fall asleep belly upside down, O. K.?

And one serious and caring finger, which is far away from all this playful happening, will give strong signals to let know that new things are going on ...

4.6 Ideomotorik für frohe Geburten und rechtzeitigen Kindspurzelbaum

Dass nach dem befreiten Sex jetzt gleich zwei Hypnosen mit frohen Geburten und einem gerade noch rechtzeitigen Kindspurzelbaum im Mutterleib kommen, ist natürlich reiner Zufall.

4.6.1 Frohe Geburt

Geburtshypnose für eine Kollegin, 48 Jahre alt, nein, man müsste sagen »jung«, also jugendfrische, gesunde Frau, drittes Kind, zwei Wochen vor Geburtstermin.

Ich halte mich während der Hypnose in den ideomotorischen Fragen und Suggestionen an die Wünsche der Schwangeren.

Ist die Temperatur gut? Sitzt du gut? Liegen die Arme gut auf? Vor allem für die Handlevitation ist das hilfreich. Ich fände es ja schon gut, wenn wir auch Fingerzeichen hätten. Ist das o. k. so? Gut! Schön!
Hach, und du bist die schönste Hochschwangere! [Lachen.]

Und das Baby fühlt sich sicher total wohl in deinem Kugelbauch! Ob das da überhaupt raus möchte? [Lachen.] Wenn's an der Zeit ist, wahrscheinlich schon. Tja, dann mach doch einfach mal die Augen zu, wenn du magst. Du kannst sie natürlich auch offen lassen ... und du atmest diese erfrischende Regenluft ein ... mit so tiefen Zügen, wie es dir möglich ist ... und man hört draußen die Regentropfen fallen ... und man spürt förmlich ... wie sie die Sommerluft reinwaschen ... und mit jedem ruhigen Atemzug ... kannst du dich mehr und mehr auf dich selber besinnen ... und zu dir hinkommen ... und einfach nur da sein ... nur sitzen ... nur atmen ... deinen Körper spüren ... ohne Ansprüche ... in zeitlosem Raum ... und draußen fällt der Regen ... gut ... und es hat sich ein Wunsch für dich erfüllt ... ganz von alleine ... es ist eine tiefe Freude in dir ... und den Menschen, die zu dir gehören und die dich lieben ... und es ist eine tiefe Liebe in dir ... für das kleine Menschenkind ... die Enya ... die zu dir gekommen ist ... und die in dir herangewachsen ist und jetzt vor einem wichtigen Schritt in ihrem jungen Leben steht ... dem Schritt ... hinaus aus deinem Körper ... sodass du sie empfangen kannst und in den Armen halten ... und du gehst tiefer und tiefer ... in eine wirklich angenehme innere Verfassung ...

Und wenn das Unbewusste bereit ist, diese Hypnose aktiv zu unterstützen ... kann ein Arm, ganz von alleine, ein bisschen leichter werden ... leichter und leichter ... und sich viel abheben oder wenig ... oder einfach auch liegen bleiben ... aber dieses Gefühl von Leichtigkeit verspüren ... sehr schön ... und der »Ja«-Finger kann ein Zeichen geben ... der Finger für die Antwort »Ja« ... bei der rechten Hand der Zeigefinger, sehr gut ... und der »Nein«-Finger kann sich mal zeigen ... das ist der kleine Finger ... und der Finger für »Ich will nicht antworten« ... gut, sehr schön ... und jetzt ohne äußeres Zutun ... kann das Unbewusste dich in eine so tiefe Entspannung geleiten ... über 7 Stufen ... dass es wirklich sehr angenehm ist ... und jedes Mal ... bei jeder Stufe von 1 bis 7 ... oder jeder Ebene ... wo es einfach so dahingleitet ... in angenehme freudige Gelöstheit ... kann der »Ja«-Finger ein Zeichen geben ... 7-mal ... [FZ: Ja.] ... 1-mal ... [FZ: Ja.] ... 2-mal ... [FZ: Ja.] ... sehr gut ... [FZ: Ja.] ... 3-mal ... tiefer ... [FZ: Ja.] ... 4-mal ... tiefer ... [FZ: Ja.] ... 5-mal ... tiefer ... [FZ: Ja.] ... 6 ... [FZ: Ja.] ... und 7 ... [FZ: Ja.] ... sehr gut ... sehr schön ... Und ich frage einfach mal für alle Fälle: »Ist alles vorbereitet in dir für eine schöne Geburt ... so, wie du sie wünschst?«

[FZ: Ja.]

... gut ... gut ... mhm ... sehr gut ...

Kann dein Unbewusstes dir helfen … das auf angenehme Art und Weise einfach vor sich gehen zu lassen, frage ich die Finger … so wie ein Boot einfach auf dem Wasser mit der Strömung dahingleitet? [Das war ihr Bild.]

[FZ: Ja.]

… ja … gut … ist es möglich, dass sich dein Körper ganz von alleine … wunschgemäß … schön und schnell öffnet … dieses Tor weit aufmacht … um dieses kleine Mädchen in die Welt hinauszulassen?

[FZ: Ja.]

… mhm … öffnen … und die natürliche, richtige Wehenstärke? Kann der Körper das auch, zur richtigen Zeit die richtige Wehenstärke …? – frage ich die Finger – genau so … wie es richtig ist und angemessen, nicht zu viel, nicht zu wenig?

[FZ: Ja.]

… gut! … genau richtig … fast eine Freude, das zu spüren … wie die Kontraktionen in feinster Abstimmung … durch körpereigene Signale … genau die richtige Massage ausüben … um die kleine Enya vorwärtszubewegen … und hinausgleiten zu lassen … sehr schön …

Und es ist ein schönes Bild, wie deine Freundin das erzählt hat … sie hat sich gefreut über jede Wehe … hat zum Erstaunen der Hebamme sogar gelacht … ja, das geht ja auch … und Schmerz kann sehr unterschiedlich wahrgenommen werden … du weißt selber, das ist reine Interpretation … der gleiche Schmerz kann für den einen vernichtend sein … und für den anderen einfach wie ein Druck … ein Dehnen … ein Pressen … ein richtiges Ereignis … für einen richtigen Vorgang … ein Gefühl … sehr schön …

[Pause.]

… und die Hand ist sogar leichter geworden … und leichter. Und du kommst mit deinem inneren tiefen Wissen als Frau in Kontakt … der Körper erinnert sich an dieses tiefe innere Wissen … und hat schon die Befruchtung ganz alleine geregelt … dieses Kind heranwachsen lassen … bis es die richtige Größe hat und Form … feinste Details in jeder Zelle, intakt und gesund … und die Geburt ist der krönende Abschluss …

[FZ: Ja; das Zeichen kam von alleine.]

Warum solltest du es nicht so nehmen: das dritte Kind … die schönste Geburt … die freudigste und leichteste … und schnellste … wie ein Boot, das auf dem Wasser mit der Strömung dahingleitet, die Ufer frei und weit … für beide schön … entlastend … unangestrengt … und vielleicht … in einer Zeit, die gar nicht als Zeit wahrgenommen wird … weil sie so schnell vergeht … und wo die Erholungspausen zwischen den Wehen lang und gestreckt und genussvoll sind ... und die Wellen der Wehen über dich hinwegrollen ... und das ganze Geschehen gebündelt vor sich geht ... einfach ... natürlich ...

Wenn dir jetzt dein Unbewusstes ein besonders schönes Bild von einer besonders schönen, leichten und angenehmen und natürlichen Geburt auftauchen lässt, kann der »Ja«-Finger noch mal ein Zeichen geben.

[FZ: Ja.]

... gut ... bleib dabei ... und genieße es ... erlaube dir, ein schönes Erlebnis und eine wundervolle Erfahrung zu haben ... loslassen ... sich freuen ... lächeln ... und sich öffnen ... so kommt die kleine Enya ganz entspannt zur Welt ... mit einem Glücksgefühl ... das sie nicht beschreiben kann, weil sie der Worte noch nicht mächtig ist ... das aber eine tiefe Voraussetzung ist für ihr nachfolgendes Erdendasein. Sie wird empfangen von einer strahlenden, glücklichen Mutter ... von einem überglücklichen Vater ... zwei großen Geschwistern ... und noch anderen Menschen ... das ist doch wirklich ein wundervoller Empfang für die Kleine, die erfährt: »Ich bin willkommen!«

Und du wirst dich ausruhen dürfen ... dich regenerieren ... und alles wird sich von alleine in Ordnung bringen ... nach der Geburt ... gesunde Reaktionen und Vorgänge ... eine gesunde Seelenlage ... ruhige, heitere Stimmung ... und du mit deinem kleinen, neugeborenen Mädchen ... eine Einheit ... eine neue, eine andere, eine fantastische Zeit ...

Und auch da bitte ich, dass dein Unbewusstes dir ein schönes Bild schickt ... jetzt ... und der »Ja«-Finger das anzeigt ... wie Enya und Diana ... die schöne, große Mutter ... heiter entspannt liebend ... und das Kleine, das sich ihr anvertraut ... [Glockenläuten im Hintergrund] ... und diese Glocken, die haben eine besondere Kraft, Bilder noch zu verstärken und wirksam zu machen ... dass sie verbleiben und dich tragen ...

[FZ: Ja.]

... sehr schön ... und auch auf deinem Gesicht spiegelt sich das Lächeln wider ... und das Einzige, was du dir jetzt noch innerlich sagst ... und fühlst ... und lebst, sind diese Worte:

»Ich erlaube mir, diese letzten Tage bis zur Geburt zu genießen, dass das Kind in mir ist ... es in mir zu spüren ... die Regungen, wenn es sich bewegt ... und ich erlaube mir, mich an dieser Vorfreude zu freuen ... an dieser Freude auf das Kind ... und ich erlaube mir eine schöne Geburt ... eine freudige ... einfache ... entspannte Geburt ... reibungslos und zeitlos ... und zugleich zügig ... ich erlaube mir ... mich zu freuen, dass ich dieses Kind empfangen kann ... in meine Arme nehmen ... an meine Brust ... es anschauen ... riechen ... fühlen ... mit ihm eine neue Einheit bilden ... ich erlaube mir, dass mein Körper alle diese ganz natürlichen Vorgänge von alleine vollzieht ... damit sich alles im Normalmaß regelt ... und ich mich wohlfühle ...«

Sehr schön ... Und der Finger für »Das Neue« kann noch ein Zeichen geben ... wenn etwas Neues innerlich aufgetaucht ist ... was richtig gut ist ... und den Finger hatten wir nicht abgerufen ... da, zwei Finger an der rechten Hand sind noch übrig für den Neuen ...

[FZ: Der Neue.]

... genau ... und so wird sichergestellt, dass diese Geburt eine wirklich schöne Erfahrung für dich wird ...

[FZ: Ja.]

... sehr gut ... sehr gut ... genau ... und so kann sich die Hand niederlassen auf das Kissen ... und du kannst einfach ein wenig ins Träumen kommen ... und dich wohlfühlen ... und diese Hypnose noch nutzen ... ganz so, wie es dir bequem ist ... und ich werde aufhören zu reden, weil ich weiß, du kannst am besten in der Stille weiterträumen ... und werde das, was wir jetzt gemacht haben, übertragen, für dich auf CD überspielen, und du bleibst einfach ganz in Ruhe bei dir ... und wirst dann aus der Hypnose auftauchen ... in 7 Schritten, die du innerlich von 7 bis 1 zurückzählst ... um dann ganz wach und frisch, sehr entspannt, sehr gelassen, sehr zuversichtlich und sehr freudig wieder hier anzukommen.

Frohe Nachricht

»Liebe Agnes, Enya ist da!

Sie kam am 23.09. um 14.04 Uhr mit 3900 g und 52 cm. Es war eine Blitzgeburt: 1 Stunde!!! Eigentlich wollte ich die PDA, aber es gab keine Zeit. Die Kleine ist total gut drauf, ich war nach keiner Entbindung so schnell so fit wie nach dieser. Die Hypnose??? Auf jeden Fall, nach der Hypnose ging es mir supergut!

Vielen Dank und ganz liebe Grüße und noch ein paar Fotos, Diana«

4.6.2 »Mami! Bin so weit, ich komme!« – Hypnose zur Geburtsvorbereitung

Auch eine glückliche Hochschwangere: C., Coachin und Hypnotherapeutin, erstes Kind, 37 Jahre, 35. SSW, aktiv, gescheit, sportlich, chic und glücklich. Details für die Hypnose sind von ihr zusammengestellt. Wichtig ist ihr die Betonung von Wohlergehen und hormoneller Normalisierung nach der Geburt. Ich formuliere die Hypnose nach ihren Vorgaben:

Du hast die Augen geschlossen. Es ist aufregend, eine Hypnose zu machen für eins der wichtigsten, eins der schönsten Erlebnisse in deinem Leben, denn eine Geburt kann – wie du weißt – eine wundervolle Erfahrung für eine Frau sein.

Du lehnst dich zurück, ich erzähle dir etwas, deine Ohren lauschen, dein Gemüt entspannt sich, deine Atmung entspannt sich. Das Kind in dir, dein Baby, das fühlt sich einfach rundum wohl.

Als Erstes, das weißt du ja, kannst du für die Hypnoseeinleitung die Aufmerksamkeit auf die Augen lenken, die geschlossen sind, und beobachtest noch mal, ob die Augen wirklich total entspannt sind, vollkommen gelöst und entspannt alle kleinen Muskeln, die das Auge bewegen, die dem Auge Ausdruck verleihen, die eben noch so aktiv waren, im lebendigen Austausch, im Lachen und im Ernst. Und das darf sich jetzt alles glätten und ruhen wie zwei ruhende Pole, von denen Ruhe und Entspannung und Gelöstheit ausstrahlen, überallhin. Du prüfst nur noch, wie die Augenlider, Oberlider und Unterlider, zart und duftig wie zwei Blütenblätter auf den Augen aufliegen, das Auge schützen und wie die Augeninnenwinkel vollkommen entspannt sind, ebenso die Außenwinkel, die Augenbrauen ruhig und gelassen und fein im Schwung das Auge einrahmen, der gesamte Bereich schon jetzt eintaucht in eine wohltuende Entspannung. Wie die Ruhe und Gelassenheit sich weiter ausbreiten in konzentrischen Kreisen, über die Stirn, zu den Schläfen, an den Seiten, zu den Wangen, über die Nasenpartie, die Mundpartie, weiter bis zum Kiefer, zum Hals ... und auch über den Bogen der Stirn nach oben, über den Hinterkopf, zum Nacken.

Mit jedem Ausatmen fließen Ruhe und Gelöstheit, eine wohltuende Mischung aus Freude, Neugierde und Vertrauen tief und tiefer bis in jeden Winkel durch deine gesamte Gestalt.

Und was ich erwartet habe, das habe ich gehört, sehe und fühle ich: Du hast die besten Voraussetzungen. Du siehst fantastisch aus, mit körperlicher Stabilität, kompletter belastungsfähiger Gesundheit, erfreust dich eines gesunden Körpers, der gesund reagiert in allen Situationen und dir Signale gibt, wenn er etwas braucht, und sei es nur Ruhe.

Du hast die geistige Erfahrung, hast anderen geholfen, eine schöne Schwangerschaft zu haben, eine gute Geburt, dieses Wissen hast du dir angeeignet, durch Lesen und Miterleben. Aber Wissen – was viel wichtiger ist – ist auch tief in dir. So kannst du immer mehr hineinsinken in dieses Wissen, in diese tiefe frauliche instinktive Weisheit, was den Ablauf einer gesunden, guten Geburt angeht, in einem guten Zeitmaß, wo die Aufmerksamkeit auf der schönen Aufregung liegt, auf der Neugier, auf der Vorfreude auf das Kind, auf dem überwältigenden Gefühl, Mutter zu werden und eine ganz neue Perspektive im Leben zu haben, wunderbar reich erfüllt, wo die Zukunft eine neue Bedeutung bekommt.

Und du wirst geliebt. Und stell dir vor, es gibt dann einen neuen Menschen, der dich unglaublich lieben wird, und du wirst wichtig sein für diesen kleinen, neuen Menschen, auch wenn sie heranwächst, du wirst die wichtigste Person auf der Welt sein für dieses kleine Menschenkind ... und alles das, auch wenn nicht so ausdrücklich und nicht in allen Einzelheiten, wird mitschwingen und dich begleiten durch die restliche Zeit der Schwangerschaft, die Geburt und alle anderen Gefühle minimieren. Und die Freude deines Mannes und deiner Familie und seiner Familie, die Freude der Freunde und Freundinnen und all derer, die dir wichtig sind, wird dich tragen, und die Liebe wird dich stärken durch die nächsten Wochen und Monate, bevor das Kind auf der Welt ist, und erst recht, nachdem es das Licht der Welt erblickt hat.

Und so wird der Körper auf sein tiefes inneres »Wissen« zurückgreifen, Generationen über Generation in den Frauen gereift, um ganz natürlich – wie eine Blüte – sich zu öffnen, wenn es an der Zeit ist, Licht hereinzulassen und die Vorgänge ablaufen zu lassen. Und vielleicht wird es tatsächlich so sein – warum nicht? –, dass du morgens aufwachst und dein Kind sich meldet und sagt: »Mami, bin so weit, ich komme! Ganz rasch!!«

Und eine Welle der Liebe wird dich durchrollen, und dein Mann fährt dich in die Klinik, dorthin, wo du am sichersten bist. Und das ist auch wichtig: zu fühlen, da ist Sicherheit durch deinen Mann, in die sichere Klinik zu kommen, in eine Situation, wo du dich sicher fühlst, mit den Hebammen, dem Arzt oder der Ärztin, alles sauber und gut, sicher, genau richtig. Dann wird es ganz von allein ablaufen, dass dein Körper genau das tut, in einem ruhigen und sich steigernden Rhythmus von Spannung und Anspannung und Entspannung, und du atmest dazu natürlich und unterstützend, und wie beim Sportler ist es wichtig: »Focus! and relax!«. [Ligget 2000]: Anspannung und Nachlassen und immer wieder diese kleinen Pausen mit Nachlassen, und dann wieder »Focus!«, höchste Konzentration und Spannung, und »Relax!«, entspannen, Kraft schöpfen, und wieder »Focus! and relax!«, das heißt fokussieren auf die Anspannung und dazwischen relaxen und in die Anspannung hinein atmen ... und entspannen. »Focus! and relax!« Das heißt auch, die Stärke von Loslassen und Vertrauen zu nutzen. Stärke und Kraft, Loslassen und Vertrauen, »Focus! and relax ... and trust!«

»Focus! and relax!« in einem sich steigernden und ganz physiologisch gesunden Maß, sodass sowohl du als auch das kleine Mädchen es möglichst einfach haben und es nachher als ein wundervolles Erlebnis empfinden, wenn das Köpfchen durchtritt durch den Rollkragen des Gebärmutterhalses, der ganz elastisch wird, wie ein Rollkragen sich dehnt, sodass der Kopf durchrutscht und dann das Kind rausschlupft.

[Pause.]

Und Zeit läuft so schnell, dass du dich wunderst, wie gut und rasch das geht. – Ist das Unbewusste bereit, dich dabei zu unterstützen?

[FZ: Ja.]

Ist das Unbewusste bereit, dir in den nächsten Nächten gute Träume zu schicken für einen optimalen Ablauf und eine gute Geburt?

[FZ: Ja.]

Spielt deine eigene Geburt eine Rolle? [Die war »eher schwierig.«]

[FZ: Nein.]

Ist das Unbewusste bereit, dir rechtzeitig Hinweise zu geben, wenn du irgendeine Unterstützung oder Schmerzdämpfung brauchst? Weil du sicher weißt, dass du nichts aushalten musst?

[FZ: Ja.]

Ist es dir in der Tiefe klar, dass du es verdient hast, eine schöne Geburt zu haben, weil du dir das so lange gewünscht und so viel dafür getan hast, auch gelitten, lange gesucht, um diesen Mann zu finden und diese Familie, um endlich glücklich zu werden?

[FZ: Ja.]

Oh, sehr schön, gute Voraussetzungen für eine zügige Geburt, die du mitsteuerst, indem du loslässt und freigibst, weil du dich ja freust, dass das Baby dann endlich auf die Welt kommt und in deinen Armen liegt. Und du machst es dir leicht, und sie macht es sich leicht, denn sie ist ja auch neugierig darauf, dich von außen kennenzulernen. Stimmt das?

[FZ: Ja.]

Ja, genau. Die Kleine ist neugierig auf ihre Mami. Sie weiß, wie die Mami sich von innen anfühlt, weiß, dass die Mami glücklich ist und munter und sich gern bewegt, aber sie denkt sicher auch:

»Wie die wohl von außen ausschaut? Was hat die wohl für Augen? Wie fühlt die sich von außen an? Was hat die für eine Haut? Wie riecht die? Die Stimme kenne ich schon. Aber was hat sie für Haare? Hat sie dunkle Locken oder rotes, kurzes Haar, oder hat sie – was ich mir am meisten wünsche – tatsächlich langes, blondes Haar, wie im Märchen? Das wäre zu schön ...! [C. hat langes, blondes Haar.]

Und deshalb möchte ich ganz leicht auf die Welt kommen. Und was mir ganz wichtig ist, ist, dass es der Mami, wenn ich auf der Welt bin, so richtig gut geht. Dass sich das alles ganz normal und gesund steuert und die Hormone ins Gleichgewicht kommen. Und dass der Körper umschaltet – und auch das ist eigentlich völlig normal – und der schöne, weiche Busen die feine Milch produziert, denn die schmeckt sicherlich ganz köstlich. Denn ich werde einen Riesenappetit haben. Und es wird so kuschelig sein mit der Mami und mir!«

So denkt die Kleine. Und sie freut sich. Und da ist gar keine Zeit für irgendwelche Absacker und komischen Gefühle. Die Freude überwiegt. Dieser Spaß, den man hat, wenn die Kleine einen anschaut und sich offensichtlich wohlfühlt. Das ist so eine erfüllende Freude! Alle anderen Gefühle, die man so kannte, wenn im Körper etwas vor sich ging, die spielen überhaupt keine Rolle mehr. Und dieses neue Zu-dritt-Sein, eine kleine Familie zu sein, ist so aufregend! So überwältigend, sich nicht mehr nur zu zweit aufeinander zu beziehen, sondern ein drittes Gemeinsames zu haben, worüber man reden und lachen kann, woran man Freude hat und wofür man Umsicht übt!

Und so wird alles in zugewandter Liebe sein zwischen dir und Leonard und Leonard und dir und Leonard und dem Kind, und er wird dich mehr lieben durch das Kind, und du wirst ihn mehr lieben wegen des Kindes, weil er der Vater ist. Es werden sich die Gefühle steigern und dem Leben eine neue Qualität geben. Das wird auch die Hormonlage in Balance bringen und in Balance halten.

Und Freude überwiegt.

Und jetzt kannst du einfach jeden Tag, jede Stunde genießen von dieser guten, gesunden Schwangerschaft, in der das kleine Mädchen in dir heranreift, glücklich ist mit dir und du glücklich mit ihm. Und du machst dem Mädchen das Leben nicht schwer, und es macht dir das Leben nicht schwer, und genauso wird es auf die Welt kommen. Es wird es dir leicht machen, weil du es ihm leicht machst. Und das wird es dir wieder leicht machen, und so kannst du es ihm noch leichter machen, so schaukelt sich alles positiv auf.

Und die Gefühle von Freude werden überwiegen.

Und jetzt lass dir einfach Zeit, alles das noch anzufügen, was für dich wichtig ist, um eine gute, glückliche Zeit mit einem guten, glücklichen Gefühl zu haben und das mit aller inneren Erlaubnis genießen zu können, jeden Tag, jede Stunde, auch die wenige Zeit der Geburt, wo du nachher voller Stolz auf ein gesundes Ereignis zurückblicken kannst, das dich verändern und dich stolz machen wird.

Und ich zähle von 1 bis 7, und du wirst dabei tiefer in Hypnose sinken, und dann wird sich alles gut zusammenfügen und abspeichern und in dir präsent sein.

Und jedes Mal, wenn du diese Hypnoseanleitung noch einmal anhören und ausführen wirst, wird sie sich noch um ein wichtiges Detail ergänzen, sodass es wirklich eine hervorragende Erfahrung wird, so, wie es genau zu dir passt. 1 … 2 … 3 … 4 … 5 … 6 … 7 …

Das ist dein eigener Zeitraum jetzt, und ich bin still. Du wirst von allein bemerken, wenn es genug ist. Dann wirst du die Zahlen sich zurückzählen lassen und danach sehr wach, munter, aufgeräumt, im vollkommenen Wohlbefinden wieder ins Hier und Jetzt zurückkehren.

Die Schwangerschaft verläuft weiterhin sehr gut, und so fährt C. noch bis einen Tag vor der Geburt Fahrrad. Sidonia-Charlotte kommt innerhalb einer Dreiviertelstunde auf die Welt, und C. ruft verwundert: »Das war wohl ein Witz?« Die Hebammen meinen, so eine Geburt in den letzten Jahren nicht erlebt zu haben.

Zehn Wochen später

C. schreibt: »Sidonia ist ein Goldschatz, fröhlich und zugewandt und genügsam, sie schläft die Nächte durch und sieht aus wie eine Miniausgabe von mir, was Leonard zum Glück zum Verlieben findet.«

4.6.3 Rechtzeitiger Kindspurzelbaum

Ideomotorik zur Geburtsvorbereitung bei Beckenendlage: Bericht aus der Sicht einer Frau, die von meiner Kollegin Cordula Leddin hypnotherapeutisch behandelt wurde.

Videogestützte Fernhypnose per Skype, da die Schwangere zu weit weg für eine Anreise zu so einem späten Zeitpunkt der Schwangerschaft wohnt. Die Therapeutin konnte sie auf dem Bildschirm sehen, die Patientin hatte Kopfhörer auf.

Angewandte Technik: Induktion über Atmung, Handlevitation, Installation von Fingerzeichen, Abfragen unbewusster Konflikte, ideomotorische Bewegung (Drehung) der Hand zur Symbolisierung der Drehung des Kindes, dabei die Vorstellung von spielenden Delfinen, die sich im Wasser fröhlich drehen, Suggestionen für eine gute Geburt, Ausleitung; Dauer: 40 Minuten

Das Bild des Delfins wird von der Therapeutin gewählt, da die Schwangere schon einmal mit Delfinen geschwommen ist und daran gute Erinnerungen hat. Außerdem hatte sie sich eine Wassergeburt gewünscht. Die spielerische Drehung der Delfine im Wasser wird mit der ideomotorischen Drehung der Hand sowie mit der Drehung des Kindes in seinem Fruchtwasser bildhaft assoziiert.

Bericht der Patientin

»1) *Kontext:* 13 Tage vor dem prognostizierten Termin der Geburt unseres Kindes hat die Frauenärztin während eines Ultraschalls erstaunt festgestellt, dass das Baby, das seit Beginn der Schwangerschaft den Kopf nach unten hatte, sich gedreht hatte. Meine erste Reaktion war ganz ruhig: »Na ja, wenn er sich diese Woche gedreht hat, kann er sich wieder drehen. Oder wenn er zur Welt mit dem Po zuerst kommen will, ist es auch nichts Besonderes, da ungefähr 5–10 % der Kinder es so machen.« Aber alles schien plötzlich nicht so einfach. Die Wassergeburt, die wir uns wünschten, war in dieser Situation zu vergessen. Das konnte ich nachvollziehen. Aber wir erfuhren, dass unser Krankenhaus sicher einen Kaiserschnitt machen würde, wenn das Baby in der Beckenendlage ist. Also genau die unnatürliche Geburt, die wir vermeiden wollten. Die einzige Lösung war, in die Uniklinik zu gehen, wo sie versuchen, zuerst das Baby mit Kraft zu drehen oder, wenn mein Becken breit genug ist, eine natürliche Beckenendlagegeburt durchzuführen.

2) *Warum Hypnose?* Hypnose hat für mich den unvergleichlichen Vorteil, überhaupt nicht gewalttätig zu sein.

3) *Der Ablauf der Hypnose:* Am Mittwochabend haben wir die Hypnose gemacht, vor dem Termin mit dem Arzt in der Klinik, um zu versuchen, das Kind zu drehen. Alles ging per Telefon und mit der Hilfe von Video durch Skype. Ich hatte Kopfhörer, und die Therapeutin konnte mich mit der Webcam sehen.

Die ersten Minuten hilft mir die Stimme, mich zu beruhigen. Ich sitze auf der Couch, die Beine ausgestreckt. Meine Position ist mir angenehm. Die Stimme lädt mich ein, die Energie, die durch meinen Körper fließt, zu spüren, und diese Energie geht natürlich zu meinem Baby, um es zu umarmen. Die Stimme wird dieser Strom selbst. Am Anfang werde ich noch von negativen Bildern oder sogar unerwünschten Ängsten verfolgt, aber ich lasse sie los, und sie werden immer weniger und verschwinden von selbst. Ich versuche, einfach der Stimme zu folgen. Ich bin wie im warmen Wasser, und der freundliche Strom trägt mich weiter in eine schöne Landschaft, in meiner eigenen Welt, mit meinem Baby eng verbunden. Wir gehen beide auf eine schöne Reise.

Die Stimme lädt mich ein, die Hand hochzuheben durch eine angenehme Vorstellung: Ich suche mir eine Hand aus, die rechte, und ich halte darin Luftballons. Dieses Bild ist mir besonders angenehm, da wir viele Luftballons während meiner Hochzeit in die Luft losgelassen haben, und ich sehe in dieser Geste gerne Hoffnung, Leichtigkeit, Freiheit. Diese Luftballons, die ich in meiner Hand halte, heben meine Hand. Sie wird immer leichter, getragen von den Luftballons. Mit diesem Bild im Kopf kann mein Arm nicht schwer werden, da ich kein Gewicht trage. Werde ich es trotzdem lange so aushalten? Egal, ich folge der Stimme weiter.

Die Stimme lädt mich ein, mit den Fingern ›Ja‹ oder ›Nein‹ zu sagen. Ich soll einen Finger aussuchen, der »Ja« sagt, und einen, der »Nein« sagt. Ich nehme den praktischsten, aktivsten Finger, um »Ja« zu sagen, und den dicksten, den Daumen, um »Nein« zu sagen. [Cordula Leddin benutzt hier eine schnelle Technik der FZ-Installation.]

Jetzt kann ich Fragen beantworten. Ich fühle mich wohl, dass ich mich ohne Worte und nur durch diese Gebärdenkommunikation äußern kann. Sie ist spontan, direkt und beruhigend. Die Stimme spricht und fließt wie ein Strom in meinem Körper. Ich habe das innere Gefühl, dass mein Kleiner auch zuhört und auch diese Harmonie fühlt. Ich fühle, dass er sehr entspannt und neugierig ist.

Haben wir Lust auf eine natürliche Geburt? Sind wir dafür bereit? Könnte es vielleicht einen Grund geben, dass wir es nicht wünschen oder davor Angst haben? Ich stelle mir vor, dass wir beide, mein Kind und ich, durch diese Hand antworten. Ich antworte nicht alleine oder für ihn. Ich fühle zwischen uns eine vertrauensvolle Harmonie. Meine Finger antworten von alleine auf diese Fragen. Es ist faszinierend.

Jetzt, da wir sicher sind, dass es keinen versteckten Grund für die Beckenendlage meines Kindes gibt, lädt mich die Stimme ein, meine Hand langsam zu drehen, von rechts nach links, von links nach rechts, damit der Kleine sich vorstellt, was er machen kann. Während ich diese Bewegung mache, habe ich eine ganz klare Vorstellung, wie mein Kleiner sich in meinem Bauch drehen kann. Ich spüre absolut keinen Widerstand. Im Gegenteil, wir arbeiten zusammen an unserem Ziel einer glücklichen, natürlichen Geburt.

Ich stelle mir jetzt seine Ankunft in der Welt vor. Ich sehe das Kind, das sich bewusst dreht und durch mein Becken geht, Kopf nach vorne und oben, und in ein unglaublich blaues Wasser, wie der Ozean, hinausgeht. Ein Delfin begleitet ihn nach oben, der Kleine schwimmt spontan mit an die Oberfläche. Dieses Bild ist so friedlich, dass ich es mehrmals in meinen Gedanken ansehe.

Die Stimme begleitet meine Gedanken, legt sich wie ein Kokon um mich, schützt mich von der Außenwelt. Gibt es etwas, das wir uns beide, Kind und ich, noch wünschen? Was wir sagen wollen? Können wir uns eine natürliche Geburt vorstellen? Ohne Zweifel sagt mein Finger »Ja«. Ich habe in meinen Kleinen, egal was passiert, wann, wie oder ob er sich dreht oder nicht, ein absolutes Vertrauen. Er weiß, was zu tun ist, und ich auch.

Die Luftballons fliegen weg, sagt die Stimme, sie fliegen weg, einer nach dem anderen, und meine Hand sinkt langsam hinunter und legt sich auf meinen Oberschenkel. Die Stimme lädt mich ein, langsam aufzuwachen, und betont das Wort »frisch«, als ob sich die Wasseroberfläche eines Sees im Wind kräuseln würde.

4) *Die Delfine schafften es:* Am nächsten Morgen hatten wir einen Termin in der Uniklinik. Beim Ultraschall stellt der Arzt fest, dass das Kind sich gedreht hatte, und somit konnten wir also eine Woche später eine ganz natürliche, völlig unkomplizierte Geburt erleben.«

4.6.4 Ideomotorik in Hebammenhand: Traumatische Erfahrungen loslassen

»Sehr geehrte Frau Kaiser Rekkas, vielleicht erinnern Sie sich noch an mich. Nach zahlreichen Antibiotikatherapien war ich im Frühjahr letzten Jahres bei Ihnen zur Heilhypnose wegen rezidivierender Blasenentzündungen. Zusammen mit Homöopathie und TCM [traditioneller chinesischer Medizin] hat sich alles zum Guten gewendet. Mittlerweile geht es mir sehr gut, nachdem ich immer wieder Ihre Hypnoseanleitungen auf CD befolgt habe. Ich bin sehr froh, darauf zurückgreifen zu können, wenn ich es brauche.

In meiner Tätigkeit als Hebamme konnte ich inzwischen auch schon einigen Frauen mit der Übung »Sammeln und Loslassen« [vgl. 3.12], die ich bei Ihnen lernte und immer erfolgreich anwendete, über traumatische Geburtserlebnisse hinweghelfen.

Jetzt wünsche ich Ihnen einen schönen Sommer und grüße Sie recht herzlich, Ihre J. S.«

4.7 Ideomotorik in der Körper-Seele-Heilung

4.7.1 Selbst Nofretete nutzte Schminke

Diagnose: Acne excoriata (excoriée), Akne durch Stress und Kratzen und Drücken an der Haut

Beispieltext für eine ansonsten hübsche, drahtige junge Frau, die aber einen durch zwanghaftes Herumpfriemeln im Gesicht und am Rücken hervorgerufenen wilden Entzündungszustand der Haut aufweist. Sie macht Fitness, ist aktiv im Beruf, Familie mit zwei Kindern. Sehr kontrolliert und – eben auch –, was das Symptom anbelangt, unkontrolliert. Zweite Sitzung. Man beachte, dass bei Zwangsverhalten tiefe Hypnose indiziert ist mit dem Ziel, zu lehren, wie man beim Loslassen in tiefer Trance umso mehr Kontrolle erfährt, aber eine Art guter, haltender und gesunder Selbstbeobachtung.

- Ankündigung der Hypnose:

So, und heute ist der …, und jetzt wir machen wir eine wunderschöne Hypnose mit und für Natalie, für die Haut und für Gesundheit und für Schönheit, und schauen wir mal, wie weit wir heute kommen. Und wir nehmen das auf. Vielleicht ist es ja nützlich, damit zu Hause weiter zu trainieren. Wie im Fitnessstudio ist das.

O. k., gut. Warm genug, Sie liegen gut? Wollen Sie die Augen erst noch mal offen lassen oder gleich zumachen?
Natalie: »Ich mach sie zu.«

- Anerkennung ihrer Person und Einführung der Hypnose:

Sie machen die Augen zu, wunderbar. Gut, und wir haben genug Zeit, es ist alles friedlich, es ist alles in Ordnung … und, wie gesagt, Sie können jederzeit die Hypnose unterbrechen, das verspreche ich Ihnen … Sie können jederzeit auftauchen, mit mir reden, mich was fragen … Sie können auch Gefühle haben … das ist auch oftmals so, dass Gefühle kommen … und wieder gehen … und jedes Gefühl, das kommt und geht, macht uns freier … und Sie sind eine sehr kompetente Frau … Sie haben schon viel gearbeitet in Ihrem Leben und sehr viel geleistet … und jetzt geht es darum, nachzulassen … und sich gutzutun … und das Interessante dabei ist, dass man gar nichts zu tun braucht … Sie brauchen nichts zu tun … Sie brauchen nichts zu verstehen … Hypnose geht nur ohne Anstrengung … und vielleicht ist die Hypnose, die wir machen, so ganz anders, als Sie sich vorgestellt haben … aber ich weiß, Sie sind neugierig … und Sie sind offen … sonst wären Sie jetzt nicht hier … und das ist doch prima! Wir sind zwei Frauen … Sie hören meine Stimme … und Sie können einfach beobachten, wie Sie sich zunehmend wohler fühlen … und wie Sie etwas Neues für sich entdecken … und wie Sie zu mehr Ruhe finden … zu mehr Gelassenheit … und zu mehr Liebe für sich selbst.

- Lehren von Selbstberuhigung über Fokussierung und eine Atemtechnik:

Und achten Sie jetzt einfach mal auf die Atmung … Sie sind eine körperbetonte Frau … Sie trainieren … und Sie sind es gewohnt, auch auf die

Atmung zu achten ... und spüren genau, wie der Brustkorb sich weitet beim Einatmen ... und wie er wieder zurücksinkt beim Ausatmen ... und alles um Sie herum kann unwichtig werden ... die Geräusche aus der Stadt, das ist ganz ferne ... die Geräusche aus dem Haus, Schritte, Tritte, Türenklappern ... vollkommen unwichtig ... die Geräusche hier im Zimmer ... wenn ich mich bewege ... die teilen nur mit, dass es ein äußeres Hier und Jetzt gibt ... und Sie sind so sehr bei sich ... dass Sie fokussiert sind auf das innere Hier und Jetzt ... Natalie ganz bei Natalie ... und die fühlt sich atmen ... und fühlt, wie die Luft zur Nase hereinstreicht ... und wieder hinausgeblasen wird ... beim Einatmen kühler und trockener ... beim Ausatmen leicht wärmer und etwas angefeuchtet ... und Sie können sich vorstellen, dass Sie durch ein Nasenloch einatmen ... und durch das andere ausatmen ... und durch das andere wieder ein ... und durch das erste aus ... also zum Beispiel durch das rechte einatmen ... und durch das linke aus ... durch das linke ein ... und durch das rechte aus ... [im Rhythmus der Atmung gesprochen, also mit Pacing] ... das ist nicht wirklich so richtig möglich, weil – durch das andere Nasenloch kommt auch Luft mit rein ... aber wenn man sich darauf konzentriert ... atmet man wirklich mehr durch das eine Nasenloch ... ein ... und durch das andere aus ... und die Augen verfolgen diese ruhige Bewegung ... und wandern von rechts ... nach links ... und links ... nach rechts ... und das ist so beruhigend ... und angenehm ... dass es schon fast hypnotisierend wirkt ... und dann ... atmen Sie einfach normal weiter ...

- Lehren von Entspannung von den Augen angefangen:

Und Sie achten jetzt nur darauf, dass das Gebiet um die Augen herum ... jetzt ganz schön entspannt ist ... das kann man willkürlich sehr gut entspannen ... und die Augeninnenwinkel vollkommen loslassen ... entspannen ... die Augenaußenwinkel ... loslassen und entspannen ... Augeninnenwinkel ... Augenaußenwinkel ... die Augenlider liegen vollkommen entspannt ... wie zwei zarte Blütenblätter auf den Augen auf ... vollkommen entspannt ... und die Augenbrauen ganz glatt, in zarten Bogen, umrahmen das Auge ... und die Augen, die eben noch so lebendig waren und kommuniziert haben, etwas ausgedrückt haben, Gefühle mitgeteilt haben, wach waren, reagiert haben ... die ruhen ... ruhen tief ... und diese Ruhe strahlt aus ... von den Augen ausgehend, über die Stirn ... über den Kopf ... über die Schläfen ... über den seitlichen Kopf ... über Nase und Wangenpartie ... Mundpartie ... über den Hals hinunter ... und auch über den Kopf hinten den Nacken hinab ... eine tiefe ... tiefe ... besänftigende Ruhe – die mit jedem Ausatmen ... tiefer – im Körper hinunterfließt ... bis sie irgendwann unten anlangt ... in den Füßen.

- Dissoziation zur Trancevertiefung:

... und wenn Sie dort angekommen ist, diese Ruhe ... können Sie das Gefühl haben ... Sie sind einerseits hier, und Sie wissen, dass Sie hier an diesem Ort sind ... aber Sie sind andererseits gleichzeitig ... ganz woanders ... wo die Sonne scheint, die Ihnen so guttut [diese Szene hatte sie mir vorher beschrieben] ... wo kleine Wellen des Meeres an den Strand plätschern ... wo ein sanfter Wind Sie umweht ... und wo ein ganz feiner Sand die Haut glatt schmirgeln kann ... und Sie positionieren sich so in Licht und Luft und Sonne ... wie es genau für Sie richtig ist ... heilsam ... für den Körper ... heilsam ... für die Seele, denn es ist gut ... endlich ... nach allem, was Sie sich abverlangt haben, und nach allem, was Ihnen abverlangt wurde ... sich der Ruhe hinzugeben ... und zu genießen ... und zu bekommen ... und einen Moment lang ... das Geben aufzuhören ... und sich erlauben zu nehmen ...

- Provokation der Handlevitation:

Sonne ... Ruhe ... Wohlbefinden ... und Schönheit ... und Heilung ... sehr schön ... und an Ihrem Ort ist noch etwas ganz Besonderes ... das entdecken Sie vielleicht erst jetzt ... und das sind Luftballons, die herumschweben ... und vielleicht sehen Sie die vor dem inneren Auge ... größere, kleinere ... mit unterschiedlichen Farben ... Formen ... und über Ihnen schweben auch Luftballons ... und die lassen Bändchen herunter, die sich genau um Ihr Handgelenk schlingen ... rechts oder links, ich weiß nicht richtig ... und vielleicht ist es einer ... vielleicht sind es zwei oder drei ... die nehmen Ihr Handgelenk ... ganz zart ... und heben es etwas an ... und das hilft ... in eine gute, aufmerksame Trance zu sinken ... und die Hand, und ich weiß nicht, ist es die linke Hand oder ist es die rechte, weil diese obenauf liegt ... wird auf einmal leichter und leichter ... und Sie können das amüsiert beobachten ... wie die Hand leichter wird ... und sich beginnt abzuheben ... und einfach ... einfach ... in die Höhe zu schweben ... mhm ... vielleicht sind es auch beide Hände ... und das ist einfach eine Technik aus der Hypnose ... damit man dann besser in einen solchen Zustand gehen kann ... wo man sich selbst beeinflusst ... in Richtung von etwas Gutem ... mhm ... und ich berühre Sie mal leicht beim rechten Handgelenk ... hier ... und das ist ja ganz leicht ... genau ... und nächstes Mal, wenn Sie das allein machen, kann die Hand alleine leichter werden ... ganz leicht ... ganz leicht ... ganz leicht ... ganz leicht ... steigt höher, und das fühlt sich ganz witzig an, und Sie lächeln auch schon ... schmunzeln ... mh ... Sie werden es nicht glauben, die Hand bleibt hier wie von alleine stehen ... genau ... das ist lustig, gell?

- Installieren von Fingersignalen:

... und es wäre total toll, wenn ein Finger, ganz von alleine, für die Antwort »Ja« eine kleine Bewegung machen könnte ...

[FZ: Ja.]

... genau, da haben wir hier einen »Ja«-Finger ... und einen für »Nein« brauchen wir noch ...

[FZ: Nein.]

Super, »Nein« ... und wenn wir schon dabei sind und wenn es so gut funktioniert, einen Finger für »Ich will nicht antworten« ...

[FZ: Ich will nicht antworten.]

... mhm, der kleine ... Also: Zeigefinger für »Ja«, »Nein« ist der Mittelfinger, und der kleine ist für »Ich will nicht antworten« ... mhm, sehr gut ... und auch das schon kann Selbsthypnoseinduktion sein ... sich so hinzulegen ... an diesem schönen Ort ... und die Fingerzeichen abzurufen ...

- Ideomotorische Fragen zu Wohlbefinden:

Und jetzt frage ich mal die Finger, nur die Finger: »Geht es Ihnen gut jetzt im Moment?«

[FZ: Ja.]

... jetzt frage ich Sie mal, und Sie antworten mir bitte in Worten: »Geht es Ihnen gut? Alles o. k.? Wo sind Sie? Am Strand?«

[FZ: Ja.]

... o. k., sehr schön, gut, machen wir weiter, ja?

Natalie (verbale Antwort): »Ja.«

Gut ... Jetzt bitte ich mal die Finger, dass die Sie, ganz so, genau so, wie es für Natalie richtig ist ... mal einfach vier Etagen oder Ebenen tiefer in Entspannung bringen ... und zwar in genau die richtige Entspannung, die heute angesagt ist ... für therapeutische Entwicklung ... und um das Symptom langsam loszulassen ... und jedes Mal, wenn Sie von vieren eine Ebene tiefer sinken ... kann der »Ja«-Finger ein Zeichen geben ... ganz von alleine ...

[Kleines FZ: Ja.]

Ja ... das war aber nur eine Viertelebene ... mhm ... gut ... Sie merken es vielleicht danach direkt, wie es so nachlässt ... und Sie erstaunlicherweise in eine innere Kontrolle hineinsinken ... Sie können das genau dosieren ... gut, [FZ], zwei ... sehr gut ... sehr schön, FZ, drei ... alles hundertprozentig richtig ... genau ... gut [FZ], vier! Super ... sehr schön ... mhm ... mhm ... und Sie fühlen jetzt – und das ist für Sie ganz wichtig ... damit Sie sicher sind – dass Sie da jederzeit aussteigen könnten. Wenn Sie das ausprobieren wollen, können Sie jederzeit die Augen aufmachen und sich umschauen, damit Sie merken ... Sie haben sich in der Hand! Und wenn die Augenlider sich so ein bisschen bewegen, ist das auch normal ... genau ...

Dann frage ich jetzt mal das Unbewusste, via Finger:

Ist das Unbewusste bereit, Ihnen zu helfen, dass Sie wieder gesund werden? ... dass die Haut schön heilt ... und Sie die Haut in Ruhe lassen ... bloß dann die Haut säubern, wenn wirklich was zu säubern ist? Ist das Unbewusste bereit, Ihnen zu helfen?

[FZ: Ja.]

Ein eindeutiges »Ja«! Gratulation! ... Und weiß das Unbewusste schon, wie das geht?

[FZ: Nein.]

»Nein«! Gut zu wissen! Ist das Unbewusste bereit, das herauszufinden, wie es geht?

[FZ: Ja.]

... natürlich. Eine wichtige Frage: Gibt es die innere Erlaubnis, dass die Haut gesund wird? ... und Sie eine schöne Haut bekommen?

[FZ: Ja.]

»Ja«! Bravo! ... Und gibt es auch die Erlaubnis, die Haut in Ruhe zu lassen? ... und einfach zu entspannen?

[FZ: Ja.]

Sehr schön! Sehr gut ... o. k. ... Gut ... Ist es möglich, dass die Hände diese Fummelei einfach vergessen?

[FZ: Nein.]

»Nein«. Das habe ich mir gedacht. Sehr gut, dass wir das wissen. Ist es möglich, dass im Gehirn sich etwas umschaltet? ... da, wo dieses Reiz-Antwort-System im Gehirn ... in den Synapsen ... sich eingeprägt hat, dass da etwas passiert? ... Dass es sich da verändert? ... Und die Hände das dann vergessen?

[FZ: Ich will nicht antworten.]

Gut, das ist wie »Ja, aber« gut ... mhm ... gut, dann machen wir gleich weiter. Dann ist die Frage wichtig: Gibt es ein inneres Bild, von schöner glatter Haut, so wie Sie sie hier auch auf den Armen haben? ... Aber genauso im Gesicht ... und auf dem Rücken?

[FZ: Ja.]

- Jetzt folgen Suggestionen von Heilung der Haut und neuem Verhalten:

... gut ... dann sinken Sie einfach tiefer in Trance, Sie müssen nicht wissen, wie das geht ... und sinken tiefer ... und diese schöne ... gesunde ... glatte ... Haut ... ist mehr und mehr Ihr Eigen ... und breitet sich aus ... an winzigen Stellen ... groß wie ein Marienkäfer, dann größer, wie das Blättchen einer Heidelbeere, dann .... Ach, das kommt Ihnen jetzt selber in den Sinn, um nach und nach an Größe zuzunehmen ... und im Spiegel reflektiert zu werden ... glatt und gesund ... und Entzündung klingt ab ... und Talgproduktion normalisiert sich ... und Ihr Organismus weiß ... wie er das zuwege bringt ... Heilung breitet sich aus.

- Provokation der Handlevitation auf der anderen Seite für Suggestion des Loslassens:

Und während die linke Hand langsam auch leichter wird ... leichter und leichter ... vergisst auch die linke die Schwere ... und vergisst eine Handlung, die sie vergessen möchte ... denn man kann vergessen, was zu vergessen ist ... und die Hände einsetzen für viele Handlungen ... die sinnvoll sind ... und alles, was sich eingegraben hat über Jahre, ja Jahrzehnte ... kann vergessen und losgelassen werden ... weil es heute nicht mehr der erwachsenen Frau Natalie entspricht ... die linke Hand wird leichter und leichter, genau, gut ... leichter und leichter ... und lässt los, genau wie die rechte schon losgelassen hat ... ein Verhalten ... das heute keinen Sinn mehr hat ... sehr gut ... und Sie erlauben sich, dass sich etwas verändert ... dass Beruhigung eintritt ...

Und die linke Hand kommt auf die Höhe der rechten Hand ... das ist ganz spannend zu beobachten ... sehr schön ... und Sie nehmen die Kraft des Windes ... und das Strahlen der Sonne ... das Rauschen des Meeres ... und das Fluten des Wassers ... um auch da im Gehirn ... eine Umschaltung zu erlauben ... mhm ... und ein Verhalten durch ein anderes Verhalten zu ersetzen ...

[Lange Pause.]

Und wenn die Hände nun bald wieder absinken und sich liebevoll auf den Bauch legen werden ... werden Sie die beruhigende Bewegung der Atmung spüren ... und Natalie ist mit ihrer besten Freundin zusammen ... die lustigerweise auch Natalie heißt ... eine junge und dynamische Frau mit starker Willenskraft ... Intelligenz ... Sehr schön!! Und alles heilt nebenbei ... sehr gut ... und das Unbewusste kann Sie begleiten ... heute ... heute Nacht ... morgen, morgen Nacht, übermorgen, übermorgen Nacht ... und Ihnen weiter und weiter helfen ... neues, gesundes Verhalten zu erproben ... und Heilung zu gewähren ... Stück für Stück ... damit die Haut abheilt, sich erholt, sich erfrischt ... und nur ab und an ... mit aufmerksamer Pflege ... für gute Reinigung gesorgt wird ... im guten Sinne ... so viel wie nötig ... so wenig wie möglich ...

[Pause.]

Und die Hände legen sich irgendwann wieder ganz gemütlich auf dem Bauch ab ... weil da eigentlich ein schöner Platz ist ... und überschüssige Energie ... kann irgendwo anders investiert werden ... beim Laufen, beim Joggen ... Rollerskaten oder -bladen ...

Und zunehmende Ruhe füllt Sie aus ... während ich von 1 bis 7 zähle, sinken Sie einfach noch so tief in diese heilsame Hypnose, wie es für Sie richtig ist ... und das Unbewusste leistet Arbeit, ohne dass Sie etwas davon bemerken müssen ... 1 ... 2 ... 3 ... 4 ... 5 ... 6 ... 7 ... und wenn irgendetwas Neues, Bahnbrechendes und für Sie ganz Wichtiges geschieht in der Tiefe, kann der Finger für »Das Neue«, das ist ein Finger, der noch nicht dran war, wir haben da noch zwei Finger übrig ... der Daumen oder der Ringfinger ... kann der sich heben, um anzuzeigen ... mhm ... jetzt ist etwas Wichtiges ... mhm ... jetzt ist etwas ganz Wichtiges geschehen ... und hilft, davon wegzukommen und woandershin ... weil:

»Ich bin eine erwachsene ... schöne ... kompetente Frau ... ich darf gesund sein und gesund aussehen und mich gesund verhalten!«

[FZ: Der Neue.]

Hervorragend! Selbst Nofretete nutzte Schminke und kehrte ihre Attraktivität heraus! In einem geschminkten Gesicht fummelt Nofretete nicht rum ☺.

Und ich bin jetzt einfach still ... damit Sie in Ruhe noch Ihre eigenen Dinge erledigen können, vielleicht noch einen Strandspaziergang machen ... vielleicht einmal ins Wasser tauchen ... oder diesen feinen Sand ausprobieren ... um dann nach fünf Minuten äußerer Zeit ... und ganz anderer innerer Zeit ... die 7 Zahlen zurückzuzählen und danach ... ganz munter ... und frisch wieder hier zu sein. Aber jetzt lassen Sie sich erst einmal Zeit ... und ich gehe an meinen Schreibtisch ...

[Lange Pause.]

Sehr schön ... und jetzt lassen Sie alles gut abspeichern und vergessen, was zu vergessen ist ... und in Erinnerung rufen, was in Erinnerung zu rufen ist ... und die Hände können sich immer ganz bequem auf den Bauch legen, ganz entspannt ... Sie betrachten in Zukunft Ihre Hände mit Wohlgefallen, wie sie da so entspannt liegen.

... und dann zählen Sie langsam und ruhig von 7, über 6 und so weiter bis 1 zurück ... wobei Sie bei 2 sich ein bisschen recken und strecken können ... und dann ganz gemächlich ... bei 1 ... wach werden und die Augen aufschlagen und frisch und erholt sind und darauf vertrauen, dass Sie nachts im Schlaf an Ihrer Therapie weiterarbeiten.

Es erfolgten drei Sitzungen, die vierte sagte sie mit herzlichem Dank ab. Sie komme mit den Arbeitsblättern und der CD gut zurecht. Es gehe ihr gut.

Manchmal nehmen Patienten, die die Therapie selbst zahlen, weniger Sitzungen wahr, als es bräuchte. Diese Frau hatte aber gerade – dank meiner fleißigen Gutachtertätigkeit, puuuh ... – von ihrer Privatkasse 30 Stunden bewilligt bekommen. D. h., es ging ihr wirklich gut.

4.7.2 Was besser geworden ist, kann gut werden

Diagnose: Bulimie

Das Essverhalten entgleiste nach einer Fastenwoche im religiösen Kontext, als Michèle 19 Jahre alt war. Das ist nun 15 Jahre her. Mehrfache Therapien erfolgten. Medizinerin, Ausbildung in Hypnose.

Ziel: Heilung

Erste Sitzung, Hypnosetext

Hypnose ist eine wunderbare Methode dafür, sich zu entspannen ... neue Erfahrungen zu sammeln ... neue Bilder zu entwerfen ... und vielleicht, falls nötig, ins Archiv der Lebensgeschichte zu gehen, um noch etwas zu bereinigen ... zu klären.

Hypnose ist leicht und erfordert keine Anstrengung, und alles geschieht immer sehr schonend und trotzdem erfolgreich. Und mit jedem Ausatmen, das ruhiger ... und ruhiger geworden ist ... kann sich langsam ein wohliges Gefühl einstellen ... und der Körper kann sich erinnern an eine wundervolle Hypnose, die er einmal ganz woanders erlebt hat.

Wir werden unter einem bestimmten Motto arbeiten, obwohl es sich für Sie gar nicht wie Arbeit anfühlen wird ... und das Motto heißt:

»Was besser geworden ist, kann auch gut werden.« Und Sie bestimmen selbst, wie dieses »gut« aussieht. [Sie hatte das so im Vorgespräch gewünscht.]

Und so gehen Sie tiefer und tiefer in diesen veränderten Bewusstseinszustand ... und mit jedem Ausatmen ... und vielleicht mit kleinen inneren Schwingungen ... finden Sie sich auf einmal ganz woanders ein ... an dem Ort, wo Sie gerne sind, in Hypnose ... ein Ort, der gerade vor Ihnen auftaucht ... genau der richtige dafür ... einen Schritt nach vorne zu tun.

Und während Sie dort mit dem linken Ohr vielleicht das Plätschern von Wasser hören ... das Fächeln des Windes ... das Zwitschern von Vögeln ... können Sie mit dem rechten Ohr mir ein wenig zuhören, und Sie wissen, Sie können jederzeit so wach werden, wie Sie es brauchen, um mir eine Frage zu stellen ... und vielleicht etwas mitzuteilen ...

Sehr schön ...

Und wie wir beide wissen, sind in Hypnose die unbewussten Fähigkeiten gefragt, wenn man etwas erreichen möchte, was man über die bewusste Ebene oft nicht erreichen kann … oder nur schwerlich. Wieso sollten wir dann nicht die Fähigkeiten des Unbewussten nutzen?

Und sobald das Unbewusste bereit ist mitzuarbeiten, kann einfach eine Hand leichter werden, sodass diese Hand ganz langsam höher und höher steigt … und je tiefer … und tiefer Sie in eine wirklich angenehme Verfassung gehen … und während ich von 1 bis 7 zähle … kann die Hand leichter und leichter werden … kann der Ellbogen sich anbeugen … die Hand sich abheben von der Unterlage … und die Hand wird leichter und leichter …

Sehr schön … und 1 … 2 … 3 … 4 …

Und jetzt sehe ich, welche Hand leichter ist … es ist die linke, die leichter ist … sehr schön … 5 … 6 … 7 … Und dann hätte ich gerne, dass der »Ja«-Finger sich zeigt.

[FZ: Ja.]

… sehr schön … und der »Nein«-Finger …

[FZ: Nein.]

Und der, der nicht antworten will …

[FZ: Ich will nicht antworten.]

Ist das Unbewusste bereit, mitzuarbeiten, damit es Ihnen besser geht?

[FZ: Ja.]

Sehr schön … Und weiß das Unbewusste schon, was zu tun ist?

[FZ: Nein.]

»Nein« … aber ist es bereit, es herauszufinden?

[FZ: Ja.]

Ja! Sehr schön … Jetzt bitte ich das Unbewusste einfach, die Michèle noch einmal 7 Stufen tiefer in Trance zu führen, und jedes Mal, wenn sie tiefer geht, kann der »Ja«-Finger mir ein Zeichen geben … und sie gestaltet die Stufen selber … sie entscheidet, wie tief sie gehen will, wie tief die Stufen sein sollen, ob sie 1 Zentimeter tief sein sollen … oder 7 Zentimeter … oder wie tief auch immer, und jedes Mal, wenn sie tiefer geht, gibt der »Ja«-Finger ein Zeichen … 1 … 2 …

[FZ: Ja. – Ja.]

… und bei jedem Schritt nach unten verändert sich schon etwas. Es öffnet sich etwas und bereitet sich vor, die Sachlage zu betrachten … 3 … 4 … 5 … 6 …

[FZ: Ja. – Ja. – Ja. – Ja.]

... das Unbewusste hat unser Gespräch mitgehört vorhin und hat sich vorbereitet auf den heutigen Termin ... und hat mitgeholfen, das erste Telefonat zu gestalten ... und in der Zwischenzeit ist schon einiges geschehen ... 7 ...

[FZ: Ja.]

... um etwas zu verändern, das das Problem löst ... und die Zukunft gestaltet für ein ganz freies Leben ohne Abhängigkeit ... kreativ und unabhängig ...

Und als Nächstes möchte ich das unbewusste System über die Finger fragen: »Ist der Körper bereit, sich zu erinnern, wie das früher war, vor dem 19. Lebensjahr?«

[FZ: Ja.]

Und Ihr Körper erinnert sich an Zeiten, in denen er ganz vollkommen reagiert und funktioniert hat ... und auf irgendeine Weise auch noch ganz unbedarft und somit natürlich ... ... die Organe im guten Miteinander ... der Stoffwechsel höchst ausgeglichen ... und eingestellt auf gesunde Energiezufuhr ... Verbrennung ... Verarbeitung, alles so, wie die Natur es vorschreibt ... eine Zeit, in der das Augenmerk ein natürliches war ... der Hunger natürlich und die Nahrungsaufnahme sich orientiert hat an einem natürlichen Bedarf ...

Milton Erickson hat diese schöne Geschichte von der Tomate erzählt, von der Tomate, die genau weiß, wie viel Wasser und wie viel Mineralstoffe sie durch die Wurzeln hochziehen muss in ihren roten Tomatenkörper ... genau so viel, bis sie die optimale Gestalt einer schönen Tomate hat ... und die richtige tomatenrote Farbe, einen gesunden Glanz auf der Haut ... Nicht mehr ... und nicht weniger. Sie nimmt genau die Nährstoffe auf und die Portion an Flüssigkeit ... Nicht mehr ... und nicht weniger ... und der Körper kann sich erinnern ...

Bei uns ist es etwas komplizierter als bei der Tomate, und trotzdem läuft es wie von alleine.

Und wenn der Körper sich jetzt ganz intensiv erinnert, wie das war ... so selbstverständlich ... ausgewogen ... und gesund – vor diesem ersten Ereignis – ... kann der »Ja«-Finger jetzt ein Zeichen geben ...

[FZ: Ja.]

Prima! Und das kann sich verankern und einspeichern. – Da gibt es völlig gesunde Reaktionen auf der Körperebene zum richtigen Verbrauch ... zum richtigen Maß ... zur richtigen Zeit ... und es gibt die richtige Lust auf *das* Nahrungsmittel, das der Körper gerade braucht, um seine Bedürfnisse zu stillen ... und in Balance zu sein.

Ist es möglich, dass sich diese gesunde Verarbeitung im Organismus jetzt wiederbelebt und Ihnen in der Zukunft Halt gibt?

[FZ: Ja.]

»Ja«, gut, sehr schön ... Ich stelle jetzt eine andere Frage: Gibt es irgendetwas in der Geschichte, das wir noch einmal anschauen sollten, wohin wir zurückkehren sollten? Etwas, das mit dem Symptom zu tun hat, mit ihm zusammenhängt?

[FZ: Ja.]

Gut ... Ist es in Ordnung, wenn wir in einer der nächsten Sitzungen darauf zurückkommen, zum richtigen Zeitpunkt ... professionell und schonend ...?

[FZ: Ja.]

Kann das Symptom jetzt deutlich nachlassen, wenn wir uns verabreden, uns um den Hintergrund zu kümmern?

[FZ: Ja.]

Prima! Natürlich ... manchmal kann sich so etwas auch in den Träumen verarbeiten ... vielleicht am Wochenende, wenn Sie einmal lange schlafen ... und manchmal schleicht sich ein Verhalten ein, und dieses Verhalten kann sich auch wieder rausschleichen ... und was besser geworden ist, kann auch gut werden ...

Hat das Symptom noch die Funktion von Stressabbau? [Ihre Vermutung und Interpretation.]

[FZ: Nein.]

Nicht? Hat es eine andere Funktion?

[FZ: Ja.]

Kann das Unbewusste etwas finden, was zeitgemäßer ist ... besser ... gesünder ... und der Michèle von heute entspricht? Ein neues Programm?

[FZ: Ja.]

Ist es möglich, das jetzt zu entwerfen ... ein neues Verhalten ... eine neue Umgangsweise?

[FZ: Ja.]

»Ja« ... Dann zähle ich mal ganz langsam von 1 bis 5 ... Und in dieser Zeit beginnt sich ein neues ... sehr erfinderisches ... leichtfüßiges ... und effektives Programm zu entwickeln, um das alte zu ersetzen ... um Sie zu befreien von der Sucht ... um Sie unabhängig zu machen ... Und Sie gestalten Ihr Verhalten ... 1 ... 2 ... 3 ... 4 ... 5 ...

[Lange Pause.]

Gibt es die Erlaubnis, das neue Programm irgendwann zu übernehmen und anzuwenden?

[FZ: Ja.]

»Ja« …! Sie werden sich vielleicht selber überraschen, weil Sie entspannter sind … freudvoller … spielerischer und das alte Problem immer blasser wird, und das ist gut … Und die Zukunftsvision darf immer plastischer und plastischer werden … Vielleicht ist sie erst weiter weg … kommt dann näher … erst nicht so klar … ist dann aber immer schärfer zu sehen … Der »Ja«-Finger wird anzeigen, wenn die Michèle der Zukunft vor Ihnen steht, die Michèle, die das Problem überwunden hat … die unabhängig ist … autonom …

[Pause. FZ: Ja.]

… gut … sehr gut … sehr schön … Und Sie können in diese Michèle hineinschlüpfen und können mal ausprobieren, wie sich das anfühlt … Es ist wie ein neuer Schuh, der ausgesprochen schön ist … ausgesprochen passgerecht … trittsicher … bequem … man hat den besten Stand … Sehr gut … Und so kommen Sie zu sich selber und lassen das Symptom hinter sich … immer mehr …

Sie haben schon so viel dafür getan, und jetzt ist es Zeit, dass es wirklich schwindet … Ihnen zuliebe … Ihrem Liebsten zuliebe … Ihrem jungen Leben zuliebe … und all den Menschen zuliebe, die Ihnen nahestehen … und Sie werden ganz normal Ihren Körper spüren und die Bedürfnisse Ihres Körpers … und Sie werden sie mit Achtsamkeit und Intelligenz stillen … und es wird Ihnen gelingen, mit allem Geschick und der Liebe für sich selbst …

Und was sonst noch alles zu tun ist … darum werden wir uns in der Zukunft kümmern … so viel wie nötig … so wenig wie möglich … und das Unbewusste wird uns immer die Zeichen geben, damit wir's gut anpassen, vorsichtig, umsichtig. Weiß das Unbewusste denn schon, ab wann's Ihnen so richtig besser geht …?

[FZ: Ja.]

Braucht es mehr als ein halbes Jahr …?

[FZ: Nein.]

Mehr als vier Monate …?

[FZ: Nein.]

Mehr als drei …?

[FZ: Nein.]

Kann Silvester, Jahreswechsel zu 2012, ein guter Schnittpunkt sein, wo Sie merken, dass richtig was erledigt worden ist?

[FZ: Ja.]

Sehr schön! Und wenn jetzt in dieser Zeit der Hypnose etwas Grundlegendes geschehen ist, was Sie weiterbringt … was Sie unterstützt …

was Ihnen hilft ... was produktiv auf Ihr Ziel hin arbeitet, dann kann der Finger für »Das Neue« sich melden ...

[FZ: Der Neue.]

Hervorragend! Jetzt bleiben Sie ganz in Ruhe bei sich, und ich bin einfach still ... –

Sie speichern das genau so ab, wie es für Sie am erfolgreichsten ist, vielmehr, es speichert sich von alleine ab ... und integriert sich ... und vielleicht taucht sogar noch ein Bild auf ... oder noch ein Gefühl ... Alles ist richtig ... alles ist erlaubt ... und Sie lassen sich einfach diese Zeit – von jetzt ab 7 Minuten –, ganz in Ruhe zu reflektieren ... Ihre Gedanken schweifen zu lassen ... sich wohlzufühlen ... und vielleicht auch einfach auszuruhen, denn das haben Sie jetzt wirklich verdient ...

Und dann werden Sie irgendwann das Bedürfnis bekommen, die Hypnose abzuschließen, weil es für heute genug war. Sie werden die Zahlen von 7 bis 1 zurückgehen und danach, nach 7 Minuten ... und 7 Zahlen ... und 7 Stufen, sehr ruhig ... sehr zuversichtlich ... sehr ausgeglichen ... wieder hierher zurückkommen ... und vielleicht bemerken Sie dann schon, dass irgendetwas ein bisschen anders ist ...

Zweite Sitzung, zwei Wochen später

»Symptom nicht mehr so anstrengend«, Stress mit Mutter, dieser wurde mit Hypnoseintervention »Aussteigen aus pathologischen Ich-Zuständen« (Kaiser Rekkas 2011a, S. 127) bearbeitet.

Dritte Sitzung

Insgesamt leichter, ein Rückfall, in Hypnose Skulptur mit fütternder Mutter, diese zum Guten verändert. Motto: »Liebe geht nicht durch den Magen, Liebe geht durchs Herz.«

Vierte Sitzung, mit Partner

Ziel: Entlastung der Beziehung und Erkenntnis, dass das Paar jetzt mehr Verständnis füreinander hat und damit mehr Nähe.
Technik: Die Nacht mit dem Wunder.

Fünfte Sitzung, vier Monate später

In der Familie (vor allem mit Mutter und Schwiegermutter) ist vieles geklärt. Die eheliche Beziehung hat sich stabilisiert. Die Arbeit ist besser organisiert, was vieles erleichtert. Es gibt »Ausrutscher« unter bestimmten Bedingungen, die laufen aber eher wie ein ritualisiertes Spiel ab. Wir arbeiten paradox: Erlaubnis für Symptom,

Musterunterbrechung, schönere Gestaltung von Freizeit. Außerdem *Technik:* Dialog mit dem Symptomträger: Er darf »weitermachen«, falls ihm nicht was anderes besser gefällt ..., aber kürzer, schwächer, unbedeutender.

Sechste Sitzung, fünf Wochen danach

Ein einziger, minimaler Rückfall, »aber kürzer, schwächer, unbedeutender«. Sie beobachtet in einem guten Restaurant eine sehr dünne Dame, die isst, aber öfter zwischendurch die Toilette aufsucht. Als sie auch mal dahin geht, hört sie verdächtige Geräusche. Sie fragt durch die verschlossene Türe: »Darf ich Sie etwas Persönliches fragen?« Die Dame antwortet mit »Ja«. »Haben Sie Bulimie?« Die Dame reagiert empört.

Jetzt stellt sie fest, wie weit sie ist. Sie hätte der Dame von sich erzählt, wie sie nach zehn Jahren gesund geworden ist, hätte ihr Mut gemacht. Im direkten Vergleich merkt sie, wie sie »ein Stück glücklicher« ist und sich mit dem Thema konfrontieren kann.

Siebte Sitzung, zwei Monate später, Therapieabschluss

Innerhalb von elf Monaten haben nun sieben Sitzungen, davon eine Paarsitzung, stattgefunden.

Sie ist immer noch sehr schlank, sieht aber blendend aus. Mit Freude und Stolz berichtet sie, keinen Rückfall mehr gehabt zu haben, ja das Symptom im Nachhinein befremdlich zu finden und als sehr weit entfernt. Sie habe noch einmal eine Situation erlebt, die früher in die Symptomatik geführt hätte, aber da hat eine Katze – die gerade bei ihr Besuch machte – so friedlich neben ihr gelegen und dabei geschnurrt, so normal und natürlich, dass sich der ohnehin nur noch leichte Drang sofort in Luft aufgelöst hat.

In Ihren Worten: »Ich kann es gar nicht fassen! Das Problem war auf einmal weg. Ich weiß gar nicht, wie. Aber das ist auch egal. Es geht mir gut!« (Typischer Fall von Hypnose, würde ich sagen ...)

Was war für sie wichtig in der Therapie? »Sie haben so fest an mich geglaubt, Sie waren so überzeugt, dass ich es schaffe. Und, anders als in den anderen Therapien, haben Sie immer meine Fortschritte betont.«

Die Hypnose heute beinhaltet ein dickes Lob und ein Dankeschön an die unbewusste Instanz und die Aufforderung, weiterhin achtsam und liebevoll mit sich umzugehen. Was gut geworden ist, darf gut bleiben.

4.7.3 Bär, magenverstimmt

Problem: Fischunverträglichkeit nach schwerer Muschelvergiftung

Die besorgte, liebende Tochter (meine gute Freundin und Kollegin) schreibt:

»Sein sehnlichster Wunsch ist, wieder Fisch essen zu können. Er hat seit neun Jahren eine – wie er es nennt – Fischallergie. Es begann mit einer Vergiftung, nach dem Verzehr einer verdorbenen Muschel in Verona. Ein paar Stunden später bekam er – mitten in der Opernarena – heftigsten Brechdurchfall und musste sich in ärztliche Behandlung begeben. Seither wird ihm beim puren Geruch von Fischgerichten schon übel. In den letzten Jahren hat er es ein paar Mal probiert (er liebte halt Fisch immer so sehr), aber außer einer frischen Forelle, blau zubereitet, verträgt er nichts. Nach ein paar Stunden bekommt er immer wieder den Brechdurchfall.

Meine Idee zum Thema ist, dass der Körper bei der Vergiftung ja sehr richtig und lebensrettend reagiert hat. Diese Reaktion hat sich nun verselbstständigt und tritt leider auch in Situationen auf, in denen nicht die Notwendigkeit besteht. Hier ginge es also um Löschung der verselbstständigten unangemessenen Reaktion des Organismus. Aber du hast vielleicht eine andere Idee dazu.

Papi ist eigentlich ein Mensch, der gerne genießt. Gutes Essen und Trinken schätzt er sehr. Nun hat er sich schon arrangiert damit, dass er z. B. keine scharfen Gewürze essen kann (definitiv nicht mal die Spur von Pfeffer), manchmal wegen der Kohlensäure auch nicht sein geliebtes Bier verträgt und jetzt auch noch den Fisch weglassen muss. Aber er möchte es eben auch nicht unversucht lassen, und die Hypnose kann ja in vielen Fällen eine erfolgreiche Methode sein. Er hat meines Wissens keine Vorerfahrung mit Hypnose.

Ich schicke ihn also morgen um 11.00 h zu dir und hole ihn dann später ab, da können wir uns ja mal kurz drücken. Nur zu deiner Info: Ich habe meinen Vater nicht über diese Mail informiert. Bis morgen. Danke!! Deine H.«

Papi kommt über die Alpen zu mir. Ein rüstiger Endsiebziger mit aufgeschlossenem Gesicht, wachen Augen, voller Erwartung. Er schildert alles aus seiner Sicht, es unterscheidet sich nicht viel von der Info, die ich schon hatte. Eins nur fiel mir auf. Er berichtet, wie er schon im Mund merkte, dass mit der Muschel was nicht stimmt. Aber in Gesellschaft kann er doch nicht einfach so rumspucken. So schluckt er halt. Mit verheerenden Konsequenzen.

Natürlich lastet in so einem Fall auch auf mir die Verantwortung: der Vater meiner Freundin, die weite Anreise, die Bezahlung = Erfolgsdruck. Schließlich liegt er bequem auf meiner Couch, er stellt sich Hypnose im Liegen vor, o. k. Genüsslich schließt er die Augen. Mich quält eine gewisse Ideenlosigkeit. Ich erzähle von meiner wunderbaren Freundin, seiner Tochter, und wie die ihren Vater liebt. Alles nicht gelogen. Tränen der Rührung strömen über sein Gesicht. Hach, das wollte ich doch nicht! Aber vielleicht doch günstig als Weichmacher für die Hypnose?

Papi: »Ja, und sie hat so einen wunderbaren Mann, Frau Doktor!«

Aha? Was stell ich jetzt damit an?

Papi: »Er ist mein bester Jagdfreund, Frau Doktor!«

Oh Gott, die armen Tiere!

Papi: »Mit ihm verbringe ich die schönsten Stunden, Frau Doktor.«

Beim Tiereabknallen? Wie soll ich denn da auf die Fischvergiftung hinleiten? Und erst in Hypnose führen? Wenn er wenigstens das »Frau Doktor« sein ließe!

Papi liegt erwartungsvoll auf der Hypnoseliege: Was kommt nun, Frau Doktor?

Mein Unbewusstes arbeitet. Ich rede irgendwas. Dafür habe ich eine Amnesie, aber nicht dafür, dass er auf einmal mit Handlevitation dalag. Mir ist schleierhaft, wie das passieren konnte.

Und seine dicklich-sympathischen Finger produzieren Fingerzeichen wie bei einem Pianisten.

Nicht zu glauben! Aber was jetzt? Am besten zurücklehnen und selber ein bisschen in Trance gehen.

Das mit den Tieren – tot oder nicht tot – beschäftigt mich offensichtlich, und mir fällt aus heiterem Himmel dieser dämliche Witz über Logik und Aquarium ein, und ich fabuliere drauflos, wobei ich im Nachhinein nicht weiß, wer von uns beiden mehr in Trance war.

»Wenn Sie Tiere jagen, mhm, wenn Sie auf die Pirsch gehen, lieben Sie vermutlich die Tiere?«

Papi: »Ja, sehr, Frau Doktor.«

[Gleichzeitig FZ: Ja.]

»Wenn Sie die Tiere lieben, lieben Sie vielleicht auch die Bären?«

Papi: »Sicher, Frau Doktor.«

[FZ: Ja.]

»Auch die Braunbären?«

Papi: »Natürlich, Frau Doktor.«

[FZ: Ja.]

Ich komme in Fahrt: Alaska, wilde Landschaft, Berge, Seen, Flüsse, Lachse, Bären, der alte Braunbär, der vergammelte Lachs, schon drin im Maul, gemerkt, dass was faul ist, aber hier so rumspucken, vor aller Bären-Augen? Runter damit! Zu spät!!

Weiche Knie und diese Übelkeit, auch noch vor allen anderen, mitten in der beeindruckend ehrwürdigen Arena der kanadischen Bergwelt!

Würg, krampf, kotz, zusammenbrech, sterbenselend, die Bärenfrau in großer Sorge, Kräuterumschläge, Wadenwickel, Kotzeimer, Kopf halten, eine Qual ...

Albträume, verschwitztes Fell, zwei Tage halb tot ...

... gottlob nicht ganz, dann ... plötzlich, etwas besser, aber bitte nur bisschen Kräuter lutschen, warme Sonne auf den leeren Schlabberbauch, vor Schwäche eingeknickte Pfoten.

Den kommenden Tag wieder etwas besser, aber bloß nix fressen, Hilfe!

Etwas trockene Beeren, aber nur die ganz bitteren, magenbittere Beeren, bitte!

Dann kommen die Kräfte wieder ... langsam ... nicht so schnell wie in jungen Jahren, aber stetig. Und: vorerst keinen Lachs, bitte!

Vorerst!

Aber immer nur Krebse? Nee! Sind ja nicht alle verdorben, die kleinen, frischen, springenden Lachse. Eine Woche, dann ist er wieder klar, der alte Braunbär. Und?

Er vergisst das alles. Er hat anderes zu tun, als an verdorbenen Fisch zu denken! Er geht auf Jagd, er ist gesund. Sein Körper vergisst diesen Reinfall.

Ah, apropos Rheinfall, springen da auch Lachse? So was interessiert ihn jetzt. Da muss er mal hin.

Er ist drüber hinweg, sein System ist gesund, sein Schock geheilt.

»Der Bär lernt vom Bären. Stimmt das?«

Papi: »Ja, Frau Doktor.«

[FZ: Ja.]

Zum Thema »Fisch« noch handfeste, klare Suggestionen für einen handfesten, klaren Mann: gucken, riechen, schmecken und erst nach eingehender Prüfung schlucken. Ganz vorsichtig!

- Nach zwei Monaten: Er isst wieder Fisch, aber ganz, ganz vorsichtig.
- Ostern 2012, etwa sieben Monate nach der Intervention, habe ich im romantischen Schnalstal das große Vergnügen gehabt, mit ihm gemeinsam Fisch zu schmausen.

4.8 Ideomotorik bei Chemotherapie und Tumorbehandlung

Es ist nicht neu, dass Hypnose die Behandlung von Patienten mit einer Krebserkrankung auf fabelhafte Weise unterstützt. In der Hypnose erschaffen wir neue, positive und hilfreiche Bilder und Suggestionen (viele Menschen haben z. B. bezüglich einer Chemotherapie negative innere Bilder von »Gift«), und so dient sie bei der Begleitung der Chemotherapie der allgemeinen Kräftigung und Minimierung der Nebenwirkungen. In der Therapie bei Tumorerkrankung hilft die Hypnose, auf das Wesentliche zu fokussieren und dabei Körper und Seele zu stärken. Es folgen sechs Beispiele von Hypnosebegleitungen, fünf für dieselbe Frau samt Partnerbehandlung und eine zur Stabilisierung nach Tumorresektion.

4.8.1 Kraftort Porto Venere

Hypnoseanleitung zur besseren Verträglichkeit der geplanten Chemotherapie, erste Sitzung, Diagnose: »Großzelliges Non-Hodgkin-Lymphom vom B-Zelltyp«

Machen Sie einfach die Augen zu und hören Sie doch mal die schönen Glocken [mal wieder läuten die Kirchenglocken des Haidhauser Doms]. Die läuten jetzt nur für Sie. Wahrscheinlich hört da jetzt keiner so aufmerksam hin wie Sie. Sie nehmen diesen Klang auf, atmen ruhig durch und nehmen noch genau wahr, wie es leiser wird. Und da fährt eine Straßenbahn draußen und rumpelt vorüber.

Formulierung der Zielsetzung

So ist die Hypnose eingeleitet, nein, eingeläutet, um für Sie die beste Hypnose zu werden, für Ihr Ziel, dass es Ihnen gut geht, dass der Körper wieder ganz gesund wird. Und Sie haben die besten Voraussetzungen dafür. Das haben wir eben alles ganz genau besprochen. Sie haben liebevolle Menschen um sich herum, gute Ärzte, gute Medizin, Sie besitzen eine vernünftige Einstellung und die Fähigkeit, Ihrer Erkrankung auch mit Spiritualität zu begegnen.

Einengung der akustischen Aufmerksamkeit

Sie haben eben die Augen geschlossen und die Glocken gehört, und man kann immer noch die Geräusche von der Stadt in der Ferne vernehmen, ein bisschen gedämpft durch den Regen, der fällt und die Erde benetzt. Dann kann man Geräusche im Haus hören, Schritte und Tritte, Türen schlagen, Stimmen, und wenn Sie immer näher zu sich hingehen, was ja das Wichtige ist in der Hypnose, können Sie jetzt auf die Geräusche hier im Raum achten, wenn ich mich bewege, wenn ich mal aus dem Glas einen Schluck Wasser trinke. Und natürlich hören Sie meine Stimme, die zu Ihnen spricht. Sie hören vielleicht auch mein Atmen, und wenn Sie noch näher zu sich hingehen mit der Aufmerksamkeit, dann hören Sie Ihr Atmen. Sie hören, wie die Luft durch die Nase hereinstreicht und Sie können hören, wenn die Luft wieder hinausfließt, ein ganz feines Geräusch, stetig und beruhigend. Und sicher können Sie auch bemerken, wie die Luft beim Einatmen kühler ist und beim Ausatmen wärmer.

Ein bisschen Nonsens für Ablenkung und Loslassen: ganz von alleine

Das bringt Sie näher zu sich hin, und die Straßenbahnen da draußen fahren ganz von alleine, und Ihre Atmung tätigt sich ganz von alleine, und auch die Hypnose gelingt ganz von alleine.

Hypnose gelingt immer, und am Kraftort ist man auf einmal ohne eigenes Zutun

Hypnose geht nur ohne Anstrengung, und Hypnose gelingt immer und ist erfolgreich, wenn es ein Ziel gibt. Sie haben ein präzises Ziel und einen präzisen Wunsch, und um den zu erfüllen, können Sie auf einmal ganz von alleine, während Sie wissen, dass Sie hier sitzen und draußen der Regen fällt, woanders sein. Vermutlich an dem Ort, der Ihnen so guttut. Und Sie haben ihn mir genannt und beschrieben, und ich habe verstanden, was er für Sie bedeutet. Diese Terrasse, vor Ihnen der kleine Hafen, das Meer ... Balsam für Ihre Seele [ihre Worte].

Und so ein schöner Name: »Porto Venere«, »Hafen der Venus« ... Alleine der Name schon lässt träumen, und Sie sind auf einmal da und lassen dieses wundervolle mittelmeerische Licht auf sich wirken, diese Stimmung, die Geräusche der kleinen südländischen Stadt, die Gerüche, ein Gefühl, zu Hause zu sein, angekommen.

Einführung der Handlevitation, verbunden mit Suggestionen zum Beginn unbewusster Arbeit

Aber was Sie bislang sicher noch nicht gemerkt haben, ist, dass da Luftballons umherschweben. Ganz leicht und munter, heiter und farbig, und ich weiß auch nicht, wo die herkommen. Luftballons, und die schweben einfach vorbei, aber zwei, drei – ich weiß nicht, wie viele – bleiben über einem Handgelenk von Ihnen in der Luft stehen und lassen kleine, fröhliche Bänder herunter, die sich um das Handgelenk schlingen und die Hand ein bisschen in die Luft nehmen, sodass die Hand leicht wird und ihr Gewicht vergisst, auch die Schwerkraft vergisst und ihr Gewicht leichter und leichter wird und sie sich ein bisschen von dem Kissen abhebt, weil der Lufthauch des Meeres zwischen Kissen und Hand bläst und die Hand noch luftiger macht, und während der Ellbogen da tief ruht, steigt die Hand höher und höher. Ja, sehr schön. Tatsächlich, in dem Maße, wie Sie in eine wirklich produktive, ergiebige Trance gehen, um dem Unbewussten alle Freiheit zu ermöglichen, an dem Ziel und an dem Thema von heute zu arbeiten, schwebt die Hand höher. Sehr schön, das von außen zu betrachten. Sehr gut. Sehr gut.

Und die Hand gewinnt an Höhe, und es ist richtig schön zu sehen, die kleinen, ruckartigen Bewegungen, die typisch sind für Hypnose. Sie machen das wunderbar! Sehr gut. Sehr gut. Sehr schön.

Erste Installation der ideomotorischen Signale, was bei ihr sehr leicht ist

Und ein Finger kann sich von alleine heben, wenn Sie da so richtig angekommen sind, an dem guten Ort, an dem Sie sich so wohlfühlen.

[FZ: Ja.]

Und es ist der Zeigefinger, der sich sehr schön hebt, eindeutig und klar. Sehr schön, gut. Jetzt haben wir einen Finger für »Ja«. Jetzt brauchen wir einen Finger für »Nein«.

[FZ: Nein.]

Da kommt schon einer, der kleine – sehr gut, sehr, sehr gut. Und nun noch einen Finger für »Ich will nicht antworten«.

[FZ: Ich will nicht antworten.]

... mhm, das ist der dritte, ja gut. Haben wir: Zeigefinger »Ja«, der kleine für »Nein« und der Mittelfinger für »Ich will nicht antworten«. Gut. Und jetzt frag ich Sie einfach als Person, Sie können einfach nicken oder was sagen: Geht es Ihnen gut im Moment?

[FZ: Ja; Nicken.]

»Ja«? Schön. Und sind Sie da auf der Terrasse?

[FZ: Ja; Nicken.]

Erste ideomotorische Fragefolge

Die erste Frage an das Unbewusste lautet: »Ist es bereit, mitzuarbeiten und uns zu helfen?«

[FZ: Ja.]

Und da ist ein eindeutiges »Ja«. Sehr schön. Und weiß das Unbewusste schon, was zu tun ist, um uns zu helfen in der Therapie?

[FZ: Ja.]

Sehr, sehr gut. Sehr gut. Ist es auch erlaubt zu helfen, innerlich?

[FZ: Ja.]

»Ja«. Beste Voraussetzungen. Gut. Sehr gut.

Und wenn es bereit ist, zu beginnen mit einer guten Reise durch die Behandlung, mit guten Wirkungen, dann kann der »Ja«-Finger mal ein Zeichen geben.

[FZ: Ja.]

Gut.

[FZ: Ja.]

Noch eins – gut.

Annäherung an das Thema

Und während Sie hier sitzen und gleichzeitig an diesem wundervollen Ort sind – den ich mir sehr gut vorstellen kann, dort, wo Sie auftanken, wo Sie sich zurücklehnen und ins Träumen kommen –, kann etwas nebenher laufen, was gerade zurzeit wichtig ist, um Ihren Körper zu unterstützen. Und das ist die Vorstellung, jetzt einfach im Probelauf und dann in Wirklichkeit, dass Ihr Körper durch einen kleinen Eingang – man kann sagen – eine Medizin verabreicht bekommt. Eine Flüssigkeit, die durch die Körperkanäle fließt, die kleine Substanzen hat, die durch lange Forschung haarscharf abgestimmt sind, um eine bestimmte Aufgabe zu erledigen, um an bestimmten Zellen anzudocken, in bestimmten Körperbereichen, wo der Körper das braucht, und dort etwas zu bewirken.

Die Chemotherapie akzeptieren und wirken lassen, Vorstellung von gezieltem Einsatz

Und während Sie tiefer, ganz entspannt in Hypnose sinken, kann der »Ja«-Finger immer untermalen, wenn der Körper mit seinem Körperwissen diese Flüssigkeit dahin dirigiert.

[FZ: Ja.]

Genau, da war »Ja« – und dorthin zum richtigen Ort. An die richtige Stelle, das richtige Maß, nicht zu wenig, nicht zu viel – gut. Und Sie sind einfach offen für diese heilsame Unterstützung. Die Aufmerksamkeit auf diesem schönen Ort, diesem wundervollen Ausblick und gleichzeitig die Erlaubnis, dass der Körper in größtmöglichem Maß diese Therapie nutzt und diese Flüssigkeit, mit diesen feinen, haarscharf abgestimmten Substanzen, wie durch ein fein ausgeklügeltes Leitsystem mit kleinen Wegweisern genau dahin dirigiert, in die entlegensten Winkel, um sich um die materiellen Vorgänge zu kümmern [= die Krebszellen k. o. zu hauen, aber das drücke ich natürlich feiner aus, d. h. diskret distanzierter; man weiß ja auch inzwischen, dass das Simonton[4]-Gemetzel nicht wirklich gut ankommt].

Reduktion der Nebenwirkungen

Und diese Flüssigkeit hat nur diese Wirkung, nur diese eine Wirkung und keine andere. Das ist die Aufgabe, genau diese Zellen aufzustöbern, die vernichtet werden sollen. Weil – sie haben sich per Zufall falsch entwickelt. An denen ist nichts unrecht, aber genauso wenig recht. Man möchte ja auch kein Unkraut im Garten haben, im Rosenbeet, man zupft es raus, und es kommt auf den Kompost, irgendwo außerhalb, und wird irgendwann feine Erde, und der Körper kümmert sich genauso um diese materiellen Vorgänge, genau um diese Zellen mithilfe dieser Flüssigkeit mit den feinen chemischen Substanzen darin, die diese Zellen erledigt, sie zerstört und genau so abtransportiert, wie es körpereigen ist und von der Natur vorgesehen. So wird alles durch körpereigene Labors bearbeitet und unschädlich gemacht. Und weiter kann alles durch körpereigene Abflusskanäle ausgeschieden werden. Ganz einfach. [Das und auch die gleich folgende Idee mit den Blitzen war die Vorstellung der Patientin.]

Dissoziiertes Erleben der Vorgänge

Egal, wie die organischen Vorgänge tatsächlich ablaufen, ist die Idee der »Blitze« ihre Fantasie, die jetzt eingebracht wird und dann auch wirkt.

Der Geist betrachtet das von einer ganz anderen Ebene und erlebt vielleicht ab und an so etwas wie kleine Blitze, wenn wieder so ein Haufen von Zellen getroffen wird und sich auflöst und Platz gibt für Gesundes. Und vielleicht ist es sinnvoll, jetzt über 7 Male so einen Blitz zu produzieren, um das dann erfolgreich während der Chemo anzuwenden. Und der Finger kann das anzeigen, der »Ja«-Finger, wenn so ein inneres Aufleuchten erlebt wird, ein vielleicht lustiges Gefühl … gut …

[FZ: Ja.]

… 1 …

[FZ: Ja.]

---

4 Siehe z. B. http://de.wikipedia.org/wiki/O._Carl_Simonton [23.10.2012].

... 2 ...

[FZ: Ja.]

[Etc.]

Sehr gut – 3 ... 4 ... 5 ... 6 ... 7. – 7 »Ja«-Anzeigen, 7 befreiende Blitze, fast ein Feuerwerk! Sehr schön. Gut.

Deutliche posthypnotische Suggestionen

Und Sie lehnen sich zurück. So viel erledigt, so viel verarbeitet. Und der Körper freut sich über die Aufmerksamkeit, die Sie ihm geben, indem Sie ihn frei schaffen lassen und alles mit spiritueller Arbeit begleiten. Und wenn genug Flüssigkeit im Körper sein wird, mit diesen feinen chemischen Substanzen, und es abgeschlossen ist, in einem Zeitraum, der Ihnen schnell vergangen sein wird, können Sie sich wohler fühlen, als erwartet.

Sie werden gut trinken.

Sie werden frische Luft atmen.

Sie werden sich ruhig und zuversichtlich fühlen.

Sie werden in einen angenehmen Schlaf fallen, der Ihnen guttut, und werden nur aufwachen, um zu trinken und sich zu erleichtern.

Und Sie werden alles, was vielleicht nicht so angenehm ist, einfach verschlafen, mit guten Träumen, im Wissen, dass das alles der Bewältigung der Krankheit dient, also Ihrer Heilung und Ihrer Entwicklung und Entfaltung.

Mit gutem Appetit werden Sie Gesundes essen [Übelkeit und Hunger schließen sich gegenseitig aus].

Und Sie werden ein Modell sein dafür, wie Sie gut mit sich umgehen und wie Sie die Therapie äußerst gut verkraften und ihr gut begegnen.

Ideomotorische Bestätigung

Schön! Und wenn das Unbewusste dem zustimmt, kann noch ein Finger – ein anderer Finger – sich zeigen, der Finger für »Das Neue«, es sind noch drei Finger übrig ... dann kann einer sich ...

[FZ: Der Finger für Das Neue.]

Posthypnotische Suggestion

... hat sich schon bewegt, der Daumen. Gut. Und wenn Sie nach der Hypnose wieder hierher kommen werden, wird der Zeiger auf der Skala [von Angst und Missempfinden] ganz unten sein, und immer wird er

gut unten sein, weil Sie das Beste auf sich wirken lassen. Sie haben die Kompetenz dazu und den Willen, und Sie nutzen die Wirkung.
Und die Nebenwirkung ist für Sie völlig unwichtig und nicht relevant. Sie setzen auf die heilsame Wirkung.

Ausleitung

Und während Sie das alles in sich abspeichern und vielleicht noch ein bisschen weiterträumen, werde ich jetzt still sein, und Sie werden irgendwann merken, dass Sie genug bekommen haben, und das Bedürfnis verspüren, die Hypnose abzuschließen. Da werden Sie schrittweise, langsam, langsam wieder hierher zurückkehren, mit dem Wissen, dass Sie jederzeit wieder auf Ihre Terrasse in Porto Venere gehen und sich vollkommen wohlfühlen können. Aber jetzt lassen Sie sich einfach Zeit, viel Zeit, gute Zeit, und ich werde diese Hypnose für Sie abspeichern, und jedes Mal, wenn Sie das hören, werden Sie noch tiefer in Trance gehen, noch mehr davon nutzen können. Und es wird Sie sehr gut begleiten und unterstützen.

Resultat

Ärzte und Personal waren erstaunt über ihr Wohlergehen und ihre gute körperliche Verfassung. Die Haare mussten schon dran glauben, aber mit Perücke sah sie einfach süß aus.

4.8.2 Fortsetzung (also dieselbe Patientin)

»Ich bin es wert!«

Und: Krebszellen mögen keinen Himbeersaft.

Wunsch an die Hypnose: die Chemotherapie weiterhin gut zu vertragen und gesund zu essen (ich glaube, dritte Sitzung). Die Hypnose wird untermalt mit Klangschalenmusik von G. Deuter (»Nada Himalaya«).

Jetzt tun wir etwas, damit Sie auch die kommenden Chemotherapien genauso gut verkraften wie die letzten, und für die gesunde Ernährung. Sie dürfen sich entspannt zurücklehnen. Hypnose geht nur ohne Anstrengung, und alles ist richtig, was in Hypnose geschieht, aber man kann einfach auch nur sinken ... und sinken ... mit jedem Ausatmen mehr.
Sie haben schon gute Erfahrungen gemacht mit Ihrer Hypnose ... sodass Sie sich einfach in die ausgebreiteten Arme der Hypnose sinken lassen können ... voller Vertrauen ... und Zuversicht ... und nur noch dahinschweben ... Und oben am blauen Himmel über Ihnen sehen Sie, wie sich ganz langsam eine Wolke nähert: die Hypnosewolke. Sie zieht am

Himmel herauf ... in Farben ... so, wie Sie es mögen ... und Klängen, die Ihnen angenehm sind ...

Wolken können ja die verschiedensten Farben widerspiegeln ... vielleicht ein zartes Rosarot ... oder ein lebendiges Orange ... und ehe Sie das noch richtig betrachtet haben ... fällt ein dicker Tropfen aus dieser Wolke herunter und fällt genau auf Ihren Bauch ... ganz sanft ... ganz zart ... mit ganz leisem Klang ... und füllt diese kleine Höhlung des Bauchnabels ... Und mit jedem weiteren Tropfen, der herunterfällt aus dieser dicken, prächtigen Hypnosewolke ... nimmt die Hypnose zu ... und wird tiefer ... und tiefer. Und mit der Zeit entsteht ein ganzer Teich von Hypnosetropfen, der sich ausbreitet ... auf dem Bauch ... und dann im gesamten Körper ... Und mit jedem Tropfen breitet sich ein angenehmes Wohlbefinden aus ... eine Sattheit, bekannt ... und unbekannt zugleich ...

Sie können es einfach erfahren ... und genießen ... sich zurücklehnen ... und Gedanken verwehen lassen ... und der Kopf wird ganz frei ... und weit ... und leicht, wie das weite Himmelsblau über Ihnen ... Sehr schön ...

Und während ich von 1 bis 7 zähle ... gehen Sie so tief in Hypnose, wie es für Sie richtig ist ...

Der Körper entspannt sich so tief, wie es sich für ihn wohl anfühlt ...

Die Seele entfaltet sich so weit, wie sie ihre Flügel spannen möchte ... ... und die Lungen holen so tief Luft, wie es an innerem Raum braucht, damit eine gute, angenehme Veränderung erzielt wird ... die haarfein auf Sie zugeschnitten ist, weil ihr Unbewusstes das Material dazu gibt ... Sehr gut ...

1 ... 2 ... alles um Sie herum wird unwichtig ...

3 ... Sie achten nur noch auf Wohlbefinden ...

4 ... und alle erdenkliche innere Erlaubnis macht sich breit, für sich im Guten zu sorgen ...

5 ... und alles abströmen lassen, was nicht ins Heute passt und nicht ins Morgen ...

6 ... sich neuen Erkenntnissen zuwenden, um sie tief im Inneren zu integrieren ...

7 ... und der Körper hat auf fantastische Weise reagiert ... und die hilfreiche Medizin hat er genau dahin fließen lassen, wo sie dienlich ist ... wo sie ihn unterstützt in seiner Abwehrkraft ... damit er sich besser behaupten kann ... denn: Krebszellen mögen keinen Himbeersaft! [Die rotfarbene Infusion der Chemotherapie. Diese Vorstellung hatte die Patientin aus einem Buch, das sie gerade las, übernommen.]

Alle Empfindungen, die unwichtig sind, werden einfach ausgeblendet ... Der Körper gönnt sich Schlaf ... viel Schlaf ... und richtet den Fokus auf das, was wichtig ist ... Ist das möglich?

[FZ: Ja.]

Und der Körper kann genau so in den künftigen Sitzungen, wo Sie vielleicht liegend und schlafend Musik hören, diese Hypnosewolke vorbeiziehen lassen … sich auffüllen … und auftanken mit Friedlichkeit … innerem Wohlwollen … in einer derartigen Ruhe, dass es für Sie mehr als angenehm ist, auf Wohlbefinden zu achten … um vielleicht … alle anderen damit zu überraschen, dass Sie ganz persönlich die Lösung gefunden haben, optimal damit umzugehen … und darauf kann man ja wirklich stolz sein …

Und dem ersten Wunsch für die Hypnose schließt sich jetzt der zweite an: dass Sie diese Zeit, die so voller Erkenntnis ist, noch zu etwas anderem nutzen … ganz nebenher … genauso wichtig … und sehr bekömmlich … und wieder sinken Sie um 7 Stufen tiefer, um darauf zu warten, dass die zweite Hypnosewolke auftaucht … mit ganz neuen Klängen und Farben … mit der sie genüsslich niedersinken … 1 … 2 … 3 … und da kommt sie schon … 4 … 5 … sehr schön … und 6 … und 7 … Ihr inneres System lernt … ohne dass Sie wissen müssen, dass es lernt … und zwar lernt es, nicht mehr wie früher zu verwechseln: Zuneigung in Wort und Tat und Gefühl mit dem, was man sich in den Mund stopft … was auch gewisse Sattheit hervorruft … Süße und Fülle … aber eigentlich ohne die wirklich richtige Wirkung …

Und während Sie sich einhüllen lassen vom Klang … der ein Gewebe bildet und einen Teppich, auf dem Sie davonschweben, ähnlich der Wolke von vorhin … wird Ihnen der Unterschied deutlich … zwischen dieser gefühlsmäßigen Nähe und Wärme und Süße und Fülle … und der geschmacklichen Süße und Fülle … und beides ist schön … beides ist erlaubt … aber es ist nicht zu verwechseln … und wie gut ist es … genau zu unterscheiden … und dem Körper nur das zuzuführen, was ihm wirklich guttut …

… und der Seele das, was sie wirklich braucht.

Und Sie haben erfahren:

Je mehr Aufmerksamkeit Sie brauchen … umso mehr Aufmerksamkeit ist für sie da …

Je mehr Zuneigung Sie brauchen … umso mehr Zuneigung ist für sie da …

Je mehr Liebe sie brauchen … umso mehr Liebe ist für sie da … ja, sogar in Hülle und Fülle …

Und weil dies tief in die Seele eindringt und in jede Zelle … können Sie ab jetzt genau abwägen … und Ihre Ernährung so einstellen, dass sie gesund ist … nicht zu wenig … und nicht zu viel … sodass der Körper leicht ist … und sich wohlfühlt … und die Form bekommt, die für ihn die beste und die schönste ist … und das kann sich von alleine und wie von selbst … automatisch einstellen, während das andere alles aufgefüllt wird, mit der emotionalen Liebe und mit dem Gefühl:

»Ich bin es wert!«

Sie brauchen nichts zu tun … und nichts zu verstehen … und Sie sinken mit diesem angenehmen Gefühl … Und lassen es sich einfach gut gehen … und sinken in Wohlgefühl … Der Körper heilt … und gewinnt an Kraft … und bewältigt alles … und nutzt dazu die Tiefe der Entspannung … und der grundlegenden Erlaubnis, leben zu dürfen … sich wohlfühlen zu dürfen … schön sein zu dürfen … und gesund. Und während Sie jetzt noch tiefer sinken … und diese vollkommene Ruhe wirken lassen … und rundum einspeichern … bin ich einfach still, um diesen Prozess nicht zu stören … Und Sie tun das ganz für sich … vielleicht in den nächsten 7 Minuten äußerer Zeit und vielleicht 7 Tage innerer Zeit, die nur der Genesung dienen … und der Heilung … und der Erlaubnis dessen, was wichtig ist: … Heiterkeit … und Leichtigkeit … in einer beglückenden Zeit … Und jedes Mal, wenn Sie die Hypnoseanleitung wieder hören, wird es neue innere Prozesse auslösen, die genau dann die richtigen sind … und es wird eine Weiterentwicklung geben, wo eins auf dem anderen aufbaut … eine Entwicklung, die Sie positiv erstaunen wird …

Ist das möglich?

[FZ: Ja.]

Und jetzt lassen Sie sich alle Ruhe und Zeit … bevor sie dann nach den 7 Minuten … ganz einfach wieder zurückzählen … von 7 bis 1 … und ganz frisch … und ganz wunderbar … wieder hierher kommen … falls Sie nicht, wenn Sie die Hypnose zu Hause hören, in einen angenehmen Schlaf sinken mögen …

Aber mit aller Sicherheit wissen Sie, was das Richtige für Sie ist.

4.8.3 Honorieren, akzeptieren, tolerieren, fokussieren (dieselbe Patientin, vierte Sitzung)

Die Patientin sieht blühend aus, drei von sechs Chemotherapien hat sie »verschlafen« und außer dem Haarverlust keine großen Probleme gehabt. Einen Lymphknoten »verspürt« sie noch, das stört sie, außerdem, dass sie für noch etwa zwei Monate Tabletten einnehmen muss.

Thema der Hypnose in dieser Sitzung: Fortschritte honorieren, Tabletten akzeptieren, »Himbeersaft« tolerieren, auf Heilung fokussieren

4.8.4 Besuch im Eispalast (dieselbe Patientin, fünfte Sitzung)

Die Chemo ist insgesamt sehr gut vertragen. Sie wirkt aber ermüdet und trotz der erfolgreichen Behandlung etwas deprimiert.

Die Hypnose soll stimmungsaufhellend wirken. Für die geplante Strahlentherapie machen wir in der Hypnose einen erfrischend kühlenden Spaziergang im Eispalast, der vor lauter Eisblumen und Zapfen, aber auch Kristallen nur so glitzert. Alles – wie immer – ideomotorisch rückgekoppelt und damit abgesichert und für die Patientin auf CD gebrannt.

Hypnosetext »Im Eispalast«

Sie dürfen einfach die Augen schließen, die Ohren sind ja immer noch offen und hören alles.

Wir Menschen unterliegen unseren Stimmungen. Manchmal sind wir ganz aufgeblüht und freudig und manchmal betrübt, sehr betrübt. Und all diese Gefühle gehören zu einem lebendigen Leben. Und wir werden heute etwas für Sie tun, dass es Ihnen besser geht. Und etwas, das Ihnen hilft, auch die nächste Zeit genauso gut, wie die letzte Zeit, in Richtung Heilung, Gesundung zu gehen. Sie waren so tapfer und diszipliniert, haben sich auch gefreut, wie Sie bewundert wurden, wie gut Sie das gemacht haben. Diese Zeit liegt jetzt hinter Ihnen und ein neuer Abschnitt vor Ihnen. Und auch danach, nach diesem neuen Abschnitt, der irgendwann wieder hinter Ihnen liegen wird, werden Sie letztendlich auch wieder stolz sein, dass Sie das so gut geschafft haben.

Und jetzt haben Sie die Augen geschlossen und atmen ruhig, und die Lungen versorgen umsichtig den ganzen Körper mit ausreichend Sauerstoff, bei jedem Atemzug – und bei jedem Ausatmen gleiten Sie tiefer und tiefer in Hypnose. Ein Zustand, den Sie jetzt schon kennen und der sich als sehr nützlich erwiesen hat, wo das Unbewusste Arbeit leistet und Sie einfach ruhen dürfen. Und während ich langsam von 1 bis 21 zähle, sinken Sie tiefer und tiefer – tiefer und tiefer ... 1 ... 2 ... 3 ... 4 ... 5 ... 6 ... 7 ... 8 ... 9 ... fast die Hälfte der Strecke, schwebend davongetragen, ganz heilsam und hell ... 10 ... 11 ... 12 ... 13 ... 14 ... 15 ... 16 ... 17 ... ganz entfernt und luftig sinkend, allen Kummer hinter sich lassend, frei ... 18 ... und begleitet von schönen Düften, Farben, Klängen ... 19 ... 20 ...

... und nicht bevor die 21 erklingt, werden Sie so tief in Hypnose sein, wie es für Sie heute richtig ist, um sich wohlzufühlen. Und Sie machen das sehr gut so.

Und erst wenn die 21 erklingt, werden Sie auf einmal wie von Zauberhand irgendwo in der Zukunft sein. Im Sommer dieses Jahres, das gerade erst begonnen hat, an einem wunderschönen Sommertag, warm und nicht zu heiß, mit blauem Himmel. Und Sie werden ein schönes Kleid tragen und ihn genießen, diesen Sommertag, und zurückblicken auf die Zeit damals, im Winter, und Sie werden zurückblicken und zurückdenken an die Zeit, die nicht einfach war. Und sie wird so weit zurückliegen, dass es fast unfassbar wird. Das Gefühl dafür wird verloren sein, nur das Wissen darüber, dass es was gab, was Sie glorreich überwunden haben, ist präsent. Das andere im Jetzt der Zukunft wird so viel wichtiger sein ... so viel wichtiger, im Jetzt zu atmen, die Sonne auf der Haut zu spüren und in einem kraftvollen Körper zu sein. Und diese Zeit im Winter, dieser Dezember, der Januar und der Februar bis in die Mitte März – das wird lange hinter Ihnen liegen. Sie werden davon vielleicht erzählen, wie von etwas, das ganz lange her ist, wo Sie sich vielleicht mühsam daran erinnern werden oder auch gar nicht mehr erinnern wollen.

Und während ein Teil Ihrer Aufmerksamkeit fokussiert bleibt auf die Zukunft, die in Ihrem inneren Erleben schon ein Jetzt ist, kann der Körper sich hier im heutigen Jetzt einstellen auf die optimale Verwertung der letzten Medizin, die er morgen bekommt. Er wird genauso sinnvoll damit umgehen und die anschließende Therapie nutzen, die Strahlen genau dahin zu lenken, wie man einen Scheinwerfer dirigiert, genau dahin wird er strahlen, wo noch irgendetwas zu erledigen ist.

Und bei 21, wenn die Glocke läutet [sorry, aber wieder meine berühmten Kirchenglocken], wird die tiefe Hypnose, tiefer als tief ausgelöst, dass es unwahrscheinlich ist, dass sich nicht positive Prozesse vollziehen, in der Erlaubnis, ein wenig dem Gefühl nachzugeben, von so tiefer Erholung – tiefer als tief. Und Sie werden es sehr genießen. Sehr gut!

21! [Ein-und-zwan-zig!]

Und vielleicht ist es auch wie ein Wandeln der Eisprinzessin durch den Eispalast ... und dabei diese gläsernen Klänge zu hören, die das fantastische Eis produziert, das klirrende Eis. Und warm eingepackt geht man staunend vorbei an den Skulpturen und den Glöckchen aus Eis.

Ganz eingenommen von dem Geglitzer und Lichtspiel und den vielen Eisfiguren und den Brücken aus Eis über gefrorene Flüsse. Selbst warm eingepackt in Fell und Wolle, alles eine Traumlandschaft, wo der Körper sich regeneriert und ein ganz verzaubertes Licht dafür sorgt, dass die Eiskristalle in allen Spektralfarben glitzern. Und das Unbewusste erledigt seine eigenen Dinge. Ihr Ziel ist, abgelenkt durch diese Schönheit und verspielte Inszenierung, sich einfach zu erfreuen. Und Sie machen das ganz schön. Und irgendwo auf einem tief gefrorenen See drehen kleine Eistänzerinnen ihre Pirouetten, und Elfen fahren Schlittschuh und amüsieren sich verspielt ...

Und was dieser Eispalast alles zu bieten hat: Da steht sogar eine Kutsche bereit für Sie, die Sie einlädt zu einer Kutschfahrt. Sie steigen ein und lassen sich auf der Fahrt verzaubern von all der Schönheit. Und die Kälte des Eispalastes tut Ihnen auf angenehme Art und Weise gut und erfrischt die Zellen. Kühlt und beruhigt und klärt. Gewebe schwillt ab, schwemmt aus und reinigt sich. Und schwache, unmotivierte, dekadente und lebensuntaugliche Zellen fallen in sich zusammen und frieren einfach ein, lösen sich auf, während die gesunden vitalisiert werden, sich wohl- und stark fühlen und eine gesunde Wärme entwickeln.

Diese tiefe Ruhe tut gut.

Sie brauchen nichts zu tun, außer auf Wohlbefinden zu achten. Jetzt und nachher, heute und morgen und immer ein bisschen in der Zukunft zu sein, wo das Heute schon Vergangenheit ist und hinter Ihnen liegt. Und Sie können das sehr gut. Sehr schön! Sehr gut!

Und der Körper heilt, die Seele heilt, der Geist auch, und Schwere fließt ab, und luftige Leichtigkeit zieht mit einem Windhauch wie Frühlingsluft in Ihr Gemüt. Und ohne dass Sie es bemerkt haben, hat die Kutsche längst das Frühlingsland betreten, den Eispalast hinter sich gelassen, Frühlingsland mit zartem Grün und mit erwachendem Leben, zarten Farben und dem Geruch von Veilchen.

Und, ganz wie Sie wollen, können Sie in Zukunft die Kutsche lenken – zum Eispalast fahren und sich Frische holen und Kühle und die Kühle genau da wirken lassen, wo es Ihnen guttut – zur Straffung der Seele, zur Kühlung des Körpers, zur Klärung des Geistes. Und wenn Sie genug haben, fahren Sie wieder in das Frühlingsland, um sich von dort aus auf den Sommer zu freuen, von dem aus Sie zurückschauen können, auf den Winter, der lange hinter Ihnen liegen wird. Und das wird alles eine solche Zuversicht ausbreiten, dass es sich ganz friedlich anfühlt und ein glückliches Gefühl auslöst.

Und während Sie das alles, was Sie eben erlebt haben – gehört, gesehen, gefühlt, gerochen, geschmeckt –, zu einem Ganzen zusammenbilden und so abspeichern, dass es Ihnen jeweils präsent ist, immer das, was Sie brauchen, passend zur jeweiligen Situation, bin ich einfach still. Und Sie können noch tiefer in Trance gehen, können alles vergessen, Sie können auch die Musik einfach nicht mehr hören, sondern ganz in Ruhe bei sich sein, ganz versunken, ganz der Heilung hingegeben. Tief in Trance, wo Worte überflüssig werden, da das Unbewusste alles alleine regelt.

Und irgendwann wird es für Sie richtig sein, im Stillen wieder zurückzuzählen von 21 bis zur 1 und bei 1 ausgesprochen wach, erfrischt und munter und mit guter Stimmung, mit einem ruhigen Gefühl im Herzen wieder in die äußere Welt auftauchen.

Und der »Ja«-Finger wird die heilsame Wirkung gleich mit einem deutlichen Zeichen anzeigen.

Kleine *Mail* sechs Wochen später: »Die Bestrahlungen sind kein Problem, kaum Nebenwirkungen, und sie machen mich auch nicht müde ... und die Frühlingssonne sorgt für gute Stimmung. Nach Ostern fahren wir für zwei Wochen in die Schweiz, in eine homöopathische Klinik, halb Urlaub und halb Therapie – danach bin ich dann gut gerüstet. Wenn wir zurück sind (Anfang Mai), hätte ich gerne noch eine »Ernährungssitzung« – dann bin ich wunschlos glücklich.

Ich wünsche Ihnen ganz schöne Ostertage, herzliche Grüße, auch von meinem Mann, Ihre D. E.«

4.8.5 Partnerbehandlung: »Hand in Hand«

Vom Ehemann dieser Patientin kam eine *Mail:* »Können wir für Ende der Woche einen Termin ausmachen für eine Hypnosestunde für mich? Ich habe ein ›Aufmerksamkeitssyndrom‹ mit meinem Atem und möchte wieder davon wegkommen. Wahrscheinlich ein Stresssymptom.«

Der Ehemann, 50 Jahre alt, hat ein eigenes Geschäft mit fünf Mitarbeitern, Vater gestorben an Bronchialkarzinom, Mutter Blasenkrebs, tiefe Erschütterung durch Erkrankung der Ehefrau. Diese immer liebevoll begleitet. In drei Monaten sollen alle Therapien erfolgreich durchgestanden sein. Hoffentlich. Gefühle sehr unter Kontrolle, um nicht zu belasten.

Symptomatik: seit zwei Monaten zunehmende Brustenge mit dem Gefühl, keine Luft zu bekommen, muskuläre Verspannung im oberen Brustbereich, ständiges Fokussieren auf Atmung, obwohl bei Belastung und selbst Trampolinspringen alles wundervoll funktioniert, Angst vor dem Freiwerden von Gefühlen, schlechter Schlaf, Unwohlsein, alles medizinisch abgeklärt und ohne Befund.

Diagnose: Erschöpfungszustand bei großer seelischer Belastung, Angstsyndrom mit leichter Hyperventilation

Der Mann hatte schon vor etwa zehn Jahren bei mir seine Angst vorm Zahnarzt per Hypnose bearbeitet. Ich hatte nie wieder was von ihm gehört und die Therapie unter »Misserfolg« eingestuft (auch mir passiert so was). Er aber beschrieb das jetzt für mich so:

»Meine kleine ›Erfolgsgeschichte‹ dank Hypnosetherapie

Mein großes Problem war eine Ärzte- und Krankenhausphobie, die eine ärztliche Behandlung fast unmöglich machte. Ich konnte keine Spritzen sehen und auch keine Infusionen, ohne dass mir schwarz vor den Augen wurde. Alleine der Geruch in einem Krankenhaus konnte schon zur Ohnmacht führen. Sogar im Fernsehen oder Kino musste ich bei solchen Szenen wegsehen. Da eine zahnärztliche Behandlung allerdings dringend geboten war, wurde mir eine Hypnosetherapie bei Ihnen empfohlen.

Nach mehreren sehr angenehmen Sitzungen in Ihrer Praxis mit Schwerpunkt auf dieser Phobie konnte ich keine Veränderung spüren. Ich fühlte mich wie vorher und war skeptisch, was einen Behandlungserfolg betraf. Trotzdem hörte ich noch mehrfach Ihre CDs und frischte meine Erfahrungen mit autogenem Training auf, das ich bereits früher sporadisch angewendet hatte. Einige Zeit später war dann meiner Frau bei einer Ärzteserie im Fernsehen aufgefallen, dass ich selbst bei Operationsszenen zugesehen hatte, ohne die Augen zu verschließen. Mir wäre das gar nicht so schnell aufgefallen, aber es stimmte. Dies war für mich ein richtiger Aha-Effekt.

Als ich dann bei einer neuen Zahnärztin einen Termin ausmachte, konnte ich tatsächlich eine erste kleine Behandlung ohne große Stresssymptome überstehen. Ich schließe die Augen und denke an einen schönen Ort, an dem ich mich in meiner Vorstellung befinde. Grundsätzlich habe ich dann bei allen, auch schwierigen Behandlungen die Augen geschlossen gehalten. Ich sehe keine Instrumente und will auch gar nichts sehen. So überstehe ich bis jetzt auch größere Eingriffe in einem relativ entspannten Zustand. Auch Krankenhausbesuche lösen in mir keine stressigen Symptome mehr aus. Ich kann Infusionen und Spritzen sehen und bekommen, auch der Geruch macht mir nichts mehr aus.

Es ist fast wie ein Wunder. Und dafür möchte ich Ihnen noch einmal herzlich danken. Seitdem bin ich fest davon überzeugt, dass Hypnose eine enorme Hilfe darstellt und sich in vielen Bereichen einsetzen lässt. Auch von der Kraft der Selbstheilung bin ich völlig überzeugt.«

Sein Bericht lässt vermuten, dass er auch jetzt gut (hypno)therapierbar sein sollte.

Nach Aufklärung über die Physiologie der Atmung und Übungen zur Dehnung der Brustmuskulatur aus meinem physiotherapeutischen Vorleben fängt die Hypnose an. Er macht es sich auf der Liege bequem. Ich stelle das Aufnahmegerät in Bereitschaft, um ihm die Anleitung auf CD fürs Üben zu Hause mitzugeben.

Es ist eine wundervolle Hypnose. Perfekt. Direkt zum Niedertippen. Ich bin sehr überzeugt von meinem schönen Sprachfluss. Er reagiert wie im Bilderbuch. Schon sehe ich den Text hier im Buch verwertet. Was passiert? Ich komme mir vor wie beim Fotografieren, damals, noch mit Filmspule, als ich mal schrieb: »Immer das Gleiche! Man verpasst sie. Die wirklich dramatischen, die absolut einzigartigen, die umwerfend schönen Momente. Immer dann ist die Kamera ganz woanders, der Film gerade voll, kleben die Hände voller Kuchenteig.«

Heute? Falsche Taste. Alles weg! Die stilistisch geschliffenen Worte, schönen Bilder, die passende Betonung, die eingefangene Stimmung. Nun, hier in Kurzform der Inhalt der Hypnoseanleitung, in der ich strikt jegliche Aufmerksamkeit für Atmung und das Thema Luft und Lunge ausblende, im Nachhinein rekonstruiert.

»Hand in Hand«

Ziel: psychovegetative Stabilisierung
Technik: Leichter geht's nicht!

Induktion

Entspannung und ruhige Gelassenheit gemütlich tiefer in alle Regionen fließen lassen, überall dorthin, wo es gebraucht wird. Seine schöne Beschreibung vom gerade vergangenen Wellness-Schnee-Wochenende am Starnberger See habe ich reaktiviert, alle Eindrücke auf allen Sinneskanälen wurden sensorisch wiedererlebt.

Ohr: Knacken des gefrorenen Sees, Knirschen des Schnees

Nase: Geruch von See, Schnee, Kräutertee

Zunge: Kräuter, Schnee, Küsse

Körper: Frische, Kälte, Bewegung, Atemhauch

Auge: bayerisches Weißblau, See, Alpenkette, Glitzerstrahlen der Sonne, Eiskristalle

Vertiefung

Handlevitation rechts. 7-malige ideomotorische »Ja«-Anzeige für 7 Schritte tiefer in Hypnose. (Läuft einwandfrei ab, ja schneller, als ich anrege. Eine tiefe Entspannung ist zu bemerken, wobei ich vorher betonte, dass die Hypnose nur so tief sein soll, wie es richtig und angemessen ist. Na, ist natürlich indirekte Suggestion für: tiefer!)

Utilisation

Jetzt kommen eine Menge Suggestionen wie:

> Es funktioniert! Prima! Es funktioniert von alleine! [Ist die Gegensuggestion für sein: »Ich muss funktionieren!«]

Der Körper ist gesund! Jedes Organ arbeitet nach Plan. Und die Organe arbeiten Hand in Hand. Darauf ist Verlass. Und die rechte Hand wird nicht überrascht sein, wenn sich auch die linke Hand gleich von alleine heben wird, als Anzeichen dafür, dass tiefe Kontrolle alles organisiert. So kann bewusste Kontrolle nachlassen, weil unbewusste zunimmt. [Linke Hand hebt sich.] Da kann man vergessen, was zu vergessen ist, und Gefühle in kleine(n) Dosen erlauben [kleines Wortspiel], denn jedes Gefühl, das fließt, macht uns freier.

So sorgt der Körper für Sie und Sie für den Körper, Hand in Hand, auf natürlich physiologische, gesunde Art und Weise. Und langsam werden sich die Hände einander annähern, und so werden Sie mehr Sicherheit spüren, Ruhe und Gelassenheit. [Hände nähern sich.] Und wenn die Hände sich zusammen auf dem Körper ablegen werden, erfahren Sie totales Vertrauen in die Funktion Ihres Körpers! [Die Hände liegen friedlich auf einem ruhig atmenden Brustkorb, und so sage ich mehrfach im Rhythmus der Atmung:] Je mehr ich brauche ... ... umso mehr ist für mich da. Und die Hände liegen Hand in Hand und sorgen dafür, dass sich weiterhin alle Körperfunktionen von alleine regeln, es Ihnen wieder gut geht und Ihre Aufmerksamkeit auf Wichtigem ruht. Und Ihr Selbstausdruck wird stärker und Sie damit auch.

Ausleitung, das Übliche

Als ich ihm ein paar Tage später anbiete, eine CD aus dem Gedächtnis, also, von dem, was ich behalten hatte, zu besprechen, kommt die Antwort: »Bis jetzt wirkt es hervorragend. Ich hoffe, es bleibt so. Ende der Woche melde ich mich, ob wir für nächste Woche noch einen Termin ausmachen sollen oder nicht. Aber die CD benötige ich erst einmal nicht.«

Also, das Paar ist offensichtlich entstresst. Die Therapeutin auch. Herrlich!

Drei Monate später: Es brauchte keine weitere Intervention.

4.8.6 Sieben Schritte für die Heilung

Diagnose: Magen- und Darmgeschwüre durch erst kürzlich diagnostizierte Zöliakie und Zustand nach Entfernung von Pankreastumor
Technik: Ich halte mich im Text konsequent an die detaillierten Vorgaben der Klientin

Tranceinduktion

Mit drei Glockenschlägen von der Kirchturmuhr beginnt eine wundervolle Hypnose für dich. Die dritte, die wir gemeinsam machen. Und aller guten Dinge sind drei, drei Glockenschläge, drei Hypnosen. [Wir hatten schon zweimal sehr erfolgreich an zwei großen Themen gearbeitet.] Die erste war erfolgreich, die zweite war erfolgreich, und die dritte wird es auch sein, weil jetzt drei Koryphäen beieinander sind, du und ich, und die dritte Koryphäe ist unser Unbewusstes, das wir jetzt nutzen, damit es dir wieder so richtig gut geht.

Und du genießt jetzt Zeit und Raum, um ganz für dich da zu sein. Natürlich im Wissen, dass andere Menschen um dich herum sind, die dich sehr lieben und die du sehr liebst. Das ist die Hülle um dich herum, die Umhüllung der Liebe, die auf dich strahlt und die dir guttut. Und in diese Liebesstrahlen sinkst du ein, mit jedem Atemzug, tiefer und tiefer und tiefer und tiefer. In diesen Zustand, der so angenehm und heilsam ist wie kein anderer, wo man Erfahrungen macht und lernt und wo vor allen Dingen das Körpergedächtnis aktiviert wird, für gesundes Funktionieren durch Wiedererinnern und vollkommen natürliche, gesunde Abläufe.

Und während ich von 1 bis 7 zähle, kannst du ganz von alleine tiefer und tiefer in diesen heilsamen Zustand gleiten. Ohne besonderes Wollen, ohne Müssen, ganz von allein. 1 ... 2 ... 3 ... 4 ... 5 ... und vielleicht hört mir das eine Ohr gar nicht mehr zu, vielleicht auch nicht das andere, weil du schon mehr in diesem Heiltempel bist als hier und eintauchst in heilsames Wohlbefinden, genauso wie es für dich richtig ist ... 6 ... und 7 ...

Es erfolgt die Abfrage der Fingersignale, was jetzt nicht nochmals beschrieben wird.

Sich beim Körper entschuldigen

Und eins ist klar, dein Körper hat unbändige Ausdauer und unbändige Kraft. Und so konnte man ihm einiges zumuten, über Jahre, was über seine Grenzen ging, ohne zu wissen, dass es so ist. Auf unschuldige Art und Weise ist er überfordert worden, und vielleicht ist das Erste, was zu tun ist: dass man ihn um Entschuldigung bittet, auch wenn man es nicht schuldhaft gemacht hat. Und in dir formen sich Worte ähnlich wie: »Lieber Körper, es tut mir leid, dass ich dich überfordert habe. Das habe ich nicht gewollt, das habe ich auch nicht gewusst, ich habe dir zu viel zugemutet, einfach weil es mir entsprach, meinem Typ, meiner Disziplin, meinem Willen, vorwärtszukommen und mein Leben zu meistern. Lieber Körper, es tut mir leid, verzeih mir. Und ich verspreche dir eins, ich werde das anders machen. Früher habe ich zu viel ausgehalten, durchgehalten, runtergeschluckt. Ich mute dir das nicht mehr zu. Ich habe schon angefangen, das zu ändern, ich achte mehr auf dich, ich nehme Signale wahr, ich sorge mich um dich, ich kümmere mich um dich, auf eine noch bessere und sensible Art und Weise.«

Tun diese Worte dem Körper gut?

[FZ: Ja.]

Und du kannst fühlen, ob du eine Antwort bekommst, vielleicht nicht jetzt, aber wenn du wieder und wieder diese Hypnose hörst. Vielleicht: »Ja endlich, danke. Wurde ja höchste Zeit. Es ist gut, dass sich was ändert.«

Abgeben, nachgeben, hingeben, loslassen

Und du hast viel Hilfe, eine Schulter zum Anlehnen, einen Mann, der dich liebt, eine Tochter, die ganz wunderbar ist und bei der du deine mütterliche, weiche Seite so schön zeigen kannst, genießen kannst, mit aller Intuition. Und genau das wirkt auch auf dich zurück, dieses Loslassen, Sichhingeben, Sichentfalten, Sichspüren. Endlich! Sehr schön! So ist, zweitens, für alles gesorgt. Es steht jemand an deiner Seite, der mithilft, die Dinge zu organisieren, wo du dich früher allein behaupten musstest und jetzt abgeben kannst und nachgeben und hingeben und loslassen, auf dich zukommen lassen. Mehr und mehr entspannt, gelöst, in schwingender Harmonie, die so gesundend auf dich wirkt, dass es förmlich spürbar ist: diese Schwingung, sei es ein Klang, ein Duft, ein Gefühl, ein Windhauch, der durch deinen Körper weht. Alles hilft dem Körper, sich zu klären, zu reinigen und Wunden zu schließen, nahtlos und fein, als wenn nichts geschehen wäre. So bildet sich frisches Gewebe, sauber, gesund, genau im physiologischen Maß und in der Form, wie es dem gesunden Organ entspricht. – Ist das erlaubt: abgeben, nachgeben, hingeben, loslassen?

[FZ: Ja.]

An Leistungen des Unbewussten und die Selbstheilungskräfte glauben

Der dritte große Schatz in dir ist die große Erfahrung, die du mit Heilung und Veränderung und Entwicklung bei anderen hast. Das ist die beste Suggestion für dich, dass du glaubst und weißt und tief überzeugt bist, dass Hypnose funktioniert, dass die Arbeit des Unbewussten tatsächlich möglich ist und Erstaunliches vollbringt, dass es Selbstheilungskräfte gibt, die mobilisiert werden und was Besonderes leisten können in besonderen Situationen, umso mehr, je besser die Bedingungen gut sind. – Glaubst du auch in der Tiefe fest an deine Selbstheilungskraft?

[FZ: Ja.]

Das Körpergedächtnis erinnert sich und aktiviert gesunde Abläufe

Und von den 7 Schritten sind wir jetzt bei dem 4. Der Körper beginnt, sich an gesunde Abläufe zu erinnern. Er sorgt für dich, sorgt für sich, und je tiefer du dich in deinem Heiltempelchen an deinem Platz einfindest, umso mehr, besser und erfolgreicher lässt er sein Immunsystem umsichtig und zartfühlend, dabei sehr aufmerksam seine Bahnen durch den Körper ziehen.

Und während es von außen so aussieht, als ob du einfach nur so daliegst, die Augen geschlossen und tief entspannt, wandert das Immunsystem durch den Körper, zieht seine Bahnen in seiner ganz eigenen Gestalt, aber mit klarem Blick und scharfem Auge, dem nichts entgeht, und kontrolliert alles. Alle Organe, jedes Gewebe, auch die Adern, ja jede feinste Zelle, den gesamten Körperraum. Ähnlich wie Pac-Man[5] mit seinem witzigen Geräusch, dass du jetzt hörst. Und alles Ungute, das in der Ecke kauert und sich irgendwo versteckt hält und schnell noch eine kleine andere Zelle nimmt, um sich zu tarnen, alles wird entdeckt. Nichts bleibt verborgen. Alles wird entdeckt! Und falls da noch krankhafte Zellen wären, die werden sofort entdeckt, alles wird entdeckt und unschädlich gemacht. Gefressen! Happ, happ! Und resorbiert und metabolisiert, unter Quietschen verdaut und in die Ableitungskanäle geführt und dann ganz banal, aber sehr folgerichtig und auch wieder vollkommen physiologisch ausgeschieden. Denn das war ja Materie, das kann man nicht durch die Luft abatmen, das sind kleine, stoffliche Dinge, die zersetzt werden in feste und flüssige Bestandteile, die werden dann einfach vom Körper ausgeschieden. Genauso wie die Abheilung der Schleimhäute, wo die entzündeten Hautfetzchen abgestoßen und einfach der Schwere nach, flussabwärts natürlich, abtransportiert werden. Niemals schwimmt etwas flussaufwärts, immer flussabwärts. So wird das flussabwärts geschickt und ausgeschieden, während gesunde Zellen frei oder im Zellverbund alle Tage erneuert werden, immer wieder frisch, wie bei der Haut, auch bei den Haaren, wie bei den Fingernägeln. Da wächst frisches Gesundes nach, gemäß dem gesunden genetischen Bauplan. – Ist das möglich?

[FZ: Ja.]

Abkapseln von Resten

Und wenn da jetzt noch was sein sollte, was der Körper als kleines Andenken bewahren möchte, wie einen Edelstein, kann das in sein Schmuckkästchen kommen. Wie ein Einschluss, unwirksam, wie eine kleine Mücke in einem Bernstein. Diese Mücke ist nun harmlos und sieht eher bemitleidenswert aus in dem Bernstein. Man kann die Flügel genau betrachten, so zart und filigran, selbst den Stachel, aber der kann nicht mehr stechen und Krankheiten übertragen. Die ist da einfach wie festgefroren drin, eingeschlossen. Manchmal hat der Körper das ganz gern, so eine Spielart. – Stimmt es?

[FZ: Ja.]

5 Siehe z. B. http://de.wikipedia.org/wiki/Pac-Man [23.10.2012].

Der Körper lächelt

Und als Resümee bei sechs: Die Immunzellen sind voll in Schuss und Saft und Kraft, aufmerksam und erfolgreich, wirkungsreich. Und vor allen Dingen, wenn du tief schläfst, tiefer als tief, tun sie in zuverlässiger Arbeit tiefer als tief genau das Richtige. Und der Körper heilt aus. Überall. Der Körper verzeiht und heilt aus, und er freut sich. Und der Körper lächelt und dankt dir für deine Aufmerksamkeit. – Ist das möglich?

[FZ: Ja.]

Zeit zum Leben

Und das Siebte ist die Zeit für dich! Auszeit! Draußen sein, frische Luft tanken, immer ein bisschen kraftvoller, jeden Tag selbstverständlicher gesunden, aber die Grenzen respektieren, nie über die Grenzen gehen, bis zur Grenze ist erlaubt.

Spaziergänge, wo es dir guttut, wo es gut riecht, wo das Auge sich erfreut, wo der Boden sich unter deinen Füßen so richtig gut anfühlt.

Das für dich abgestimmte Essen richtig genießen und spüren, wie es deinen Verdauungsorganen guttut, sodass der Körper keine Reaktionen mehr zu zeigen braucht, um dich auf etwas hinzuweisen. Nein, er kann ganz gemütlich vor sich hin arbeiten, die guten Speisen genießen, mit Wollust verdauen und dir Kraft geben für deinen Geist, für deine Muskeln, deine Knochen, deine Organe und deine Lebendigkeit.

Und was kann man nicht alles genießen! Kuscheln und spielen mit dem jungen Menschen, den du zur Welt gebracht hast, das ist doch eine fabelhafte Sache. Kuscheln und Liebe und Zeit mit deinem Mann. Freundinnen treffen und lachen und diese lichtdurchflutete Wohnung genießen. Und alles tun, was du schon immer tun wolltest und wofür du bislang keine Zeit hattest. Und das auch so richtig genießen. Leben und sein. Und wachsen.

Aus dieser Geschichte lernen und reifen und wachsen.

Und tiefer Schlaf mit guten Träumen, die das alles unterstützen. Sodass es überhaupt keinen Zweifel daran gibt, dass du auf der Sonnenseite des Lebens marschierst ... voll im Leben, für dich und deine Familie. Wird dich das Unbewusste darin unterstützen?

[FZ: Ja.]

Posthypnotische Suggestion

Und jedes Mal, wenn du diese Hypnose machst, werden sich dir andere Aspekte eröffnen, werden andere Bilder erzeugt, und es wird jedes Mal ein wenig weitergehen und dir auf deine ganz eigene wunderbare Weise helfen, vorwärtszukommen und eine spirituelle Weiterentwicklung zu erleben, die dich körperlich stabilisiert. Gestärkt und gekräftigt wirst du aus dieser Zeit hervorgehen.

Alles andere ist schon gesagt, und alles Weitere weißt du schon, und alles, was noch wichtig ist, wird dir in den Träumen klar werden.

Und vielleicht ist es jetzt gut, für einen Moment noch ein wenig wie in einen Schlaf zu sinken, ein paar Minuten äußere Zeit, ganz andere innere Zeit, damit sich alles setzt, abrundet, vervollkommnet, einspeichert und verselbstständigt zu bestem Gelingen.

Ausleitung

Und ich bin einfach still. Und wenn du genug hast, wirst du die Hypnose abschließen und dazu wahrscheinlich von 7 rückwärts zählen bis zur 1, ganz in Ruhe. Lass dir alle Zeit, um dann frisch und klar wieder hier aufzutauchen.

Außer, du machst diese Hypnose zu Hause im Bett und möchtest daran einen Schlaf anschließen, einen Schlaf, der dich erholt und erquickt.

Sie unterlegte sich die Aufnahme der Hypnose mit einer Musik, die ihr besonders gefiel, und hörte die CD dann fast täglich.

Sechs Monate später: Befund negativ, d. h. gut. Der Tumormarker ist weiterhin im sehr niedrigen, gesunden Bereich, die MRT (Magnetresonanztomografie) unauffällig. Die Geschwüre sind seit Langem ausgeheilt.

Zehn Monate später eine Mail: »Gestern war ich mal wieder bei meinem Prof: Alle Werte, Marker und auch die MRT, sind bestens. Ich marschiere eindeutig auf der Sonnenseite des Lebens ☺ Lieber Gruß, ...«

5 Selbsttherapie per Ideomotorik

Zwei beispielhafte Berichte legen Zeugnis ab für erfolgreiche Selbsttherapie:

- *Ein schneller Axthieb:* Bewältigung von akutem Schmerz durch hypnotische Dissoziation und schnelle Heilung durch Hypnosebegleitung.
- *Eine lange Leidensgeschichte:* Reportage über eine Selbsttherapie auf sowohl somatischer als auch psychischer Ebene bei Wirbelsäulenerkrankung mit chronifiziertem Schmerzbild.

Beide »Darsteller« waren Teilnehmer der von mir geleiteten Fortbildungscurricula der DGH in München. Der Herr mit der Axt ist Facharzt für Allgemeinmedizin mit den Zusatzbezeichnungen »Psychotherapie« und »Homöopathie«. Die Dame mit der Zypresse ist Diplom-Psychologin.

(Meine eigenen Affären mit Wespennestern und andere tollkühne Abenteuer sind schon veröffentlicht (Kaiser Rekkas 2013). So möchte ich nur anfügen, dass ich immer, aber auch immer Selbsthypnose mache, wenn es mir nicht gut geht oder ich in Gefahr bin. Handlevitation und das Nutzen der Fingersignale sind für mich dabei selbstverständlich.)

5.1 Akutschmerz: Axthieb mit zärtlicher Amnesie

Anfrage

»Lieber Claus, ich arbeite gerade an einem Buch zur Ideomotorik und wollte dich fragen, ob du mir zum Thema Selbsttherapie ein paar Zeilen zu deiner Erfahrung mit Hypnose bei dem ›Unfall mit dem Hackebeil‹ schreiben magst. Muss nicht viel sein und in etwa so:

- Art der Verletzung
- Erste Hilfe durch Selbsthypnose, Selbstsuggestion: wann und welche
- körperliche und seelische Verfassung
- Suggestionen auf dem Weg in die Klinik

- Art der Versorgung in der Klinik, Suggestionen, Bilder, Hypnosetechniken
- Suggestionen nach der OP
- Nutzen von Ideomotorik: wie, wann, was
- Heilungsverlauf und Heilungsdauer mit oder durch Hypnose
- ab wann wieder auf den Beinen
- Betrachtung mit Abstand, was geholfen hat
- und was dir sonst noch einfällt oder wichtig war/ist.

Das wäre sehr schön und sicher sehr nützlich für alle, die das Buch zur Hand nehmen werden. Vielleicht will das ja jemand mal ausprobieren ☺? Mit herzlichstem Gruß, Agnes«

Die erste Beschreibung kam nach zwei Wochen. Was interessant war, es fehlten Details. Es hatte sich wohl so etwas wie eine zärtliche Amnesie über den Unfall gelegt.

Claus' erste Antwort

»Meine Spaltaxt geriet außer Kontrolle, glitt vom Hackstock seitlich ab und traf mich am Unterschenkel, wodurch – außer dass es eine tiefe Fleischwunde gab – auch mein Innenknöchel abgespalten wurde. Im ersten Schrecken spürte ich gar nichts, konnte aber an der starken Blutung und angesichts des deutlich sichtbaren Knochens erkennen, dass ich mich schwer verletzt hatte. [Schöne Dissoziation durch den Schock.]

Da ich schon einige DGH-Kurse bei Agnes besucht hatte, kam mir glücklicherweise gleich die Idee, die natürliche erste Dissoziation aufrechtzuerhalten, indem ich mir meinen Fuß als nicht zu mir gehörig und ganz weit weg suggerierte. Ich stellte mir vor, dass es sich um den Fuß eines Patienten handle, wickelte eine Binde zur Blutstillung herum und begann, zur Verstärkung des Effektes mich ganz auf meinen gesunden Fuß zu konzentrieren: ›Wie fühlt er sich an, wie fühlen sich die Zehen an, wie die Bewegung, ist er kalt oder warm ...?‹ und so weiter. An meinen verletzten Fuß versuchte ich möglichst nicht zu denken. Hilfreiche Gedanken waren: ›Der ist versorgt, alles Nötige ist getan, wir fahren gleich ins Krankenhaus.‹ Bis der Notwagen kam, setzte ich intensiv Fingersignale ein. Was genau, kann ich aber nicht mehr rekonstruieren. Die Ziele waren dabei: ›sukzessives Runterschrauben der Empfindlichkeit, Selbstberuhigung, Blutstillung‹.

Hinderlich waren danach nur die Fragen des besorgten Fahrers: »Tut es sehr weh?« »Tut es wirklich nicht weh?« Nach einer kurzen Erklärung, dass das die Selbsthypnose störe, unterstützte er mich nach Kräften, um mich weiter abzulenken. Glücklicherweise hielt dieser Zustand bis zur örtlichen Betäubung an. [Amnesie.]

Den weiteren Heilungsverlauf unterstützte Agnes beim nächsten DGH-Kurs durch Suggestionen für problemlose Heilung und durch ideomotorisches Abfragen nach komplikationsloser Heilung und nach Heilungsdauer bzw. durch Erfragen des Zeitpunkts, ab dem ich wieder richtig gehen kann. Mein Unbewusstes wusste die richtige Antwort. [?]

Die Heilung verlief frei von Komplikationen, unterstützt durch verschiedene Selbsthypnosen, wobei am hilfreichsten die Idee vom Sternenhimmel war, der über den Sternenstaub alles bewirken konnte, was gerade nötig war, oder ganz einfach für gute Heilung sorgte.«

Na, das war knapp, es fehlte einiges. Meine damals gestellten Fragen an das Unbewusste via FZ erklären es:

- »Ist es möglich, alles Wichtige von dieser Erfahrung gut abzuspeichern, damit du es jederzeit und überall nutzen kannst?«
- »Ist es möglich, alles andere, was an diesem Ereignis unwichtig (Schmerz, Selbstvorwürfe etc.) ist, zu vergessen?«

FZ-Antwort damals: zweimal »Ja«. Klar gab es jetzt eine Amnesie dazu. Ich fragte nochmals nach.

Claus' zweite Antwort

»Ich hab das ziemlich vergessen. Die Versorgung erfolgte stationär unter Antibiotikaschutz. Der Knöchel wurde wieder angeschraubt (zwei Schrauben) und ein Gips angelegt. Nach ein paar Wochen bekam ich eine Schiene und durfte langsam anfangen zu belasten. Nachdem die Schrauben aufgrund der atypischen Fraktur etwas ungünstig lagen und in Stiefeln schmerzten, ließ ich sie bereits fünf Monate später wieder entfernen und konnte nach einem Jahr wieder snowboarden. Die Narbe ist recht schön verheilt.«

5.2 Langzeitschmerz: Wie eine Zypresse

Hypnotherapie bei Skoliose mit chronifiziertem Schmerz
Voraussetzungen: sehr gute Visualisationsfähigkeit, Vorbildung in Hypnosetechniken, vertraut mit Ideomotorik

Eine Kollegin (hier mit Künstlernamen »Corinna«) überrascht uns im von mir geleiteten Fortbildungscurriculum der DGH mit einer interessanten Falldarstellung: Es handelt sich um ihre Selbsttherapie zur Beeinflussung durch Skoliose verursachter heftiger Schmerzzustände.

Während beim Gesunden die Wirbelsäule wie der Segelmast eines Schiffes von Halteseilen in Form kräftiger Muskeln und Bänder flexibel im Lot gehalten wird, muss der Skoliosepatient sowohl physisch mit der zunehmenden Seitenausbuchtung und Verwindung seiner Achse kämpfen als auch geistig seelisch die Veränderung seines Körpers »verschmerzen«. Damit meine ich nicht nur die Kränkung durch den sich entstellenden Körper, sondern die oftmals panisch erlebte Bedrohung, mehr und mehr aus dem Lot zu geraten und die Mitte zu verlieren, wie uns Corinnas Bericht im Weiteren einfühlbar veranschaulichen wird. Die Sicht der Welt beginnt, sich zu verändern. Die optische Perspektive rutscht tiefer, es schrägt sich vielleicht sogar das Gesichtsfeld durch eine Ausschwingung der Skoliose im HWS-Bereich, die Erfahrung der Umgebung kippt und verdreht sich. Was diese Veränderung im Innerpsychischen auslöst, lässt sich vom Gesunden nur vage erahnen. Die ungeheure Anstrengung des Ringens um Halt und das mental-psychische Rudern gegen die sich nicht nur auf die physische Ebene auswirkende Verkürzung und Torquierung mit der möglichen sekundären Depression prägt die Persönlichkeit des Skoliosepatienten.

Das Präzisionswerk Wirbelsäule, das zentrale Organ des Gesamtskelettes, das enormen statischen und dynamischen Kräften ausgesetzt ist und dem Adaptionsleistungen sowie feinste Equilibrationsvorgänge schon bei einem einfachen Schritt abverlangt werden, ist aus den Fugen geraten. Die Skoliose ist ein schwerwiegendes Krankheitsbild der Wirbelsäule mit vielen Sekundärsymptomen. Sie zeigt sich als pathologische seitliche Abweichung von der Senkrechten entweder rechts- oder linkskonvex mit einseitiger Ausbiegung oder s-förmiger Ausschwingung, meistens im lumbalen (Lenden-)Bereich diametral zur thorakalen (Brust-)Wirbelsäule; auch kann es zervikal wiederum zu einer Gegenschwingung der Halswirbelsäule kommen. Kompliziert wird eine derartige Fehlhaltung noch dadurch, dass sich der seitlich ausbiegende Wirbelstab bei jeglicher Seitneigung rotatorisch drehen muss, was durch seine gelenkigen Verbindungen mit dem nächsthöheren und -tieferen Segment bedingt ist und ebenso durch die ligamentären Fesselungen. Im Laufe der zunehmenden

Fehlhaltung entsteht eine Torsionstendenz (Verdrehung und Verwindung der Wirbelkörper) mit Wulst- oder Buckelbildung auf der konvexen – von außen als Rippenbuckel das auffälligste Symptom einer Skoliose – und Einbuchtung auf der konkaven Seite. Mit zunehmender Verbiegung und Krümmung verliert die Wirbelsäule an Flexibilität, und zwar ebenso in der frontalen wie in der sagittalen Ebene. Auch die Abfederung durch das Bandscheibengefüge erleidet wesentliche Beeinträchtigungen.

Ätiologisch kommen infrage: Wirbelkörpermissbildungen genetischer Art wie Spina bifida, Schmetterlingswirbel, Assimilationsstörung, Morbus Klippel-Feil und andere statische Fehler durch Beckenasymmetrie, Beckenschiefstand und Beinlängendifferenz; paralytische Folgen durch Lähmungen, z. B. Poliomyelitis, Schmerzskoliose z. B. bei Bandscheibenirritationen, traumatische Residuen (Querfortsatzabrisse), Wirbelfraktur; funktionelle Störungen (einseitige Überlastungen, muskuläre Defizite), Neurofibromatose, Inaktivitätsatrophie und Muskelverkümmerung verschiedenster Genese, Infektionen (TB mit pottschem Gibbus), Verdrängung durch Tumoren; idiopathische, essenzielle Skoliose

Aus dieser pathologischen Skala haben wir es in unserer Fallstudie mit einer Form der essenziell idiopathischen, also anlagebedingten Skoliose, deren Genese vermutlich in einer Störung im Skelett- und Muskelaufbau durch ein neuromuskuläres Ungleichgewicht liegt, zu tun. Idiopathische oder sogenannte juvenile Skoliosen werden – wie auch bei unserer Kollegin – zumeist im Wachstumsschub um das sechste/siebte Lebensjahr erstmals diagnostiziert.

Die Symptomatik ist in der Regel abhängig von Stärke und Lokalisation der Abweichungen der Wirbel vom Lot, insbesondere der Brustwirbelsäule, Zahl und Art der beteiligten Wirbel und der Bogen, Grad und Stärke der Rotation und Buckelbildung, Schwere der Versteifung, Laxheit der Bänder, Art und Stärke des Beckenschiefstandes, individueller Belastbarkeit in Bezug auf Schmerz und psychischer Bedeutung des Leidens.

Kurze Anamnese

Corinna ist zum Zeitpunkt der schriftlichen Niederlegung 35 Jahre alt. Die im sechsten Lebensjahr diagnostizierte Skoliose war in den letzten 30 Jahren in verschiedenem Ausmaße progredient und erreichte bei der letzten Messung folgende *Diagnose:* hypermobile dreibogige Skoliose, lumbal linkskonvex (cobbscher Winkel von 28°, Nash/Moe von

3–4), thorakal rechtskonvexer, zervikal linkskonvexer Gegenschwung; Beinlängendifferenz, unter anderem verursacht durch eine Beckenpfannen- und Femurhalsveränderung von 2 cm; Iliosakralgelenk besonders betroffen, der lumbale Bogen am weitesten aus dem Lot abgewichen und am stärksten gedreht.

Seit dem 16. Lebensjahr besteht eine phasenweise chronifizierte Schmerzsymptomatik, vornehmlich im Lendenwirbelsäulen- und rechten Iliosakralgelenksbereich. Vom zehnten bis zum 21. Lebensjahr täglich Physiotherapie, danach intermittierend, seit einigen Jahren nur noch passive Therapien wie manuelle Therapie, Osteopathie, Fango/Massage, Elektrotherapie und Analgetika.

Eine Akupunkturbehandlung bewirkt eine längere schmerzreduzierte Periode, aber dann verstärken sich die Beschwerden wieder. Corinna leidet unter Schmerzen, die sich »wie Entzündungen« anfühlen, vor allem im rechten Gluteusbereich, teilweise ausstrahlend in Richtung Trochanter major, was nur humpelndes Gehen erlaubt. Eine entzündungshemmende/schmerzstillende Medikation (intramuskulär) und Osteopathie bringen kaum Erleichterung. Zeitweises Training im Fitnessstudio nach einem fein abgestimmten Programm sollen dem Muskelabbau entgegenwirken.

Symptomatik und subjektives Beschwerdebild zu Beginn der Hypnosebehandlung

Chronifiziertes *Schmerzsyndrom,* verstärkt morgens, fortschreitender Haltungsverfall, erschwerte Therapierbarkeit

Corinna erwacht vor Schmerzen, kann dann nicht richtig durchatmen, da Schmerzen im Rippenwirbelgelenksbereich mit Ausstrahlung nach vorne empfunden werden (»Ich konnte weder richtig atmen noch mich bewegen«). Die Wirbelsäule fühlt sich an, als ob sie aus mehreren nur lose miteinander verbundenen Teilstücken bestünde, die auseinanderzubrechen drohen. Zeitweise halten sich die Schmerzen über den ganzen Tag. Viel sitzende Tätigkeit verstärken sie.

Motivation für Hypnose: Angeregt durch Inhalte der Ausbildungseinheit »Selbsthypnose in der Schmerzbehandlung« will Corinna ihre Schmerzen mit Hypnose – wie sie damals noch sagt – »kontrollieren« lernen.

Erste Selbsthypnose

Durch ihre morgendlichen Schmerzen angeregt, versetzt sich Corinna gleich nach dem Aufwachen in Trance. Sie wendet einfach an, was sie in der Hypnoseausbildung gelernt hat: Augenfixation, beruhigtes und verzögertes Ausatmen, begleitet von dem Satz »Ich lasse los, ich entspanne mich …«, Erfühlen des Körpers auf der Matratze, sukzessives Entspannen aller Körperteile, Zählen von 1 bis 10 mit Handlevitation und ideomotorischer Rückmeldung, wenn es auf der unbewussten Ebene gut und heilsam sowie stimmig ist. Sie imaginiert folgende Szene:

Nahe der Spitze ihres Kreuzbeines ist eine Öffnung, durch welche in Wellenbewegungen wohltemperiertes Thermalwasser ein- und wieder ausströmt … ein- und wieder ausströmt … ganz im Rhythmus ihrer Atmung. Dieses Thermalwasser umspült die Wirbelkörper, die Bandscheiben und Ligamente und erzielt damit Linderung des Schmerzes. Verhärtungen lösen sich aus dem Gewebe, dieses wird schmiegsamer, der Rücken erfährt Reinigung und Entlastung.

Danach verwendet Corinna die Technik »Sensorisches Erinnern« (siehe Kap. 2.5) und lässt ihren Körper in Thermalwasser baden und dabei von einer leichten Strömung sanft hin und her wiegen. Weiterhin flutet Thermalwasser über die Öffnung in der Kreuzbeingegend, welche mittlerweile faustgroß geworden ist, ungehindert ein und aus und letztendlich von dort in die Muskelpartien. Die Schmerzen in den Muskeln werden als Körnchen visualisiert, welche vom Wasser aufgelöst und dann abtransportiert werden. Von oben beginnend, konzentriert sie sich zuerst auf Schulter- und Nackenmuskulatur, dann auf die gesamte Länge des Rückens, wonach sie ihre gedankliche Aufmerksamkeit auf die Hüft- und Beinmuskulatur lenkt. Sie hört das Glucksen des Wassers und spürt die sanfte Wärme sowie das leichte Fluten des Wassers.

Nachdem sie ein Gefühl von tiefer Entspannung erlebt hat, beendet sie ihre Übung, nicht ohne sich vorher eine posthypnotische Suggestion zum Andauern der im Laufe der Hypnose tatsächlich eingetretenen Schmerzreduktion auch nach der Trance gegeben zu haben.

Effekt: Corinna ist von der Wirkung dieses »Testballons« angenehm überrascht: ein Gefühl von Geschmeidigkeit und Atemfreiheit, sogar weitgehende Schmerzfreiheit.

Zweite Selbsthypnose

Am zweiten Tag übt sie mit der gleichen therapeutischen Visualisation, allerdings im Sitzen. Weil ihrem Eindruck nach noch etwas wie ein elastischer Halt im Rücken fehlt, stellt sie sich als Sinnbild eines starken, biegsamen und dabei doch kaum zu brechenden Stabes ein Bambusrohr vor. In ihrer Imagination »räumt« sie diesmal die gesamten Wirbelkörper aus und setzt im Anschluss daran den Bambusstab ein, der als Wirbelsäule fungieren soll. Dabei wird der Rücken in der Vorstellung leicht gestreckt. Alle Vorgänge werden durch ideomotorische Rückkopplung bezüglich Richtigkeit und Wirkkraft abgesichert. [Man beachte die für einen Außenstehenden brutal wirkende Vorstellung, die aber für sie offensichtlich stimmig und hilfreich ist.]

Effekt: Wenn auch keine vollständige, wird doch weitere Schmerzlinderung erreicht. Ihr Rücken fühlt sich straff an und lässt sich zu ihrem Erstaunen wesentlich leichter aufrecht halten.

Weitere Selbsthypnosen mit dem Ziel größtmöglicher Schmerzfreiheit

Ehrgeizig und diszipliniert praktiziert Corinna die nächsten Tage so häufig wie möglich ihre Selbsthypnose. Treten Schmerzen während ihres Berufsalltages auf, gelingt es ihr, auf ihrem Bürostuhl kurz in Hypnose zu tauchen, Handlevitation und Fingersignale abzurufen und das Gefühl wirken zu lassen, von Thermalwasser durchflutet und per Bambus zentriert und aufgerichtet zu werden. Die Fingerzeichen dienen dazu anzuzeigen, wann ein gutes Gefühl erreicht wird, was durch den Übungseffekt immer schneller abrufbar wird.

Effekt: Wärme im Rücken und deutliche Erleichterung.

Supervision: Anregungen, Ideen und Suggestionen

An einem der regelmäßig stattfindenden großen Supervisionswochenenden erhält sie – neben großem Applaus – eine Reihe gut gemeinter Anregungen:

- Selbsthypnose am besten morgens und abends für ca. 10 Minuten an fünf Tagen in der Woche, danach zur Erholung zwei Tage pausieren
- Vorstellung der Aufreihung der Wirbelkörper wie eine Perlenkette
- Visualisation von geschickten »physiotherapeutischen Händen«, die peu à peu die Wirbel in die richtige Position bringen
- Verbesserung der energetischen Versorgung der Muskulatur in der Konkavität bzw. Entlastung der auf der Konvexität liegenden

Muskulatur durch entsprechende Bilder und ideomotorische Rückmeldung
- Revision der vom Kleinhirn als richtig übernommenen Wahrnehmung der pathologischen Neigung und Torquierung der Wirbelkörper (mithilfe ideomotorischer Arbeit)
- Suggestionen für die Mobilisation des Körpergedächtnisses bezüglich der früheren gesunden Position »Wirbelsäule im Lot«; diese Erinnerung soll wiederum im Kleinhirn verankert werden, was ideomotorisch abgesichert wird.

Gruppenintervention: Dann machen alle zusammen eine Gruppenintervention für Corinna, die auf der Hypnoseliege in der Mitte liegt:

- Induktion sehr tiefer Trance über mesmersches Streichen zu 16 (!) Händen
- Beruhigung und Energetisierung durch »Handauflegen« auf die schmerzhaften Bereiche, dabei werden mit acht Stimmen folgende *direktive Suggestionen* gegeben, die ideomotorisch bestätigt werden:

- Der gesamte Rücken ist warm und gut durchblutet.
- Die Muskeln entspannen sich.
- Druck löst sich auf.
- Alles hat genügend Raum.
- Entzündungen klingen ab.
- Schmerz schwindet, Wohlgefühl stellt sich ein, Stabilität wächst.
- Die Wirbelsäule, ja das gesamte Skelett erholt sich.
- Die Nerven beruhigen sich.
- Das Körpergedächtnis erinnert sich an aufrechte Position, an korrekt sitzende Wirbel.
- Physiotherapeutisch wirkende Hände entdrehen und richten vorsichtig die Wirbel.
- Ein gesunder Tonus hält dich auf gesunde Art und Weise aufrecht.
- Das Kleinhirn nimmt diese Korrektur als gesund und normal an.
- Dieser Vorgang wird mit dem inneren Auge interessiert verfolgt.
- Die guten Bilder und das gute Gefühl werden gespeichert.
- In Selbsthypnose wird dieser gesund machende Vorgang von alleine wieder lebendig.
- Das Vertrauen in den Körper und seine Leistungsfähigkeit vertiefen sich bei jeder kommenden Selbsthypnose.

Körperlicher Effekt: tiefe Entspannung, Wohlgefühl, Schmerzreduktion, Gefühl von ungezwungener Aufrichtung, Energie und Vitalität, Entspannung im Solarplexusbereich, Geschmeidigkeit im Thorax, erleichterte Atmung

Geistige Erkenntnis: Der innere Kampf gegen den Rücken schadet, denn was der Rücken eigentlich braucht, ist liebevolle Aufmerksamkeit!

Zu wenig aber sind zunächst die Hypnosevorzüge des Geschehenlassens, der Hingabe, der Verselbstständigung von Vorgängen betont. Die Anregungen für aktive Visualisierung anatomischer Korrektur und physiologischer Haltung entsprechen dem »System Corinna«, die so gewohnt ist, an sich zu »arbeiten«, sich zu halten, sich zu strecken, den Schmerz zu »beherrschen«. Die schöne ideomotorische Intervention »Sammeln und Ausleeren« zum Schmerzentlassen kommt nicht in den Sinn. Corinna wird sie später selber entdecken, auch, dass sie alles einfach leichter haben kann.

Fortgang der Selbsttherapie auf der körperlichen Ebene

Drei Wochen nach dieser Intervention stellt Corinna fest, dass sich ihr hoher Anspruch von völliger Schmerzfreiheit nicht erfüllt. Immerhin ist es ihr aber möglich, in den meisten Fällen eine zur Ausgangssituation ca. 30%ige Schmerzreduktion zu erreichen bzw. den Schmerz nach Überlastung wieder zu reduzieren. Das gute Gefühl der Vitalität zu reaktivieren fällt ihr ohne therapeutische Begleitung von außen schwer, und die Visualisation der physiotherapeutischen Hände, die die Wirbelsäule richten, löst sogar Verkrampfungen aus. Jeder weitere willentliche Einfluss bewirkt bei ihr nur Anspannung und Verhärtung. So kann sie in der Hypnose zwar für die Bewältigung der Schmerzen das Thermalwasser seine Aufgabe übernehmen lassen, sobald sie aber diese an sich zwanglose Übung auf zwanghafte Art, d.h. zu oft oder mit zu hohem Anspruch, ausübt oder eine gewisse Aktivität visualisiert, gerät sie unter Druck; Druck, der wiederum auf dem Rücken lastet.

Die psychotherapeutische Selbsthypnose

Zu ihrer Enttäuschung lässt sich die schon erreichte Verbesserung nicht aufrechterhalten. Während einer psychotherapeutisch orientierten Selbsthypnose, bei der sie ideomotorisches Signalisieren benutzt und nach den Hintergründen fragt (»Diagnostische Fragen«, siehe

Kap. 3.25), werden ihr die Durchhalteparolen, mit denen sie sich selber traktiert, deutlich. Während der Trance erfährt sie Einsicht in diese Strategie und erwirbt Verständnis für ihre »Wirbelsäulen-Seelen-Achse«. Vor ihrem inneren Auge entsteht das Bild einer Mülldeponie, und sie weiß auf einmal: »Der Rücken ist so richtig meine Abfallhalde, auf ihm lade ich alles ab, jeden Stress, jeden Ärger.«

Aber wozu ist die Hypnose gut? Richtig! Zum Austausch innerer Bilder! Und die neuropsychophysiologische Forschung belegt, wie positive Vorstellungen neuronale Netzwerke verändern und Top-down-Mechanismen Heilung und Regeneration in Schwung bringen.

So räumt Corinna in den nächsten Hypnosen, unterstützt durch Fingerzeichen (»Ja« für gute Arbeit, »Neues« für erfolgreiche Arbeit), die ihr das Voranschreiten der Arbeit verdeutlichen, schwungvoll ihre »Abfallhalde« auf, säubert sie, bepflanzt sie und überlässt sie dann dem natürlichen Sonnenschein und dem erquickenden Regen, bis eine prachtvolle Parklandschaft entsteht. Auch baut sie in ihre Hypnosen immer wieder Elemente der Ausbildung ein, die ihr gerade passend erscheinen, wie die Übung: »Schön, dass du da bist!« zur Steigerung des Selbstwertes, der Selbstakzeptanz und inneren Wertschätzung. Im Laufe der nächsten Monate wird der Rücken nahezu schmerzfrei.

Corinna erklärt, wodurch: »Die visualisierte Korrektur der Wirbelstellungen in Hypnose habe ich aufgegeben. Da dies über lange Zeit mein brennendster Wunsch war, spielte dabei zu viel willentlich-aktiver Einsatz mit. So war es mir unmöglich, dies in einem Maße zu bewerkstelligen (!), ohne dass im Nachhinein Verspannungen auftraten. Auch war es mir vorerst nicht möglich, mich meinem Rücken »liebevoll zuzuwenden«, sondern ich wollte wie ein Handwerker das Optimum erzielen (!). Ebenso hat sich die »Perlenkette« für mich als ungünstiges Bild erwiesen, da Perlenketten zwischen den Perlen zu mobil sind und mir meine Wirbelsäule sowieso so haltlos vorkommt.«

Die therapeutische *Visualisation* in der Selbsthypnose hat sie variiert:

- Die Spülung mit Thermalwasser und das Auswaschen der Rückenmuskulatur bleiben.
- Auch »Energetisierung« und damit »Vitalisierung« der benachteiligten Bereiche behält sie bei.
- Die Vorstellung, von einer Art magnetischen Kraft in die Länge gezogen zu werden, dabei die richtige Mitte wieder besser zu

spüren, aufrechter zu werden, ohne daran selbst arbeiten zu müssen, ist neu.
- Die Visualisierung von Spannkraft der Muskulatur – z. B. vergleichbar der Sehne eines Bogens: gespannt und doch dehnbar – baut sie aus.
- Die Vorstellung der Wirbelsäule als Fiberglasstab im Sinne einer Kombination von Flexibilität, äußerster dynamischer Belastbarkeit und Aufrichtung empfindet sie inzwischen richtiger als den Bambus.
- Beendet wird die Hypnose durch ein Bild von Kraft und Lebendigkeit für den Rücken; dafür empfindet sie, wie ein glitzerndes, gelbgoldorangefarbenes Licht sich über den Rumpf oder den ganzen Körper ausschüttet, ein sehr lebendiges, neugieriges und kitzeliges Licht, das selbst bis in die kleinsten Winkel strahlt. Dieses Bild lässt sie so lange wirken, bis es nirgendwo mehr dunkle, »tote« Ecken in ihrem Rücken gibt und sich alle Strukturen ganz wach und wohlig anfühlen.
- Danach streckt sie sich durch und öffnet die Augen.

Der neue Umgang mit dem Körper

Corrina: »Als Alternative gefällt mir sehr gut eine Intervention, die ich von Brian Alman, der ursprünglich selber über eine schwere und schmerzhafte Wirbelsäulenproblematik zur Hypnose und damit zu M. H. Erickson kam, gelernt habe. Nach der Induktion und dem allgemeinen Bodyscan wende ich mich innerlich dem Rücken bzw. den schmerzenden Gebieten zu und drücke ihnen echt empfundene Dankbarkeit aus. Ich frage mein Unbewusstes über ideomotorische Zeichen nach Botschaften, die mir in meiner Selbstheilung hilfreich sein können. Dabei nutze ich gerne Almans englische Formulierungen, da sie einfach sind und wohltuend im Ohr klingen: ›Thank you! Please relax! Thank you for working so well all these years. I know you have been working so hard. If there is anything you want to say to me, do so. I am totally open right now.‹ Bei Alman heißt es vor dem ›If there ...‹ noch: ›I am sorry I have been ignoring you.‹ Das ›vergesse‹ ich meistens. Also, wenn man mich fragt: eine waschechte freudsche Fehlleistung, da ich den Rücken, wann immer es mir möglich war, ignorierte. Das ist wohl ein Systemfehler bei mir. Noch!!

Den Teil ›Thank you! Please relax!‹ wiederhole ich, sooft ich möchte und bis ich das Gefühl habe, diese Botschaft ist authentisch und angekommen. Ich kann nur sagen, dass dies für mich lange Zeit das Schwierigste war, aber es fühlt sich so an, als sei es auch das Wichtigste gewesen.«

Der englische Ausspruch von Brian Alman scheint gepasst zu haben. Grundsätzlich liegt mir aber immer – vor allem auf der unbewussten Ebene – die Muttersprache am nächsten. So frage ich Patienten, deren Muttersprache nicht Deutsch ist, auch oft nach einem Schlüsselsatz in ihrer Sprache, den sie in ihre Selbsthypnose einbauen können.

(Fachmedizinische Beratung: Lebrecht Kaiser, Facharzt für Orthopädie und orthopädische Chirurgie; ausführlicher als Falldarstellung in Schuckall und Ebell 2004.)

6 Metaphern, Allegorien, Fantasiereisen und Wortspiele

»Schweizer Käse hat viel Loch,
aber Käse ist er doch.«
Der Schriftsteller Georg Kaiser aus seinem Schweizer Exil 1943
in einem Brief an den Vater d. V.

Metaphern und Fantasiereisen versetzen den Zuhörer in Trance. Selbst ein expressionistisches Wortspiel lässt einen ein bisschen hängen, halt zwischen Käse und Loch. Das fördert genau den Zustand, den wir möchten: Erstaunen, Verunsicherung, Trance und damit den möglichen Eintritt in den Dialog mit dem Unbewussten.

Bei der Wahl des Inhaltes bietet sich natürlich mehr an als Käse, und zwar: Menschen oder andere Wesen, z. B. Drachen (aber auch Sonnenblumen und sogar Tomaten), die etwas können, lernen oder überwinden, Beziehungen herstellen, Offenbarungen haben, Entdeckungen machen, Erkenntnisse gewinnen, Trauer, Abschied, Tod bewältigen und Neubeginn wagen.

Als mein Sohn Aeneas wegen einer Vergiftung über längere Zeit lebensgefährlich erkrankt war und vor Schwäche keine drei Schritte gehen konnte, las ich ihm jeden Abend »Überlebensgeschichten«, mal orientalisch verzaubert, mal voller Weisheit, mal kannibalistisch verziert, vor: »Sindbad der Seefahrer«, »Monsieur Ibrahim und die Blumen des Koran«, »Robinson Crusoe«. Aeneas war damals nicht sieben, er war 17 Jahre alt. Ein Jahr später zog er aus, machte Abi und gestaltet seit der Gesundung aktiv sein junges Leben.

Am sinnvollsten nutzen wir natürlich die von unseren Klienten angebotenen »Bilder« für die Gestaltung von Metaphern und laden sie mit guten Suggestionen auf.

Deshalb hier im Folgenden nur ein paar Bildreihen.

Ideomotorik: Was die Ideomotorik anbelangt, sind die Texte nicht unnötig befrachtet, so sind mehr kaum direkte Hinweise zur ideomotorischen Befragung eingefügt. Nach Gutdünken sollten zur vertieften Wirksamkeit natürlich immer ideomotorische Zeichen abgefragt werden, z. B. wenn das vorgegebene Bild erscheint: »Und wenn sich die Landschaft vor Ihnen ausbreitet, bitte ich den ›Ja‹-Finger um ein Zeichen!« Ebenso, wenn ein wichtiges Gefühl wahrgenommen oder eine Ressource entdeckt, abgespeichert und für die Zukunft nutzbar gemacht wird.

6.1 Sonnenblume und Tomate

Warum nicht lernen von M. H. Ericksons farbfrohen Tomaten und den sonnengoldenen Blumenrädern, die dem Lauf der Sonne folgen?

Die Tomate

Ziel: Idee zum vernünftigen Essen (siehe dazu Anleitung 7.2); lange als »Liebesapfel« oder »Goldapfel« bezeichnet, im Osten Österreichs sogar als »Paradeiser« (seltener als »Paradiesapfel«), besitzt auch diese Frucht eine eigentümliche Weisheit.

> Wir lieben Tomaten mit glänzenden Backen, rot und rund, aromatisch duftend, lecker im Mund, erfrischend im Salat, wärmend in der Suppe, mit Reis gefüllt im Ofen geschmort, und … … Die Tomate ist klug: Sie nimmt nur so viel Flüssigkeit auf, wie ihr guttut, sie saugt nur so viele Nährstoffe aus der Erde, wie sie braucht. Stoppt alle Nahrungszufuhr, wenn ihre gesunden Bedürfnisse gestillt sind. Quillt und platzt nicht, bleibt gesund, in der Form ganz hübsch und rund.

Die Sonnenblume

Ziel: Stimmungsaufhellung

In vielen Sprachen taucht im Namen der Sonnenblume das Wort »Sonne« auf, auf Englisch heißt sie *sunflower*, auf Niederländisch *zonnebloem*, auf Russisch *Подсолнечник* (»Podsolnetschnik«, auf Deutsch: »unter der Sonne«), auf Französisch *tournesol*, auf Spanisch und Portugiesisch *girasol*, auf Italienisch *girasole*, auf Rumänisch *floarea soarelui*. Alle Namen bedeuten so viel wie »Die sich nach/zu der Sonne dreht«. Diese Eigenart der Pflanze, sich immer dem Sonnenlicht zuzuwenden, nennt man Heliotropismus. An sonnigen Tagen verfolgt die Blüte die Sonne auf ihrer Reise entlang dem Himmel von Ost nach West, während sie nachts oder in der Morgendämmerung auf ihre nach Osten gerichtete Position zurückkehrt.

»Ursprung des Namens: Die botanische Bezeichnung für Sonnenblume, Helianthus annuus, leitet sich von den griechischen Wörtern *helios* (»Sonne«) und *anthos* (»Blume«), ab. Der Name stammt aus der griechischen Mythologie und ist in einem Gedicht von Ovid überliefert: Einst verliebte sich das Mädchen Clytia in den Gott es

Lichtes, Apollon.« Die Verliebte tat nichts, außer neun Tage lang nur zu schauen, wie Apollon seinen Wagen über den Himmel bewegte. Daraufhin wurde sie in eine Blume (»Helianthus«) verwandelt. »Da die heute als Sonnenblume bezeichnete Pflanze aus Amerika stammt, muss das Gewächs aus der griechischen Mythologie etwas anderes gewesen sein; vermutlich ein Vertreter der Gattung Sonnenwenden (Heliotropium).

Die Sonnenblume wendet ihr Antlitz der Sonne zu, nährt sich tagsüber mit Licht und Energie und lässt sich vom Wind erfrischen, während sie abends das Köpfchen senkt und sich mit dem Tau der Nacht tränkt. Sie weiß von alleine, wohin sich wenden, um sich wohlzufühlen. Wer es nicht glaubt, fahre mal ins rumänische Banat.

Suggestionen: Sonnenlicht tanken. Sich der Sonne des Lebens zuwenden.

6.2 Ressourcenpost

Ziel: Ermutigung, Zukunftsvision oder Botschaft, die an den Gestaden des Unbewussten strandet
Technik: Fantasiereise mit der bewährten Flaschenpost, als Gruppenanleitung geeignet

Mach die Äuglein zu, lehn dich zurück! ... und mit jedem Atemzug kommt eine zunehmende Gelöstheit, fließt in den Kopf ... und auch in den Hals ... und füllt deinen ganzen Körperraum aus, ohne dass du dafür auch nur den kleinsten Finger rühren musst ... und das ist genau das Wichtige ... was dir jetzt bleibt und immer wieder ganz von alleine kommt, dieses Entspannen, Gelöstsein ... wo die Sonne durchscheint, ihr helles Licht gibt, wie im Moment jetzt und du einatmest und auftankst ... und tiefer und tiefer in Hypnose gehst, während ich gleich von 1 bis 12 zähle, und nicht vor der 12, erst nach der 12 ... wirst du dich wiederfinden ... auf einer wunderbaren Wiese, die genau die Wiese sein wird ... die du brauchst, um zu lernen ... etwas zu erfahren ... und eine wichtige Botschaft zu erhalten ... aber darüber sprechen wir später ... jetzt gibst du dich einfach der Ruhe hin, die erlaubterweise für dich ganz besonders da ist ... 1 ... du sinkst in die Kissen ... 2 ... erlaubst dir Zeit und Raum ... 3 ... und 4 ... und 5 ... nimmst Abstand von allem ... 6 ... fühlst dich zunehmend wohler ... 7 ... und es riecht nach Natur ... 8 ... nach Gras ... ... 9 ... nach Blüten ... 10 ... so wie die Luft riecht ... 11 ... wenn sie sonnendurchtränkt ist ... und die Wiese ... breitet sich aus vor dir ... 12 ... und du befindest dich dort an einem Morgen wie jetzt ... wo angenehm die Sonne scheint ... ein paar kleine Wolken am Himmel, so wie jetzt ... die sich ab und an vor die Sonne schieben und dem Himmel seine schöne Struktur geben ... von Weiß und Blau, ... grün die Wiese, mit Blüten bunt getupft ... und du fühlst dich einfach wohl ... und schlenderst los, in eine Richtung, die dich gerade anzieht oder wo deine Füße dich von alleine hintragen ... schreitest aus ... gedankenfrei ... mit schwingenden Armen ... und offenem Herzen ... und mit jedem Schritt tiefer und tiefer in Trance wandernd ... ohne Absicht ... einfach durch die Führung des Unbewussten ... und sehr wohlig ... ganz ruhig ... sehr sicher ... sehr genussvoll ... sehr gut ... Erickson würde wohlwollend sagen: »That's right ... [leiser] that's right!«

Und es riecht auch ein wenig nach Wasser ... und du erblickst einen ruhig dahinströmenden Fluss ... und hörst jetzt auch das Strömen ... und wanderst an das Ufer, das vor dir eine kleine Ausbuchtung macht, wie einen kleinen Strand ... und du schaust auf das ruhig dahinfließende Wasser, das im Licht der Sonne glitzert und glimmert ... und das dich förmlich dahinträgt zu Wichtigem ...

... und irgendwann ... wenn du deinen Blick flussaufwärts wendest, lässt sich auf dem Fluss ein winziges Pünktchen wahrnehmen ... das deine Aufmerksamkeit bündelt.

Und durch die Strömung des Wassers kommt dieses Pünktchen näher und wird größer ... und bekommt eine Form ... die Form einer ruhig auf dem Fluss dahinsegelnden Flasche ... die schwimmt, weil sie verkorkt ist und Luft drin hat, aber es ist noch etwas anderes außer Luft. Und weil du so gebannt dahin schaust ... trägt der Fluss – wie hypnotisiert – diese Flasche zu dir ... und in kleinen Wellen schwappt diese Flasche ans Ufer ... es ist nicht nur eine Flasche ... denn in der Flasche scheint etwas drin zu sein ... eine Post ... an dich ... eine Flaschenpost.

Es ist nicht einfach, die nasse Flasche zu greifen, gelingt dir aber schließlich. So entkorkst und öffnest du sie ... und entnimmst das Briefchen an den Finder, genau an dich, und du liest es jetzt ...

[Pause.]

Und wenn du in der Tiefe verstehst, was da Wichtiges steht, zeigt es der »Ja«-Finger an!

Bestärkung ... Ermunterung, ganz für dich persönlich und exakt für dich verfasst ... Erlaubnis ... dir treu zu sein ... [und Weiteres, dem Therapieziel entsprechend] ...

Und das Unbewusste nimmt alles auf ... und der »Ja«-Finger zeigt die Aufnahme an!

[Pause.]

Sehr schön ... und alles wird *trance-feriert* in deine Worte und deine Gefühle und deine Bilder ... und ich bin jetzt einfach still ... damit bestmögliche Arbeit geleistet werden kann ... und du gibst dich ... ganz entspannt ... hingebungsvoll ... und zuversichtlich der Arbeit des Unbewussten hin, egal, wie viel davon auf die bewusste Oberfläche treten wird ... jetzt oder später. Aber im Folgenden wirst du wahrscheinlich überrascht sein ... was anders sein wird.

[Längere Pause.]

Lass dir gute fünf Minuten äußere Zeit, ganz andere innere Zeit, um das zu genießen und zu lernen! Und wenn du genug gelernt hast, zeigt es der »Ja«-Finger an!

Du lässt die leere Flasche wieder ins Wasser, behältst das Briefchen bei dir ... um anschließend in deinem eigenen Tempo zurückzuzählen von 12 bis 1 und dann bei 1 ganz ungemein angenehm, frisch und klar und erquickt, wie nach einem tief erholsamen Schlaf, wieder hierher zurückzukommen.

6.3 Seerosen im Teich der Heiterkeit

Von Cordula Leddin

Ziel: Lebensfreude und Optimismus

Sie nehmen sich eine Zeit, einen Raum für sich, einen Zeitraum, einen inneren Raum voll innerer Zeit für sich selbst und Ihr Wohlgefühl. Mit jedem Atemzug entspannen Sie sich mehr, tiefer und weiter, weiter und tiefer, ruhiger und ruhiger, angenehm und wohlig. Tiefer und tiefer entspannt, tiefer eintauchen in dieses Gefühl von angenehmer Entspannung und Ruhe, aus der Wohlergehen erwächst.

Alle Extremitäten sind ganz locker und entspannt, von einer angenehmen leichten Schwere oder schweren Leichtigkeit. Der Rumpfbereich ist wohlig warm und gelöst, von einer wohligen Wärme oder warmen Wohligkeit. Der Kopf ist weit und frei, von einer gelösten Klarheit und klaren Gelöstheit. Und das fantasierte fantastische Erleben kann das Wohlgefühl und die Stimmungslage ebenso positiv beeinflussen wie tatsächliches Erleben, und deshalb ist es sinnvoll, sich Fantasien hinzugeben, von stärkender Leichtigkeit und Lebensfreude: sich vorstellen, an einem Seerosenteich zu sein, der hell getupft ist von Seerosen mit rosagelbweißen Blüten und zartem Blütenduft, der über die schimmernde Wasseroberfläche herüber zieht. Die schönen Seerosen treiben sehr leicht im Wind hin und her, hin und her, hin und her im

Rhythmus der zarten Teichwellen. Mit ihren langen, elastischen Stielen sind sie fest im Teichboden verankert, stabil geerdet.

Wie kommen die Seerosen wohl an die Wasseroberfläche? Ein langer Weg vom modrigen Teichboden nach oben. Dort unten dringt das Sonnenlicht nur sanft grünlich hinunter, gedämpft von Millionen von Wassertropfen, scheinbar unendlich weit weg ... und verspricht dennoch so viel Wärme und Heiterkeit, dass die Seerosen loslegen, loswachsen, sich aufmachen, sich recken, der Wasseroberfläche entgegenstreben, zielstrebig und energetisch, energisch und motiviert.

Und je weiter sie nach oben wachsen, umso wärmer und belebter wird das Wasser. Da schwimmen purpurfarbene Fische und umkreisen diese geheimnisvollen Knospen, die da mit geballter Lebenskraft immer weiter nach oben drängen. Und wenn die Rosen die Wasseroberfläche erreichen, tauchen sie auf aus jenem Wasserschleier in die sonnige Welt, die heitere Realität, voller Lebensfreude. Da strahlt die Sonne sie warm an, blinken die Wassertropfen ihr zu, umschwirren die Libellen sie surrend ... summend ... ... eine schillernd warme Welt begrüßt sie lächelnd. Und es entfaltet sich ganz von allein Blütenblatt um Blütenblatt der Lebensfreude und Heiterkeit, Blütenblätter, auf denen die Libellen rasten, an Wassertropfen nippen und sich an der Schönheit des Lebens laben.

Die Seerosen lassen sich ein wenig treiben, sich schaukeln, sich wiegen vom sanften Wind, träumerisch friedlich, an der Wasseroberfläche sicher getragen, gehalten, geborgen. Ein gehaltvolles Gehaltenwerden und Gehaltensein in Lebenslust, fröhlich und geborgen ... ein tragfähiges Getragensein von Zuversicht, sicher und stärkend.

Und Sie lassen sich alle Zeit der Welt, um in dieses schimmernde Bild, dieses wohlige Gefühl, diese stärkenden Gedanken, dieses wohltuende Körpergefühl einzutauchen und sonnig zu genießen und Kraft zu tanken ... im Seerosenteppich des Teiches der Heiterkeit: silberwellenbeschaukelt, libellenumtanzt, fröhlich-frei.

Und wenn das, was ganz besonders wirksam für Sie ist, sich jetzt tief in Ihnen abspeichert, zeigt es der »Ja«-Finger an!

Und irgendwann können Sie sich voller Zutrauen, voller Zuversicht ins Jetzt orientieren, begleitet von Heiterkeit und Lebensfreude.

6.4 Bogenschießen

Von Regina Birlinger

Ziel: zielgerichtetes Handeln, Konzentration, Selbstvertrauen, auch zur Vorbereitung von Prüfungen

Technik: Anleitung einer Fantasiereise mit ideomotorischer Rückkopplung
Induktion: Einladung zu einem Waldspaziergang

Erdung

... und möglicherweise wäre die Wirkung noch intensiver, wenn Sie barfuß gingen ... ja genau ... und vielleicht spüren Sie dann deutlicher das Federn des weichen Waldbodens unter Ihren Füßen ... achten Sie einfach nur auf diese weiche Sanftheit unter Ihren Fußsohlen ... und ob der Boden eher warm ist oder kühl? ... und wie sich wohl der Unterschied anfühlt zwischen den kitzelnden Tannennadeln ... und dem weichen, samtigen Moos? ... die Füße können so fein spüren ...

Spannung aufbauen

... jede Unebenheit des Bodens wird durch das wunderbare Zusammenspiel der Sehnen, Bänder und Muskeln elastisch und natürlich ausgeglichen ... wie von alleine finden Sie eine natürliche Balance ... bei jedem Schritt finden Sie Ihr natürliches Gleichgewicht ... leicht und spielerisch steigen Sie über Steine und Wurzeln ... dabei riechen Sie den typischen Duft des Waldes ... diesen ganz besonderen Duft von Holz und Harz und Blättern ... einfach der Nase erlauben, sich ganz in diesen Duft zu versenken ... während die Füße sicher und zielstrebig ihren Weg finden ... Sie werden immer sicherer ... sind schon fast angekommen ... denn Sie haben ein bestimmtes Ziel ... ja, es gibt etwas Besonderes, das Sie sich vorgenommen haben ... etwas, das Sie heute und jetzt tun werden ... es zieht Sie förmlich dahin ... und: Sie freuen sich schon darauf!

Einführung des Themas »Bogenschießen«

Aber bevor Sie es tun, frage ich mich, ob Sie bemerken, wie weit Ihre Füße schon gegangen sind ... sodass Sie bereits beginnen, sich leicht und spielerisch auf Ihre Aufgabe zu zentrieren ... denn nun stehen Sie auf dieser großen Waldlichtung ... schon ganz zentriert in dieser freudigen Erwartung ... und vor Ihnen in angemessenem Abstand diese große Zielscheibe ... ganz genau wahrnehmbar die schwarz-weißen konzentrischen Kreise der Zielscheibe ... und der rote Zielpunkt ... so lange haben Sie sich auf diesen Moment vorbereitet ... so viele Stunden geduldigen Übens ... und deshalb diese ruhige Gewissheit jetzt ... alles verläuft so wie geprobt ...

Sie nehmen Sie den großen Holzbogen ... wiegen ihn ruhig in Ihrer Hand ... spüren sein ausbalanciertes Gewicht ...

Utilisieren der Vorstellung

Und jetzt nehmen Sie Position ein ... leicht seitlich ... Ihre Füße in leichtem Abstand ... fest auf dem Boden stehend ... halten Sie den Bogen mit der einen Hand und holen Sie mit der anderen Hand einen Pfeil aus dem Köcher ... Sie legen den Pfeil an die Bogensehne ... ... und Sie wissen, Sie müssen zielen, bevor Sie den Bogen spannen ...

... jetzt schon das Ziel anvisieren ... in vollkommener Zentriertheit ... lassen Sie sich Zeit ... sich vollkommen auszurichten ...

Nur Ihr Ziel existiert ... und Sie wissen ... absolut ... sicher ... wie es aussieht, wenn der Pfeil im roten Zielpunkt steckt ...

Sie erleben, wie Ihre Armmuskeln kraftvoll den Bogen spannen ...

Sehen Sie das Ziel ... es ist Ihr Ziel ... beobachten die Pfeilspitze, die genau auf den Zielpunkt zeigt ...

Jetzt ist der Bogen maximal gespannt ... der Pfeil genau ausgerichtet ... spüren Sie die Energie, die in dieser absoluten Sammlung liegt.

Sie brauchen nur loszulassen!

Und der »Ja«-Finger steigt an, wenn Sie Ihre Bewegung starten. JETZT!

Nehmen Sie wahr, wie dieses Loslassen die gesamte dynamische Kraft entlädt!

Erleben Sie, wie der Pfeil im Zeitenflug von Ihrer Energie ins Ziel getragen wird, begleitet vom leichten Sirren in der Luft.

Sie beobachten den pfeilgeraden Flug ... Sie spüren die absolute Klarheit ... die Unbeirrbarkeit der Linie ... Der Pfeil fliegt vollkommen gerade aufs Ziel zu ... Es gibt keinen Raum für Fragen oder Zweifel ... Nur das Ziel existiert ...

Und der Pfeil landet mit einem leisen »Plopp!« geradewegs im Zentrum, bleibt elastisch nachbebend stecken ...

Das Ziel ist erreicht!

Posthypnotische Suggestion

Dieses Bild, das Sirren in der Luft, das Gefühl von zentrierter Spannung, sicherer Erdung und absolut fokussierter Aufmerksamkeit wird Sie unwiderruflich begleiten und stärken, wann auch immer Sie es brauchen. Und der »Ja«-Finger zeigt an, wenn sich alles Gelernte genau in dem Lernziel für Sie abspeichert, pfeilgenau, zielgenau ...!

6.5 Dragomirs Reise zum heiligen Berg

Von Beate Hey

Ziel: Ich-Stärkung

Zu einer Zeit, als hier noch mehr Drachen als Menschen lebten, wohnte auch ein junger Drache namens Dragomir. Er ging zur Drachenschule und lernte fliegen, Feuer spucken und viele wichtige und geheime

Dinge, die nur Drachen wissen. Was Dragomir nicht wusste, war, dass er ein ganz besonderer Drache war. Denn er war sehr intelligent, lustig, immer voller Ideen und dabei auch freundlich und gutmütig, also so, wie man sich einen guten Freund vorstellt.

Allerdings hatte er auch öfter ein kleines Problem, nämlich dass er sich leicht ärgerte, z. B. wenn andere junge Drachen ihn beim Fliegen anrempelten oder etwas Gehässiges zu ihm sagten. Es tat ihm oft weh, und ihm klangen die bösen Worte noch lange in den Ohren. Dragomir wurde dann ganz still, duckte sich weg und versuchte, sich seinen Ärger nicht anmerken zu lassen. Dadurch schienen sich die anderen Drachen jedoch noch mehr angespornt zu fühlen.

Eines Tages fühlte sich Dragomir besonders hilflos, und so zog er sich zurück, seufzte, schüttelte verzweifelt den Kopf, spie ein wenig Feuer und dachte nach.

Da fiel ihm ein, dass er vor längerer Zeit mal die älteren Drachen gehört hatte, wie sie von einem alten, weisen Drachen erzählten, der weit entfernt auf einem heiligen Berg haust und immer guten Rat weiß. So machte sich Dragomir auf die weite Reise und bestand dank seiner Intelligenz, seines Ideenreichtums und seiner Vorsicht einige Abenteuer auf dem Weg dorthin. Schließlich fand er den heiligen Berg und in der Nähe des Gipfels den weisen Drachen, der ihn schon zu erwarten schien. Der junge Drache stand ganz klein und geduckt, schaute zu Boden und schilderte stockend und mit leiser Stimme seinen Kummer.

Der weise Drache dachte nach und fragte mit warmer Stimme: »Was machst du denn immer dann anders, wenn du mit den anderen richtig gut zurechtkommst?«

»Ich weiß es nicht«, jammerte Dragomir.

»Jetzt flieg dreimal um den Berggipfel, und denk darüber nach, was du in guten Zeiten anders machst, wie du sprichst, wie deine Körperhaltung ist, was du tust, wie du die anderen siehst und wie du dich selbst siehst. Ich weiß, dass du klug und ideenreich bist und die Antwort selbst finden wirst. Dann weißt du auch, wie du es in Zukunft machen kannst, damit es dir richtig gut geht.«

Dragomir nickte leicht mit dem Kopf, murmelte etwas Zustimmendes und flog los, erst noch etwas zögernd, dann jedoch immer forscher. Der Fahrtwind sauste in seinen Ohren, seine Flügel schlugen kräftig knatternd, und er hatte den Eindruck, als ob die klare Bergluft die alten Gedanken und Gefühle aus seinem Kopf davonwehen würde. Er genoss die Sonne und den schönen Ausblick auf die kleine Welt ganz weit unten.

Und allmählich kamen ihm immer mehr gute Ideen. Als er zurückkehrte, streckte er sich und stand aufrecht vor dem weisen Drachen, schaute ihm gerade in die Augen, und es sprudelte nur so aus ihm heraus:

- »Ich sehe, dass ich ein guter Freund bin, weil ich so lustig und voller Einfälle bin. Mit mir zusammen kann man viel Spaß haben.
- Ich kann die anderen als willkommene Spielkameraden ansehen und offen und selbstbewusst und neugierig auf sie zugehen und mit ihnen zusammen etwas machen, denn mir fällt immer etwas ein.
- Ich kann z. B. den anderen Witze erzählen, denn ich liebe Witze und kenne sehr viele.
- Ich kann, wenn die anderen ihren Spaß mit mir machen, es als Spaß betrachten und einfach mitmachen und selbst dabei Spaß haben.
- Ich kann, wenn die Stimmung kippt und mir der Spaß zu weit geht, mich aufrichten und laut und deutlich sagen: ›Hör auf! Lass mich in Ruhe!‹, damit alle wissen, dass es nun genug ist.«

  Und er probierte es gleich ein paar Mal aus, und es gelang ihm immer besser, und die Stimme wurde lauter und kräftiger und energischer und die Körperhaltung aufrechter und selbstbewusster und eindrucksvoller.
- »Überhaupt kann ich deutlich sagen, was ich will. Und wenn dann mal die eine oder andere Kleinigkeit vorfällt, die mir missfällt«, fuhr er fort, »kann ich das einfach abschütteln wie eine Ameise auf meinem Flügel oder wie eine Fliege auf meiner Nase. So was kommt vor und ist schnell vorbei und erledigt.«
- Und er schüttelte sich leicht. »Ich kann mich auch öfter mal in die Drachenhaut eines anderen hineinversetzen, damit ich mich mit ihm noch besser verstehe.
- Und mir sind noch weitere Ideen gekommen, die ich aber nicht so gut in Worte fassen kann.«

»Wunderbar! Ich habe gewusst, dass du die Lösung findest«, nickte der weise Drache. »du hast heute sehr viel gelernt und wirst dich immer daran erinnern können, wenn du es brauchst.« Und er verabschiedete den jungen Drachen freundlich.

Dragomir flog beschwingt zurück und hatte seinen Spaß daran, sich beim Fliegen eindrucksvoll aufzurichten und seine kräftige Stimme zu erproben. Natürlich spuckte er auch Feuer und flog ein paar Loopings vor lauter Glück und Übermut.

Und was geschah zu Hause? Er stürzte sich sogleich freudig und selbstbewusst auf die anderen und spielte und redete mit ihnen und hatte viel Spaß. Und dabei blieb es, denn er hat sich immer an seine Reise zum heiligen Berg erinnert und an alles, was er dort gelernt hatte.

Fazit: Selbst ein Drache kann eine spirituelle Reise machen ...

Und, nach so viel männlicher Energie, noch etwas zart Weibliches, liebevoll Stärkendes:

6.6 Das Medaillon des Lächelns

Von Sigrun Kurz

Ziel: Selbstwertstärkung, Selbstvertrauen, Selbstakzeptanz
Technik: Fantasiereise

Ich suche mir einen bequemen Platz ... und beginne, mich zu entspannen ... ganz geruhsam ... ich brauche jetzt nichts zu leisten ... nur entspannen ... nachgeben ... loslassen ... und in eine angenehme, ruhige Trance gehen ... die Augen schließen sich, und die Entspannung vertieft sich ... das fühlt sich gut an ... ein bisschen dösig und trotzdem aufmerksam ... und während ich mich noch etwas weiter entspanne, sehe ich vor mir im Sonnenlicht einen Weg, einen Weg, dem ich folge ... bis zu einem alten Torbogen ... ich schreite hindurch und gelange in einen Garten, fast schon einen Park ... mit blühenden Büschen ... herrlich duftenden Rosen, die vor langen Jahren von weit her in diese Gartenanlage gebracht wurden und jetzt für eine ganz besondere Atmosphäre sorgen ... und einige große Bäume, die Schatten spenden ...

Ich schlendere ein wenig umher ... und gelange zu einer alten Villa, wie ein altes Gutshaus oder eine Sommerresidenz ... Das Gebäude wirkt so freundlich ... die Türen weit offen stehend ... einladend ... alles ist irgendwie vertraut ... und ich weiß ganz sicher: Ich bin willkommen hier ...

Und so trete ich ein ... und gelange in gemütlich eingerichtete Räume ... ein wenig altmodisch ... aber von erlesenem Geschmack ... mit schönen Möbeln ... und auf einem Tisch glitzernde Gläser mit Getränken ... silbrige Schalen mit feinen Speisen ... und ich bediene mich aus dem reichhaltigen Angebot ... von ferne erklingt Musik ... die Gardinen bewegen sich sacht im warmen Sommerwind ...

Und nach einem Weilchen gehe ich weiter durch die Räume ... gelange zu einem Schlafgemach mit einem Himmelbett ... und ich stehe und bewundere die geschmackvolle Einrichtung ... und als ich durch eine weitere, kleinere Türe hindurchtrete, gelange ich in ein Ankleidezimmer ... da hängen Kleider aus Seide und Samt, mit Spitzen und Perlen verziert ... und Anzüge aus feinen Stoffen ... neben dem geöffneten Fenster steht ein kleiner Sekretär ... ich nehme davor auf einem Hocker Platz ... und schaue ein wenig neugierig, was es dort so gibt ... eine Einladung zu einem Ball ... einige Briefe ... eine alte Schreibfeder ... Siegellack ... ein Duftwasser ... ich stöbere in den Geheimnissen ... und finde schließlich ... ein Medaillon ... mit einer Gravur verziert ... es liegt schön in der Hand ... und ich öffne es ... darin ist ein kleiner Spiegel ... und als ich hineinschaue, sehe ich in mein eigenes Gesicht. Es lächelt mir freundlich und ruhig zu ... das fühlt sich so warm an ... dieses liebevolle Lächeln ... das mir genau das sagt, was mir guttut.

Versunken schaue ich eine Weile in den kleinen Spiegel des Medaillons, in mein eigenes Gesicht, das mich liebevoll lächelnd anblickt ...

Ich koste dieses Lächeln aus ... und das wohlbehagliche Gefühl, das es bei mir hervorruft ... und als ich es irgendwann zuklappe und umdrehe ... sehe ich meinen Namen auf der Rückseite eingraviert ... dieses Medaillon ist für mich bestimmt ... wie schön ... ich nehme es an mich ... und mit einem Lächeln auf dem Gesicht mache ich mich auf den Rückweg, zurück durch die Gemächer des Anwesens ... durch die weit geöffneten Türen ... hinaus in den Garten ... vorbei an den blühenden Pflanzen ... auf dem Weg zum alten Torbogen ... mit dem Medaillon, das ich gut verwahrt bei mir trage ... wie einen Schatz ... mein Medaillon des Lächelns ... und so kehre ich langsam den Weg zurück ... atme kräftiger durch ... recke mich und strecke mich ... und öffne schließlich die Augen ...

... und immer wieder legt sich leichtes Lächeln auf mein Gesicht ...

7 (Hypno-)Therapeut in Balance

Der ultimative Therapeut? Detektiv, Seiltänzer, Jongleur, dazu einfühlsam wie keiner je zuvor.

7.1 Attribute eines perfekten Therapeuten

Wie soll er sein, was soll er haben, machen, leisten? Aufzählung unverzichtbarer Tugenden:

- Fit, kräftig, gesund, ernährt sich hervorragend.
- Geistesgegenwärtig und voller Ressourcen.
- Geistig frisch, lebendig, belastbar.
- Mit wohlklingender Stimme, gepflegt und gefällt im Aussehen seinen Klienten.
- Schwingt sich leicht auf einen anderen Menschen ein.
- Schafft Rapport.
- Strahlt Sicherheit aus.
- Zeigt Wohlwollen.
- Beobachtet exakt.
- Nimmt auf vielen Ebenen wahr und denkt, spielt, interagiert auch auf mehreren Ebenen.
- Ist kompetent.
- Gewissenhaft.
- Bringt Spannung ins Spiel und kann theatralisch sein (Jeff Zeig macht das ganz hervorragend).
- Provoziert Neugierde und sorgt für Überraschung.
- Hat (natürlich) Humor.
- Ist gebildet (empfiehlt Literatur, kennt sich in Geschichte aus, hat philosophisches Repertoire).
- Ist up to date, um z. B. Filme, durch die man lernen kann, zu empfehlen.
- Kennt sich in der sogenannten Klassik aus, aber auch in neuen Musikströmungen.
- Bereist natürlich andere Länder (möglichst per Motorrad).
- Kann Hypnose bei sich selber und nutzt dies in der Therapiesitzung (!).

- Geht auch achtsam mit sich selber um.
- Ist Modell für Entfaltung, Wachstum und Fülle, aber auch Selbstfürsorge.
- Versteht die Dramaturgie der Therapiesitzung.
- Geht strategisch vor, und zwar im Moment und im Verlauf.
- Utilisiert, d. h. nutzt das Angebotene.
- Reframt, d. h. setzt das Angebotene in einen anderen bzw. guten Rahmen, damit sich die Bedeutung ändert.
- Und ... er hat ein Supergehirn. Was das ist? Denkt es außerordentlich schnell? Ist es besonders kreativ? Erinnert es sich möglichst exakt? Es ist wohl einfach intelligent und kreativ. Intelligenz ist die Fähigkeit, komplexe Probleme schnell zu lösen. Kreativität ist die Fähigkeit, neue Denkergebnisse beliebiger Art hervorzubringen. Kreativität setzt stets hohe Intelligenz voraus. Ein dummer Mozart ist schwerlich vorstellbar, ein unkreativer Einstein ebenso.

Spaß beiseite! Ein guter Therapeut sollte tatsächlich viele positive Facetten menschlichen Denkens, Fühlens und Handelns verkörpern. Eigentlich zu viele. Und gerade deshalb sollten auch wir sie immer nutzen, die Hypnose bzw. Selbsthypnose. Für Selbstreflexion in Bezug auf Klarheit, Abgrenzung, Energiebalance, Schutz eigener Ressourcen und Fitness, vor allem aber für geistige Frische, Lebendigkeit und Kreativität, zur Kräftigung der Gesundheit, um nach außen zu strahlen, ohne dabei zu verglühen. Auch für uns gilt: *»Ich darf das!«* Und: *»HYPNOSE – auch für mich!«*

7.2 Selbstfürsorge: Ich darf das!

Die produktive Hypnose: Energiesparen und Arbeit erleichtern
Organisation

(Siehe dazu »Therapeut im Fokus«, Kaiser Rekkas 2013.)

- Wichtiges schon beim Erstkontakt am Telefon/per Mail klären.
- Klare Absprachen mit dem Klienten.
- Kluge Grenzen (Anrede, Zeiten, Erreichbarkeit, Engagement).
- Persönliche Erlaubnis zur Annahme eines adäquaten Honorars entsprechend Kompetenz, Erfahrung, Zeit, Energieaufwand. Damit gewährt man auch dem anderen, mit einem im Reinen

zu sein. Geben und Nehmen sind im Ausgleich, und der Therapeut ist Modell dafür.

Inhaltliche Arbeit

- Ziele immer wieder klar definieren, auch Teilziele, Ziele für diese Stunde.
- Immer wieder Feedback holen.
- Musikuntermalung nutzen.
- Vorgefertigte Hypnoseanleitungen/-Texte ruhig auch mal ablesen, aber Achtung! Dabei sehr (!) langsam sprechen.
- Ruhesequenzen einfügen.
- Zwischendurch auch einfache Wellnesshypnosen anleiten, tut dem Patienten gut, tut dem Therapeuten gut.
- Zeit und Raum für unbewusste Prozesse einfügen (»Ich zähle nun von 1 ...«).
- Ideomotorische Arbeit, so viel wie möglich!
- Festgefahren? Ortswechsel! Perspektivenwechsel für Therapeut wie Klient.
- Widerstand? Klient hypnotisiert Therapeut ... und geht dabei selbst in Hypnose (nur bei gutem Rapport).
- Skulptur von Therapeut mit Klient erhellt oft vieles.
- Nicht so in Form sein und trotzdem arbeiten?:
  - Hypnose in der Ich-Form anleiten: »Ich lasse gute Energie durch mich hindurchfließen, heilsam, befreiend.« Oder: »Sammeln und ausleeren.«
  - Eigene Handlevitation herbeiführen und via Fingerzeichen Wohlbefinden/Ruhe/Erholung/Sammlung hervorrufen.
  - Gute Selbstsuggestionen (ideomotorisch) bestätigen lassen und eventuell korrigieren, falls es keine (ideomotorische) Zustimmung gibt.
  - Sich daran erinnern, dass man selbst auch mal Klient sein und sich Hilfe holen darf, auch wenn wir Therapeuten uns als Gebende fühlen und definieren, wissend, dass das Nehmen an sich nicht leicht, für uns aber vielleicht besonders schwierig ist.
  - Dafür sind nondirektive Hypnosemethoden zu empfehlen, und da besonders Metaphern. Besser: Methapern mit ideomotorischer Rückkopplung.

Nie akzeptieren!

- unklare, schlüpfrige Aufträge
- unter (Zeit-)Druck setzen lassen
- überbordende, unrealistische Wünsche
- intendierte indirekte Einflussnahme auf andere Personen (Kinder, Partner)
- verheimlichte oder inexistente Zielsetzungen
- Probleme bei der Honorarabsprache: »Können wir das Honorar vielleicht ›splitten‹ oder die Stunde kürzer machen?«

Professionell absagen!

Von einer Frau, die wegen massiver Hyperemesis gravidarum in der 13. Schwangerschaftswoche (bei tragischer Lebensgeschichte im Hintergrund) in hypnotherapeutische Behandlung kommt, erhalte ich nach der ersten von mir – wie immer – sehr präzise strukturierten und umsichtig geführten Therapiesitzung (mit Audioaufzeichnung der Hypnoseanleitung) folgende Mail:

> »Hallo, Frau Kaiser Rekkas,
> ich bin am Grübeln, ob ich unseren Termin morgen wagen soll. Nach dem letzten Termin war ich echt etwas angeschlagen. Ich war sehr erschöpft und konnte bis nachmittags nichts machen, konnte mich kaum rühren. Die Inhalte der Sitzung sind mir tagelang nachgegangen. Ich mach mir etwas Sorgen, dass die Sitzung morgen mich zu viel Kraft kosten könnte. Was meinen Sie? Vielen Dank für Ihre Einschätzung – …«

In meiner Antwort entlaste ich, drücke Verständnis aus und sende ihr eine CD von mir für eine selbst geführte Entspannung. Außerdem ermutige ich sie, die Hilfe zu nutzen, die sie schon erhält, und mache ihr Mut, indem ich die Option der Spontanremission erwähne. Ich betone aber auch, dass die Hypnotherapie ein Verfahren ist, das man nicht mal eben anwendet, sondern dass es vor der Intervention einer sehr sorgfältigen Abklärung bedarf und dass wir somit professionell gearbeitet haben:

> »Liebe Frau …,
> danke vielmals für Ihr offenes Schreiben.
>
> Vor einer hypnotherapeutischen Behandlung müssen – gerade wegen ihrer Tiefenwirkung – vorher eine aufwendige psychologische Anamnese und Diagnostik durchgeführt werden, damit sicher und

professionell gearbeitet werden kann. Obwohl wir ressourcenorientiert, sehr stützend, lösungsorientiert, natürlich-schonend und keineswegs aufdeckend vorgegangen sind, hat die Beschäftigung mit dem Thema an sich offensichtlich im Nachhinein eine stärkere intrapsychische Bearbeitung (eventuell auch ›Ver‹arbeitung) ausgelöst.

Das heißt, dass entweder Wichtiges schon erledigt wurde oder eine weitere hypnotherapeutische Behandlung für Sie zurzeit nicht das richtige Verfahren ist. Sie sollten in der Schwangerschaft auf jeden Fall stabil bleiben.

Reine Entspannungstechniken können Sie natürlich selber praktizieren, wofür ich Ihnen eine CD von mir mit Anleitung zusenden werde.

Ihre Erwägung, die Stunde morgen abzusagen, ist verständlich. Obwohl das unter dem üblichen 48-Stunden-Zeitraum für eine Absage ist, halte ich es für richtig und schicke ihnen einfach für die erste stattgefundene Doppelsitzung (ohne Berechnung der morgigen) eine Rechnung.

Wie Sie mir berichteten, sind Sie in guter psychologischer Betreuung in Ihrer Frauenklinik und anderen Einrichtungen, und es ist sicher sinnvoll, sich jetzt darauf zu konzentrieren.

Eine überraschende Verbesserung oder Auflösung der Symptome ist damit durchaus im Rahmen der Möglichkeiten. Ich wünsche Ihnen von Herzen alles Gute und einen bestmöglichen Verlauf Ihrer weiteren Schwangerschaft,

Ihre Agnes Kaiser Rekkas«

Antwort:

»Liebe Frau Kaiser Rekkas, vielen Dank für Ihre sehr professionelle und kompetente Einschätzung. Damit helfen Sie mir enorm. Herzlichen Dank auch für die nette erste Sitzung. Ihnen und Ihrer Familie ebenfalls alles Gute! Viele Grüße – ...«

Immer erlauben!

- In der Therapiesitzung ist deine gelassene Aufmerksamkeit auf den anderen gerichtet, auf das, was er verbal und nonverbal äußert. Egal, wie groß die Herausforderung gerade ist, bist du in Ruhe auf den anderen Menschen fokussiert, gleichzeitig mit dir selbst immer in gutem Kontakt – im vollen Vertrauen darauf, dass dein Unbewusstes dir intuitiv Worte, Ideen und Interventionen in den Sinn kommen lässt, die therapeutisch am besten wirken.
- Du bleibst immer in deiner Mitte.

- Du atmest einfach ruhig und tief ... so wie jetzt im Moment.
- Und wenn dein Unbewusstes dazu sein Einverständnis gibt, wird dein Kopf leicht nicken, oder der Finger für »Das Neue« wird sich heben ...

7.3 Burn-out vermeiden und Raum erobern

7.3.1 Freiraum

Ziel: seelische Öffnung und Freiheit, Zugewinn an z. B. Spielbreite, geistiger Klarheit, Handlungsfähigkeit, Lebensfreude, Sicherheit, Selbstverständnis bei gleichzeitigem Beiseiteschieben von Untauglichem und Altlasten

Technik: Arme nach vorne ausstrecken, Ellbogen nur leicht gewinkelt, Handflächen stehen sich gegenüber. Nachspüren, wie weit bzw. wie nah sich die Hände sind, um genau den Raum zu beschreiben, der einem im Moment zur Verfügung steht. Vielleicht sind die Hände 25 cm voneinander entfernt, vielleicht auch nur 8 cm.

Nun die Augen schließen und ruhig und tief atmen. Eventuell innerlich, d. h. in Fantasie, auf einen See schauen oder in die Weite der Heidelandschaft, auf etwas, was individuell Weite, Freiheit, Raum symbolisiert. Leichte Trance.

Nun den Händen gestatten, sich, ohne bewusste Einflussnahme und nur mit einmaliger, knappgehaltener Suggestion gestützt, peu à peu zu entfernen, ja, auseinanderzubewegen, um den Raum anzuzeigen, der sich durch unbewusste Tätigkeit von alleine breitmacht. Dabei in Ruhe beobachten, was von alleine passiert, und sich diese Weite, Ruhe, Gelöstheit in Körper und Geist verteilen lassen. Natürlich besonders da, wo es wichtig ist! Und die Trance vertieft sich von alleine.

(Übrigens eignet sich diese Intervention auch hervorragend dafür, am Ende einer Therapie klar zu empfinden, wie viel Freiraum innerhalb des Therapieprozesses gewonnen wurde. Dafür sollen die Hände anfangs intuitiv in dem Abstand stehen, der den Zustand zu Beginn der Therapie darstellt. Nach leichter Tranceanleitung sollen die Arme sich in dem Maße von alleine öffnen und die Hände voneinander entfernen, wie es dem Zugewinn an Kompetenz, Spielbreite, Überwindung von Altem – was auch immer die Zielsetzung war – entspricht. Die anschließende bewusste Betrachtung der weit geöffneten Arme hinterlässt einen bleibenden Eindruck, der wiederum positiv suggestiv wirkt und den Therapieerfolg verankert.)

Anleitung für eine überarbeitete Kollegin: Tanzboden des Lebens

Ich bitte dich zunächst einmal, mit deinen beiden Händen den Raum zu beschreiben, den du normalerweise als Person, als kompetente Fachfrau, für dich in Anspruch nimmst. Gut!

Entspann dich nun ein bisschen, und lehn dich innerlich zurück, aber lass die Arme einfach da vorne. Ich weiß nicht, was passiert, wenn du jetzt ein paar ruhige, tiefe Atemzüge machst und dir dabei die Erlaubnis gibst, den Raum zu verändern: noch enger ... oder aber auch etwas weiter werden zu lassen. Und es fühlt sich angenehm an, wenn die Hände ein bisschen mehr Luft zwischen sich zum Atmen haben ... und wenn sich mehr Raum auftut für deine inneren Möglichkeiten und Fähigkeiten ... vielleicht auch für deine Wünsche und Träume ...

Wenn du nun tiefer und tiefer in Entspannung gleitest, kann sich der Raum verändern. Du brauchst nichts zu tun. Du beobachtest einfach, was von alleine passiert.

Das Unbewusste in der Tiefe setzt das Richtige in Gang, etwas ... was mit innerer Erlaubnis zu tun hat ... mit Selbstrespekt ... mit Freude am Leben ... mit Freude am Geben und ... Nehmen ... und mit dem vitalen Ausdruck deiner selbst. Sehr schön! Und ich bin jetzt einfach ein bisschen still, um dabei nicht zu stören.

[Die Hände entfernen sich nach einer Weile Stillstand innerhalb von einigen Minuten bei jedem Atemzug ein wenig mehr voneinander weg.]

Gut so! Sehr schön! Du hast jetzt mehr Raum, und vielleicht fühlst du, wie schön das ist ... mehr Raum für dich. Die Bühne des Lebens wird weiter und breiter ... mehr Möglichkeiten für Leben und Entfaltung ... Sehr schön ... du genießt nur.

Und du wirst merken, wenn für heute erst einmal genug Raum erobert wurde. Dann werden die Hände von allein anfangen zu sinken, als wenn sie das Gefäß des Raumes nach unten abrunden. Und während die Hände langsam sinken, werden auf einer tieferen Ebene Rückschlüsse gezogen, Ideen gesammelt und neue Bilder entworfen.

Und sobald die Hände deinen Körper berühren werden, rieselt die wohltuende Erfahrung von Weite in jede Zelle und speichert sich dort ab.

7.3.2 Burn-out vermeiden durch hypnotisches Träumen

Ziel: Abgrenzung, Selbstfürsorge

Technik: Siehe Kap. 3.13.

Beispiel: Die Hypnotisandin, Caroline, ist Ärztin in eigener Praxis. Sie wünscht sich weniger Stress und mehr Gelassenheit, weniger aufgewühlte Gefühle und mehr Abgrenzung. Ich bin nach der oben angegebenen Technik vorgegangen, wobei die Ziele bei der Hypnoseinduktion angesprochen wurden. Die Hypnose hat sich bilderbuchmäßig vollzogen und ist kurz vor der Vollendung.

Als Beispiel für diese Technik eine Anleitung für eine Ärztin im Stress: Kutschfahrt in verschneiten Bergen

Agnes erklärt, als sich Carolines Hypnose offensichtlich abrundet und beendet, der Ausbildungsgruppe (Caroline hört natürlich mit):

»Was Caroline gelernt hat im Traum? Ich weiß es nicht ... es ist jetzt vielleicht alles auch noch auf der unbewussten Ebene.«

Agnes, zu Caroline gewendet:

> ... und ich wiederhole noch mal in meinen Worten: ... geschmeidiger und flexibler ... mehr in Balance ... ein wenig gleichgültiger ... fokussiert auf das Wesentliche ... mit den Energien haushalten ... und Gefühle sinnvoll dosieren ...
>
> Das machst du sehr schön ... sehr gut!
>
> Und der »Nein«-Finger kann anzeigen, wenn der Traum beendet ist. Du integrierst alles Erlebte und erlaubst dir, dich an so viel zu erinnern, wie es für dich wichtig ist, damit es dich auch bewusst stimuliert, ab heute Dinge gelassener zu nehmen und dir mehr Ruhe zu erlauben. »Nein.« Sehr schön! Da fängt die Hand schon an zu sinken ... Sehr gut!'

Agnes, erklärend zum Vorgehen zur Ausbildungsgruppe:

»Und ich habe nichts getan, außer eine Trance zu induzieren, das Thema noch mal anzusprechen, die Handlevitation zu provozieren, die Fingersignale abzurufen und dann dieses ›Jetzt beginnt der Traum‹ ein bisschen mit Worten und Betonung ›anzuheizen‹, ebenso auch, dass Fingersignale erfolgen. Dann habe ich vom ›Finger für das Neue‹ bestätigen lassen, dass was Gutes passiert ist.«

Agnes, wieder zu Caroline gewendet:

> Na gut. Ganz schön! Jetzt lässt du die Hypnose auspendeln, und du fühlst, wenn es richtig ist – vielleicht nach ein bis zwei Minuten Zeit –, dich zu sammeln, um ganz munter und wach, klar und sehr guter Dinge wieder hier aufzutauchen.

Caroline öffnet die Augen.

Agnes, neugierig: »Na, meine Süße, erzähl uns doch mal ein bisschen!«

Caroline berichtet frappiert, aber auch leicht amüsiert von einer Kutschfahrt im Schnee: »Also, das war echt interessant, weil – ich dachte, da kommt nix, da kommt kein Bild, kein Traum. Ja, und dann, auf einmal, saß ich in einer Kutsche. In der Umgebung Berge und Schnee. Ich bin eigentlich gar nicht der Schnee- und Bergetyp. [Das spricht für eine echte Tranceerfahrung; A. K. R.] Trotzdem saß ich da in der Kutsche und fuhr. Um mich herum nur Chaos, dreckige Gegend, Idioten, eine Lawine kam runter. Und ich saß in der Kutsche und dachte nur: ›Ganz egal, Hauptsache, dir geht es gut, und dir ist warm!‹

Ich hatte eine warme Decke um mich rum, und dann kam die Sonne durch die Bäume, und das Gefühl der Wärme war total übermächtig.«

Die Gruppe schmunzelt. Alle wissen, Engagement ist gut, Verausgabung schlecht, Selbstfürsorge angebracht.

7.3.3 »Sehr gut!« – das »Sesam, öffne dich!«

(Entspannt uns, entspannt den Klienten.)

M. H. Ericksons »That's right!«, übersetzt auf Deutsch etwa »So ist es gut!«, »Sehr schön!«, »Sehr gut!«, entschleunigt den Prozess, wirkt harmonisierend und lässt den anderen in eine Wolke von Akzeptanz und Wohlwollen sinken. Und genau da passiert es: Öffnung, Ideen, Bilder, Entwicklung, Integration.

Wenn wir dieses Zauberwörtchen öfter mal einflechten, entspannt es den anderen, aber zugleich auch uns selber. Es ist die »O. K.-Plattform« für die Entwicklung therapeutischer Prozesse.

Ebenso sinnvoll ist das zeitweilige Schweigen während der Hypnose, wenn wir Arbeit im Stillen ohne Drängen und all unsere gut gemeinten Anregungen gestatten wollen. Nur bitte vorher ankündigen, sonst könnte der Klient denken, dem Therapeuten sei es vielleicht übel oder er sei eingeschlafen, was eine Störung hervorrufen würde.

7.4 Ideokrokorik: Krokodilsperlen

Zum krokokrönenden Abschluss hierfür eine Hommage von *Uta Kraul*, einer Therapeutin, an eine Therapeutin. Wie schön, eine so liebevoll wertschätzende Anerkennung und Anregung zu Gelassenheit und Gesundung zu erhalten.

Und wenn man vier Wörter richtig zu lesen versteht, versteht man noch mehr ... über Ideokrokorik.

Irgendwo und irgendwann, vor langer Zeit und langen Jahren, lebte einmal ein Krokodil mit Namen Senga. Senga war nicht mehr jung, aber auch noch lange nicht alt. Sie war eine wunderschöne Krokodilsdame mit leuchtend gelben Augen und einem prächtigen Schuppenpanzer. Jede einzelne Schuppe schimmerte wie eine Brosche wunderbar golden in der Sonne, und jede von diesen goldenen Schuppen war Zeugnis einer durchlebten Erfahrung, einer gelösten Aufgabe.

Senga lebte am Fluss Rasi, der durch ein wunderschönes Stück Land führte. Es gab dort alles, was das Herz einer Krokofrau höher schlagen ließ:

Es gab wunderbaren Krokoschmuck, exzellente Krokoschuppencreme und Krokonahrung an jeder Ecke, schon fertig verpackt, lange haltbar und schön bunt bedruckt.

Auch gab es viele Krokodile dort, die das Gleiche liebten wie sie. Mit ihnen ließ es sich herrlich Panzer an Panzer, Schuppe an Schuppe in der Sonne dösen, Schildkrötenburger essen oder Fisch-Eis am Stiel lutschen.

Einst hatte Senga in einem wilden Land gelebt. Dort musste man sein Essen noch selbst fangen, hatte kaum Zeit zum Ausruhen und oft Hunger. Man tauchte im seichten Brackwasser der Flüsse unter und hielt die Augen geöffnet.

So untergetaucht, bestand man sozusagen nur aus Augen. Diese großen, gelben Augen durften nie geschlossen werden. Man war immer auf der Hut, immer unter Anspannung. Keine Beute durfte verpasst werden, sonst war Hunger vorprogrammiert. Das Leben war anstrengend, aber auch irgendwie schön gewesen.

Jagen bedeutete ja nicht nur Anspannung ... sondern auch Spannung.

Ein leerer Magen bedeutete ja nicht nur Hunger ... sondern auch lange Vorfreude. Adrenalin bedeutete ja nicht nur Angst ... sondern auch Abenteuer pur.

Tolle Jungs gab's im wilden Land, mit langen, schwarzen Zähnen zum Aufreißen und kräftigen, schuppigen Schwänzen.

Einer dieser Krokokerle hatte damals das Herz von Senga erweichen können. Er hatte so schön gegrunzt und gebrüllt und gebalzt und durfte fortan sie und die Brut beschützen, was er oft unter Einsatz seines Lebens und außerordentlich gewissenhaft tat.

Die Brut unterdessen bestand aus einem einzigen wunderbaren schwarzschuppigen Ei, das von der Sonne ausgebrütet wurde und sich fortan fast von selbst aufzog, ernährte und beschäftigte.

Als klar war, dass sowohl Krokokind gut alleine zurechtkam als auch Krokomann seine Schuldigkeit getan hatte, zog es Senga wie durch ein unsichtbares Band in das wunderbare Land am Ufer der Rasi, von dem so viel geschrieben stand in all den Postflaschen, die täglich ins wilde Land geschwemmt wurden.

Um Geld zu verdienen und sich all die schönen Krokosnacks dort kaufen zu können, hatte sie sich etwas »Fenominales« ausgedacht:

Sie hatte, seitdem sie am Rasifluss lebte, manches Mal Heimweh gehabt nach dem wilden Land der Vergangenheit. Dabei fand sie heraus, dass, wenn sie die früher immer geöffneten Krokodilsaugen schloss, das Wilde von früher wieder vor ihr auftauchte. Sie konnte es dann nicht nur sehen, sondern auch wieder fühlen und riechen ... das weite Land ... die warme Sonne ... und das modrige Brackwasser. Wenn sie die Augen schloss, war sie wieder dort ... wieder jung ... wieder wild ... wieder voller guten Adrenalins. Das gab ihr Kraft und Mut für einsame Abende allein am Rasifluss.

Dann sah sie auch ihren Krokomann vor sich, der im wilden Land noch immer ihrer beider Nest beschützte und geduldig auf sie wartete. Sie konnte ganz nah bei ihm sein und trotzdem das geschützte, friedvolle Land am Rasifluss genießen, gut angefüllt mit knusprigem Schildkröt, zartem Frosch und fettem Fisch.

Das war alles so genial und funktionierte so leicht und gut, dass Senga beschloss, eine Schule für geschlossene Krokodilsaugen zu eröffnen. In ihr lehrte sie fortan die jungen Krokodile vom Rasifluss und alle, die es auch wissen wollten, wie das ging mit den Augen und dem Sehen und dem Fühlen und der Kraft. Nun konnten sogar jene, die niemals im wilden, weiten Land gelebt hatten, erfahren, wie es ist, wild zu sein und Abenteuer zu bestehen. Das war lustig und machte vielen mächtig Mut. Schnell wurde sie von da an bekannt als die große Senga von der Rasi.

Ging man zu Senga und ihren Schülerkrokodilen, verspürte man zum Beispiel wieder Kraft, um einen guten Krokodiljob bekleiden ... viel mehr Geld verdienen ... und endlich krokolike shoppen gehen zu können.

Ebenso erinnerten die Bilder vom wilden Land so manches schwanzlahm gewordene Krokodil an wunderbare Krokodilorgien in warmen Flussbetten. So lernte man, alte Kräfte wieder zu spüren und spürte neue Säfte wieder fließen.

Das Augengeschließe brachte auch vielen endlich die Kraft, um all das gute, fette Flussfood verdauen zu können, das einfach zu gut schmeckte, obwohl es nachher wie große Rasiflusssteine in den Krokodilsmägen herumlag und den für Krokodile so gefährlichen Blutwert »Niresteloch« erhöhte.

Die ganz fleißigen unter den Augenschließern lernten, ihren Schwanz steil in die Höhe schweben zu lassen, sobald sie sich in ihrem inneren wilden Land befanden. Besonders Senga hatte großen Spaß daran und ihr zur Freude versuchten es viele. Manch einer schaffte es zu wahren Rekordhöhen.

So ging es der großen, weisen Krokodildame Senga recht gut in ihrer Schule am Rasifluss.

Sie konnte hier sein ... und wenn sie die Augen schloss, ebenso und fast zeitgleich ... dort sein.

Zahm und friedlich ...

Wild und gefährlich ...

Und umgekehrt ...

Wild und sündig ...

Zahm und manierlich ...

Wie schön!!

Manchmal, wenn die Sehnsucht nach Krokomann und wildem Land gar so groß wurde, setzte sie sich in ein Flugzeug der Krokoline und flog direkt hinein in ihr Land der vergangenen Tage und direkt in die Arme ihres Krokomännchens, das sie mit einem immer gedeckten Tischlein begrüßte. Dann krempelte sie die Ärmel der Krokoblumenbluse hoch, schürzte den Krokolederrock und half ihrem geliebten alten Krokodil ganz rasch einen Sack voll grüner und schwarzer Nevilo zu pflücken. Ihr Krokomann hatte sich inzwischen spezialisiert auf diese exklusiven Früchte, mit denen er die Spezialität »gegrillter Froschkehlsack« füllte und ins Gelobte Land an der Rasi verschiffte. Wenn alle Säcke gefüllt, verstaut und verschifft waren und Senga durch die ewige und wilde Sonne ihren schönen Panzer in genügend neues Gold gehüllt hatte, flog sie flugs zurück ins Rasiland. Das ging nicht ganz so schnell, wie das mit den Augen und dem Schwanz, aber doch schnell genug.

Nur manchmal, ganz selten, kam es vor, dass sie nicht ganz und vollkommen zufrieden war mit sich und den beiden Welten ... der gelobten Welt ... und der wilden Welt ... und dem Abstand der beiden ... und der Nähe der einen ... oder der Ferne der anderen.

Dann, und nur dann, vergoss sie ein paar wenige Krokodilstränen, die sie in schillernde Perlen verwandeln konnte, wenn sie ihre Augen schloss ... und die, abends eingenommen, ausgezeichnet wirkten – gegen hohes Niresteloch ... die ihr aber ebenso hervorragend standen ... glitzernd um ihren schönen Hals geschlungen.

Auf diese Weise wurde sie immer glücklicher und zufriedener. Und so kam es, dass Sengas Krokodilstränen fast vollständig versiegten.

Ihr Niresteloch näherte sich auf einer Skala von 1 bis 10 immer weiter einem gesunden Nullpunkt. Jedoch, Senga schwor unterdes auf Krokodilstränen am Abend und wollte nicht mehr darauf verzichten. Auch schlief man viel besser damit ein und träumte so schön vom wilden Land.

Eines Tages, wieder einmal mit dem Augengeschließe befasst, machte Senga eine Entdeckung, auf die man im Gelobten Land schon lange gewartet hatte: Sie erkannte, dass Krokodilstränen, die sie sich lediglich vorstellte, genauso gut, wenn nicht noch besser wirkten als tatsächlich vergossene.

Nun konnte sie ihre inneren Tränen nach Belieben kullern und wie Tautropfen an einem jungen, wilden Morgen schimmern lassen. In ihnen spiegelte sich Sengas ganze Welt.

Wenn sie die Tränen sah, wusste sie wieder, wie sich wilder Krokodiltanz anfühlte und wie herrlich süffiges Brackwasser schmeckte. Sie konnte spüren, wie ihre Brustschuppen wohlig anschwollen und wie das Niresteloch von nun an wieder genau jene … und nur jene … Stellen im Krokodilskörper fand, die seiner auch wirklich bedurften. Und so wurde alles noch besser und besser mit ihr und den Welten und der Freude daran und darüber.

Senga lebte noch sehr, sehr lange, einmal hier … und einmal dort … aber immer glücklich … und sehr gesund.

Literatur

Blakemore, S. J., D. A. Oakley a. C. D. Frith (2003): Delusions of alien control in the normal brain. *Neuropsychologia* 41: 1058–1067.
Carpenter, W. B. (1852): On the influence of suggestion in modifying and directing muscular movement, independently of volition. London (Royal Institution of Great Britain – *Weekly Evening Meeting*, Friday, March, 12, pp. 147–153).
Cheek, D. B. (1994): Hypnosis. The application of ideomotor techniques. Massachusetts (Allyn and Bacon).
Cheek, D. B. a. L. LeCron (1968): Clinical hypnotherapy. New York (Grune & Straton).
Cheek, D. B. a. E. L. Rossi (1988): Mind-body therapy. Methods of ideodynamic healing in hypnosis. New York/London (Norton).
Cooper, L. F. a. M. H. Erickson (1954): Time distortion in hypnosis. An experimental and clinical investigation. Baltimore (Williams & Wilkins).
Deuter (2003): Nada Himalaya. Tibetische Klangschalenmusik. [CD, eMusic.]
Erikson, E. H. (1982): Kindheit und Gesellschaft. Stuttgart (Cotta).
Gheorghiu, V. A. (1990): Relations between the direct and indirect forms of the Body Sway Test. *International Journal of Clinical and Experimental Hypnosis* 19 (3): 134–139.
Gilligan, S. (1991): Therapeutische Trance. Das Prinzip Kooperation in der Ericksonschen Hypnotherapie. Heidelberg (Carl-Auer), 5. Aufl. 2008.
Hacker, W. (1973): Allgemeine Arbeits- und Ingenieurpsychologie. Berlin (Deutscher Verlag der Wissenschaften.
Hinterberger, T., J. Schöner a. U. Halsband (2011): Analysis of electrophysiological state patterns and changes during hypnosis induction. *The International Journal of Clinical and Experimental Hypnosis* 59 (2): 165–179.
Kaiser Rekkas, A. (2004): Aufrecht wie eine Palme. Hypnotherapie bei Skoliose mit chronifiziertem Schmerz. In: in den nächtlichen *Träumen* H. Schuckall u. H. Ebell (Hrsg.): Warum therapeutische Hypnose? Aus der Praxis von Ärzten und Psychotherapeuten. München (Plaum).
Kaiser Rekkas, A. (2010): Die Fee, das Tier und der Freund. Hypnotherapie in der Psychosomatik. Heidelberg (Carl-Auer), 3. Aufl.
Kaiser Rekkas, A. (2011a): Im Atelier der Hypnose. Entwurf, Technik, Therapieverlauf. Heidelberg (Carl-Auer), 3. Aufl.
Kaiser Rekkas, A. (2011b): Klinische Hypnose und Hypnotherapie. Praxisbezogenes Lehrbuch für die Ausbildung. Heidelberg (Carl-Auer), 5. Aufl.
Kaiser Rekkas, A. (Hrsg.) (2013): Wie man ein Krokodil fängt, ohne es zu verletzen.Innovative Hypnotherapie. Heidelberg (Carl-Auer), 2. Aufl.

Kohnstamm, O. (1915): Demonstration einer katatonieartigen Erscheinung beim Gesunden (Katatonusversuch). *Neurologisches Centralblatt* B1 34: 290–291.
Ligget, D. R. (2010): Sporthypnose. Eine neue Stufe des mentalen Trainings. Heidelberg (Carl-Auer), 2. Aufl.
Miller, A. (2008): Das Drama des begabten Kindes und die Suche nach dem wahren Selbst. Frankfurt a. M. (Suhrkamp), 25. Aufl.
Rossi, E. L. (1991): Die Psychobiologie der Seele-Körper-Heilung. Essen (Synthesis).
Rossi, E. L. (Hrsg.) (1995–1998): Gesammelte Schriften von Milton H. Erickson. 6 Bde. Heidelberg (Carl-Auer).
Schuckall, H. u. H. Ebell (Hrsg.) (2004): Warum therapeutische Hypnose? Aus der Praxis von Ärzten und Psychotherapeuten. München (Plaum).
Villazón, R. (2008): Kultur ist die Seele der Gesellschaft. (J. Buhre interviewt Rolando Villazón.) Planet-Interview, 2.4.2008. Verfügbar unter: http://planet-interview.de/rolando-villazon-02042008.html [17.12.2012].
Watkins, J. G. u. H. H. Watkins (2012): Ego-States – Theorie und Therapie. Ein Handbuch. Heidelberg (Carl-Auer), 3., unveränd. Aufl.

Über die Autorin

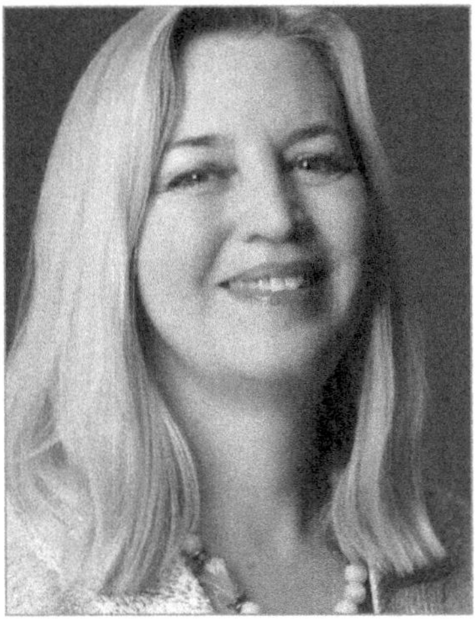

© Konrad Gös

Agnes Kaiser Rekkas, Dr. rer. biol. hum., Diplom-Psychologin, Psychologische Psychotherapeutin, Physiotherapeutin; Zertifikat in Systemischer Therapie und Klinischer Hypnose; Vizepräsidentin, Dozentin und Supervisorin der Deutschen Gesellschaft für Hypnose und Hypnotherapie (DGH), Leiterin des Fortbildungszentrums Süd. Privatpraxis in München; internationale Lehr- und Forschungstätigkeit, wissenschaftliche Publikationen und mehrere Fachbücher, u. a. *Die Fee, das Tier und der Freund. Hypnotherapie in der Psychosomatik* (4. Aufl. 2014), *Im Atelier der Hypnose. Entwurf, Technik, Therapieverlauf* (4. Aufl. 2016), *Wie man ein Krokodil fängt, ohne es zu verletzten. Innovative Hypnotherapie* (als Hrsg., 2. Aufl. 2013) und *Vollmond am Strand. Hypnotische Sprache in 70 Tranceanleitungen* (2015).

Kontakt: www.kaiser-rekkas.de

CDs von Agnes Kaiser Rekkas

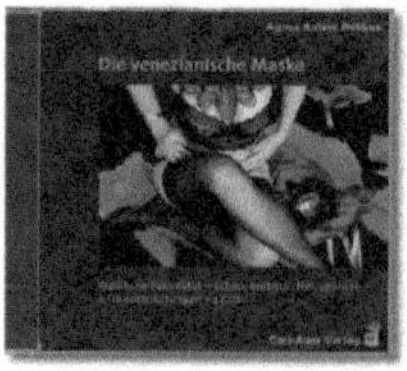

→ Die venezianische Maske
Weibliche Sexualität –
schön, erotisch, frei, spontan
6 Tranceanleitungen, 2 CDs, 115 Min.
ISBN 978-3-8497-0120-8

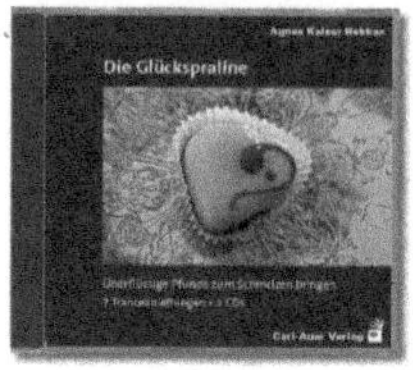

→ Die Glückspraline
Überflüssige Pfunde
zum Schmelzen bringen
7 Tranceanleitungen, 2 CDs, 107 Min.
ISBN 978-3-8497-0121-5

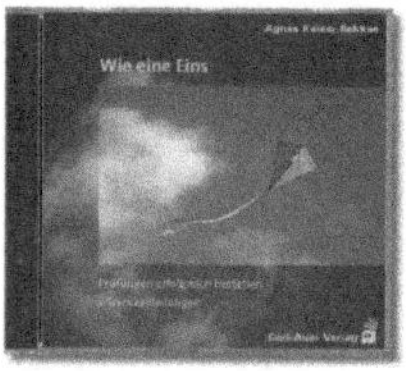

→ Wie eine Eins
Prüfungen erfolgreich
bestehen
2 Tranceanleitungen, 1 CD, 32 Min.
ISBN 978-3-8497-0122-2

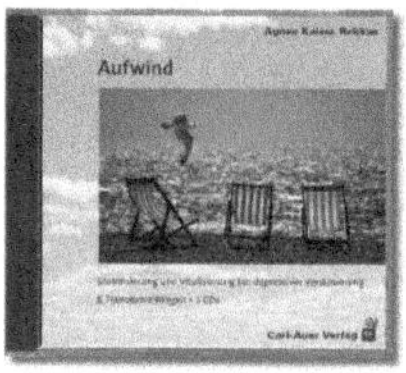

→ Aufwind
Stabilisierung und Vitalisierung
bei depressiver Verstimmung
6 Tranceanleitungen, 2 CDs, 97 Min.
ISBN 978-3-8497-0124-6

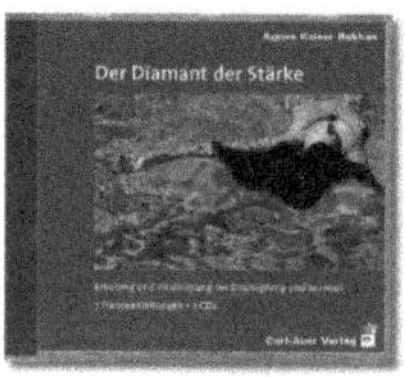

→ Der Diamant der Stärke
Erholung und Vitalisierung
bei Erschöpfung und Burnout
7 Tranceanleitungen, 2 CDs, 99 Min.
ISBN 978-3-8497-0123-9

Carl-Auer Verlag • www.carl-auer.de